W0255379

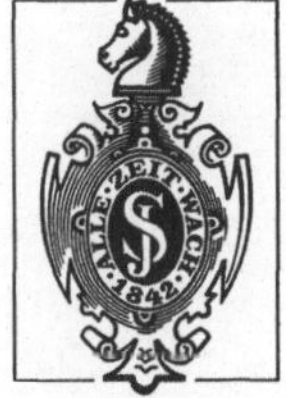
ALLE ZEIT WACH
1842

B. C. Manegold V. Lange R. Salm (Hrsg.)

Technik der Fibrinklebung in der endoskopischen Chirurgie

Mit 63 Abbildungen und 23 Tabellen

Springer-Verlag
Berlin Heidelberg New York
London Paris Tokyo
Hong Kong Barcelona
Budapest

Professor Dr. B. C. Manegold
Abteilung Endoskopie
Klinikum der Stadt Mannheim
Theodor-Kutzer-Ufer
68167 Mannheim

Priv.-Doz. Dr. Volker Lange
Abteilung Chirurgie
Akademisches Lehrkrankenhaus der Freien Universität Berlin
Schloßparkklinik
Heubnerweg 2
14059 Berlin

Dr. Richard Salm
Chirurgische Universitätsklinik
Universität Freiburg
Hugstetterstraße 50
79106 Freiburg

ISBN-13:978-3-540-55336-6

Die Deutsche Bibliothek – CIP-Einheitsaufnahme
Technik der Fibrinklebung in der endoskopischen Chirurgie: mit Tabellen / B. C. Manegold ... (Hrsg.). – Berlin; Heidelberg; New York; London; Paris; Tokyo; Hong Kong; Barcelona; Budapest: Springer, 1994
ISBN-13:978-3-540-55336-6 e-ISBN-13:978-3-642-77414-0
DOI: 10.1007/978-3-642-77414-0
NE: Manegold, Bernd C. [Hrsg.]

Dieses Werk ist urheberrechtlich geschützt. Die dadurch begründeten Rechte, insbesondere die der Übersetzung, des Nachdrucks, des Vortrags, der Entnahme von Abbildungen und Tabellen, der Funksendung, der Mikroverfilmung oder der Vervielfältigung auf anderen Wegen und der Speicherung in Datenverarbeitungsanlagen, bleiben, auch bei nur auszugsweiser Verwertung, vorbehalten. Eine Vervielfältigung dieses Werkes oder von Teilen dieses Werkes ist auch im Einzelfall nur in den Grenzen der gesetzlichen Bestimmungen des Urheberrechtsgesetzes der Bundesrepublik Deutschland vom 9. September 1965 in der jeweils geltenden Fassung zulässig. Sie ist grundsätzlich vergütungspflichtig. Zuwiderhandlungen unterliegen den Strafbestimmungen des Urheberrechtsgesetzes.

© Springer-Verlag Berlin Heidelberg 1994

Die Wiedergabe von Gebrauchsnamen, Handelsnamen, Warenbezeichnungen usw. in diesem Werk berechtigt auch ohne besondere Kennzeichnung nicht zu der Annahme, daß solche Namen im Sinne der Warenzeichen- und Markenschutzgesetzgebung als frei zu betrachten wären und daher von jedermann benutzt werden dürften.

Produkthaftung: Für Angaben über Dosierungsanweisungen und Applikationsformen kann vom Verlag keine Gewähr übernommen werden. Derartige Angaben müssen vom jeweiligen Anwender im Einzelfall anhand anderer Literaturstellen auf ihre Richtigkeit überprüft werden.

Satz: K+V Fotosatz GmbH, Beerfelden
SPIN: 10063474 23/3130-5 4 3 2 1 0 – Gedruckt auf säurefreiem Papier

Vorwort

Die Fibrinklebung in der Endoskopie hat drei große Indikationsgebiete: den endoluminalen Verschluß von Fisteln und Nahtbrüchen gastrointestinal und bronchopulmonal, die endoluminale Blutstillung mit der Verhinderung des Blutungsrezidivs und den Einsatz der endokavitären endoskopischen Chirurgie zur Versiegelung von Anastomosen und Serosadefekten, insgesamt also die Förderung der Wundheilung bei sonst desolaten Krankheitsfällen. Die Autoren haben sich die Aufgabe gestellt, neben den bekannten und vielfach erfolgreich erprobten Indikationen zur Fibrinklebung die Technik der Kleberanwendung nachvollziehbar zu beschreiben. Hierbei wurde besonderer Wert auf die Darstellung der Vorbereitung des Patienten, der Zubereitung des Fibrinklebers, des verwendeten Hilfsinstrumentariums und der Nachsorge des Patienten gelegt. Nach dem Studium der Einzeldarstellungen sollte es möglich sein, in entsprechenden Fällen mit der Fibrinklebung zu gleichwertigen Resultaten zu gelangen. Wenn dieses Ziel auch in breiterer klinischer Anwendung erreicht werden könnte, wäre die Intention des vorliegenden Buches erfüllt.

Die Herausgeber

Inhaltsverzeichnis

B. Verfahren bei Varizen

IV. Fibrinklebung im Rahmen der laparoskopischen Chirurgie

V. Thorakoskopie

Verzeichnis der erstgenannten Autoren

Despang, F. J., Dr.
Kreiskrankenhaus Westerwald,
Alte Frankfurter Str. 12, D-57627 Hachenburg

Eimiller, A., Dr.
Kliniken Dr. M. Schreiber,
Sonnenstr. 7, D-80331 München

Elfeldt, R. J., Dr.
Chirurgische Klinik der Universität, Abt. Allgemeine Chirurgie,
Arnold-Heller-Str. 7, D-24105 Kiel

Frey, D. J. M., Dr.
Krankenhaus Zehlendorf, Lungenklinik Heckeshorn,
Zum Heckeshorn 33, D-14109 Berlin

Fuchs, K.-H., Priv.-Doz. Dr.
Universitätsklinik, Abt. Chirurgie,
Josef-Schneider-Str. 2, D-97080 Würzburg

Gdanietz, K., Prof. Dr.
Klinikum Berlin-Buch, Kinderchirurgische Klinik,
Karower Str. 11, D-13125 Berlin

Gerlach, U., Dr.
Klinikum Mannheim, Abt. Endoskopie,
Theodor-Kutzer-Ufer, D-68167 Mannheim

Groitl, H., Prof. Dr.
Chirurgische Universitätsklinik, Abt. Endoskopie,
Maximiliansplatz 2, D-91054 Erlangen

Grund, K.E., Prof. Dr.
Universitätsklinik, Abt. Chirurgische Endoskopie,
Hoppe-Seyler-Str. 3, D-72076 Tübingen

Heinerman, M., Dr.
Landeskrankenanstalten, Chirurgische Klinik,
Müllner Hauptstr. 48, A-5020 Salzburg

Kaeser, A., Dr.
IMMUNO GmbH,
Im Breitspiel 13, D-69126 Heidelberg

Katkhouda, N., Dr.
Hôpital Saint Roch, Dpt. Chirurgie,
F-06006 Nizza (Cedex 1)

König, Britta, Dr.
IMMUNO GmbH,
Im Breitspiel 13, D-69126 Heidelberg

Lange, V., Priv.-Doz. Dr.
Univ.-Lehrkrankenhaus, Schloßparkklinik,
Heubnerweg 2, D-14059 Berlin

Manegold, B.C., Prof. Dr.
Klinikum Mannheim, Abt. Endoskopie,
Theodor-Kutzer-Ufer, D-68167 Mannheim

Prassler, R., Dr.
III. Medizinische Klinik, Zentralklinikum Augsburg,
Stenglinstr., D-86156 Augsburg

Salm, R., Dr.
Universitätsklinik Freiburg, Abt. Chirurgische Endoskopie,
Hugstetterstr. 55, D-79106 Freiburg i.Br.

Schlimmer, P., Priv.-Doz. Dr.
Kreiskrankenhaus GmbH, Innere Abt.,
Torstr. 28, D-66663 Merzig

Waclawiczek, H.W., Dr.
Landeskrankenanstalten Salzburg, Abt. 1. Chirurgie,
Müllner Hauptstr. 48, A-5020 Salzburg

Wallwiener, D., Priv.-Doz. Dr.
Universitätsfrauenklinik,
Voßstr. 9, D-69115 Heidelberg

Wayand, W., Doz. Dr.
Krankenhaus der Stadt Linz, Abt. Chirurgie,
Krankenhausstr. 9, A-4020 Linz

Wolf, N., Priv.-Doz. Dr.
Marienkrankenhaus, Chirurgische Klinik,
Klosterberg 1, D-56812 Cochem

I. Grundlagen

Wirkprinzip der Fibrinklebung

A. Kaeser, N. Dum

Die Bedeutung des Fibrins für den primären Wundverschluß und für die Wundheilung ist seit langem bekannt. Bereits 1909 wurde über Fibrin als physiologische Klebesubstanz berichtet und ihm eine wundheilungsfördernde Eigenschaft zugeschrieben [2]. Schon damals konnte im Tierversuch die Förderung der Fibroblastenproliferation durch Fibrin nachgewiesen werden. Basierend auf diesen ersten Erkenntnissen wurden Plasmapräparationen, die eine gegenüber Normalplasma erhöhte Konzentration an Fibrinogen enthielten, z. T. auch bereits in Kombination mit Thrombin, zu Klebungen im Tierexperiment und im klinischen Bereich eingesetzt [3, 6, 8, 14–18]. Die Ergebnisse waren hinsichtlich mechanischer Festigkeit und Dauerhaftigkeit der Klebung noch wenig befriedigend, da die verwendeten Fibrinogenkonzentration zu gering und die stabilisierende Funktion des Faktor XIII noch nicht bekannt waren. Heute enthält der Fibrinkleber eine ausreichend hohe Konzentration an Fibrinogen und Faktor XIII und findet aufgrund seiner blutstillenden, gewebeklebenden und z. T. wundheilungsfördernden Eigenschaften in allen operativen Fächern Anwendung.

Gerinnungsphysiologische Grundlagen und Anwendungsgebiete

Im Prinzip entspricht die Fibrinklebung der letzten Phase der Blutgerinnung und basiert auf der Umsetzung von Fibrinogen zu Fibrin (Abb. 1). Das Fibrinogenmolekül setzt sich aus 6 Polypeptidketten zusammen. Die 3 Kettentypen α, β und γ sind paarweise in den Molekülhälften angeordnet. Durch Thrombin wird Fibrinogen unter Freisetzung der Fibrinopeptide A und B zu Fibrinmonomeren umgesetzt. Diese bilden durch End-zu-End- und Seit-zu-Seit-Anlagerung harnstofflösliches Fibrin. Thrombin aktiviert gleichzeitig den Faktor XIII. Das harnstofflösliche Fibrin$_s$-Polymer wird in einer kalziumabhängigen Reaktion durch aktivierten Faktor XIII zu harnstoffunlöslichem Fibrin$_i$ umgewandelt. Dabei werden kovalente Bindungen zwischen benachbarten γ- und α-Ketten der Fibrinmonomere gebildet. Das entstehende Fibrin haftet mit physikalischen und chemischen Bindekräften an dem zu verklebenden Gewebe, wobei eine besondere Affinität zu Kollagenfasern besteht.

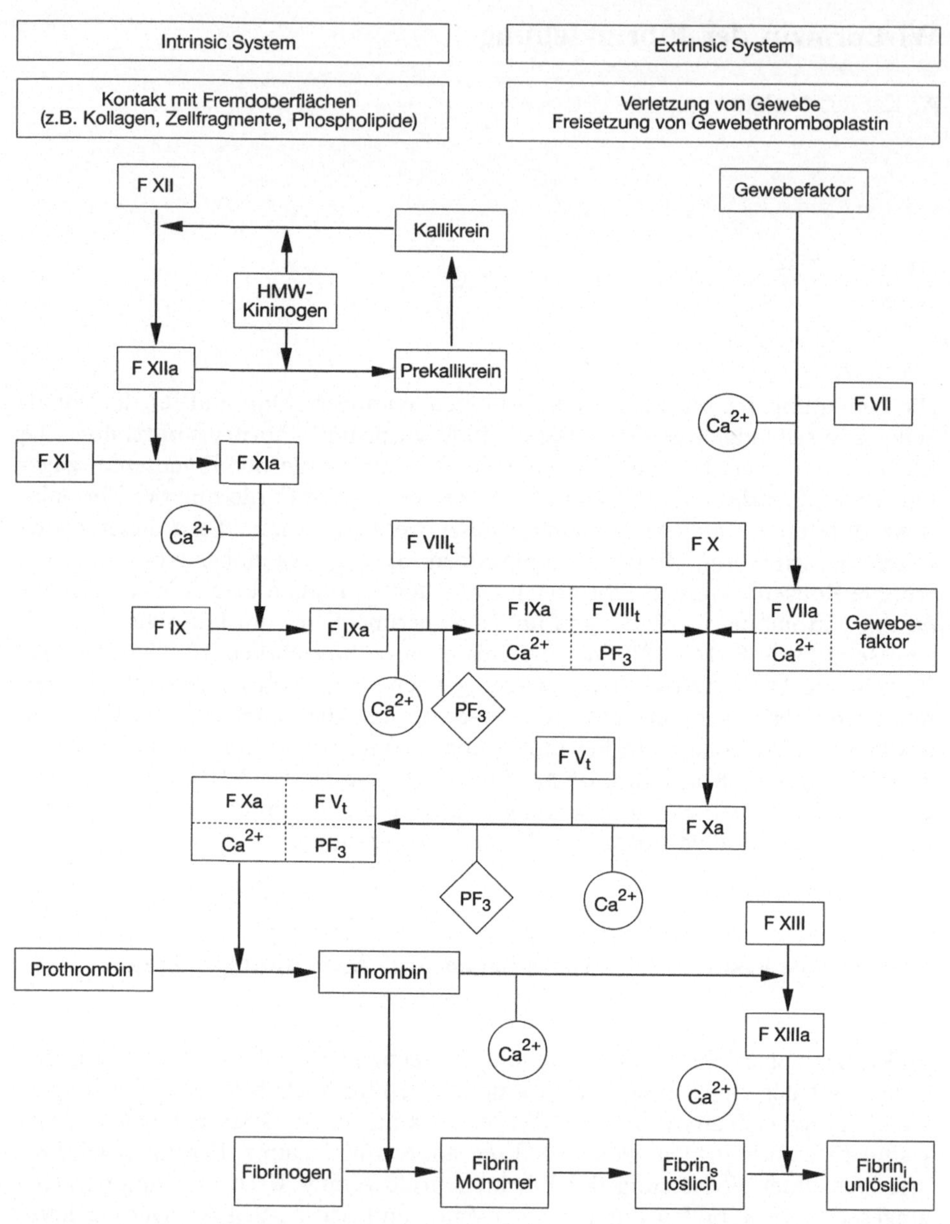

Abb. 1. Blutgerinnungsschema

Mit Beginn der Wundheilung kommt es zur Einsprossung von Fibroblasten und Kapillaren in das Wundgebiet, wobei dem Fibrinnetz die Funktion einer Leitschiene zukommt. Dieser Vorgang ist ein von vielen Faktoren bestimmtes Geschehen, bei dem Thrombin, Fibrin und Faktor XIII eine fördernde Wirkung auf die Fibroblastenproliferation ausüben können. In der weiteren Abfolge des Wundheilungsgeschehens erfolgt der erwünschte proteolytische und phagozytäre Abbau des Fibrinnetzes. Die Fibrinolyse ist u. a. abhängig von den gewebeständigen Plasminogenaktivatoren, deren Konzentration je nach Gewebe unterschiedlich sein kann. Als letzter Schritt erfolgt ein bindegewebiger Ersatz der Fibrinschicht mit anschließender Bildung von Narbengewebe [12].

Unter Berücksichtigung der erläuterten physiologischen Grundlagen ergeben sich für Fibrinkleberpräparationen prinzipiell folgende Indikationen:
- Blutstillung,
- Gewebeklebung,
- Unterstützung der Wundheilung.

Vor allem für die beiden letztgenannten Anwendungsgebiete ist die Zusammensetzung des verwendeten Fibrinklebers von ausschlaggebender Bedeutung.

Eigenschaften verfestigter Fibrinkleber

Die Bedeutung einer physiologischen Zusammensetzung des Kleberpräparates lassen bereits Ergebnisse von Ferry u. Morrison vermuten [5]. Sie beschreiben 1947 die Bildung zweier unterschiedlicher Arten von Fibrinclots in Abhängigkeit von der Ionenkonzentration und/oder des pH-Wertes. Bei physiologischen Bedingungen kommt es zur Ausbildung weißer, nicht transparenter „coarse clots", während unphysiologisch hohe Ionenkonzentrationen und/oder pH-Werte in einer Bildung undurchsichtiger „fine clots" resultieren. Aufgrund der Unterschiede des äußeren Erscheinungsbildes wurden von einander abweichende Fibrinstrukturen in den gebildeten Fibrinclots postuliert.

Da die Fibroblasteneinsprossung und die Bildung von Kollagenfasern vom Fibrinnetz und der Ionenkonzentration abhängig sind [1, 9, 10, 11, 13], war es wünschenswert, neben Untersuchungen mechanischer Parameter auch den Einfluß von Kleberpräparationen unterschiedlicher Zusammensetzung auf die Fibroblasten zu erfassen. Bei den in den letzten Jahren publizierten Studien wurde ein Kleber, der eine physiologische Ionenkonzentration aufwies (A), mit einem Fibrinkleber mit hoher Salzkonzentration (B) verglichen [10]. Im folgenden sollen die gewonnenen Erkenntnisse hinsichtlich der mechanischen Eigenschaften, der Morphologie und der Interaktion mit Fibroblasten dargestellt werden.

Reißfestigkeit und Elastizität

Die Kinetik der Fibrinbildung ist abhängig von der eingesetzten Thrombinkonzentration. In der Praxis ist die Vernetzung der Fibrin-γ-Ketten nach ca. 3 min abgeschlossen [13]. Die Ausbildung der kovalenten Bindung zwischen den α-Ketten erfolgt langsamer. Zwischen der Fibrin-α-Vernetzung und der Reißfestigkeit standardisierter Fibrinclots besteht eine Korrelation. Bei dem Kleberpräparat A wurde nach etwa 10 min ein Vernetzungsgrad von 35% beobachtet, der aber bereits 70% der maximalen Festigkeit entspricht. Ähnliche Kinetiken fanden sich bei der Präparation B, wenn hohe Konzentrationen Faktor XIII zugesetzt wurden.

Hinsichtlich der Reißfestigkeit ergab sich eine 4- bis 5fach höhere Belastbarkeit von Fibrinclots des Präparates A verglichen mit Clots des Präparates B (Tabelle 1, Abb. 2). Redl u. Schlag [10] geben weiter an, daß bei ca. 50% der gebildeten Clots von Kleber B aufgrund von Brüchen keine Messungen durchgeführt werden konnten. Die Bestimmung der Elastizität war aus diesem Grund nur für das Präparat A möglich. Wie aus Abb. 3 ersichtlich, ist bei Clots dieses Fibrinklebers eine reversible Verformung bis auf mehr als die doppelte Ausgangslänge möglich.

Morphologie

Die bereits geschilderten makroskopisch erkennbaren Unterschiede von Fibrinclots der Präparationen A und B werden bei elektronenmikroskopischer Betrachtung noch deutlicher. Clots des Präparates A bestehen aus verzweigten Fibrinfäden, die in ihrer Struktur von einem Plasmaclot kaum abweichen (Abb. 4). Ein anderes Bild zeigt sich dagegen bei Fibrinclots der Präparation B (Abb. 5). Im Rasterelektronenmikroskop stellt sich eine nahezu amorphe Masse dar, in der trotz gleicher Versuchsbedingungen Fibrinfäden kaum zu erkennen sind [10]. Der Kleber B bleibt nach seiner Verfestigung transparent, während die Klebung mit dem physiologischen Kleber A in einem weißlichen und undurchsichtigen Fibrinclot

Tabelle 1. Reißfestigkeit

Inkubationszeit [min]	Präparat A Reißfestigkeit [g/cm^2]	Präparat B Reißfestigkeit [g/cm^2]
10	616±101 (n = 5)	nicht untersucht
30	899±155 (n = 8)	192±41 (n = 8)

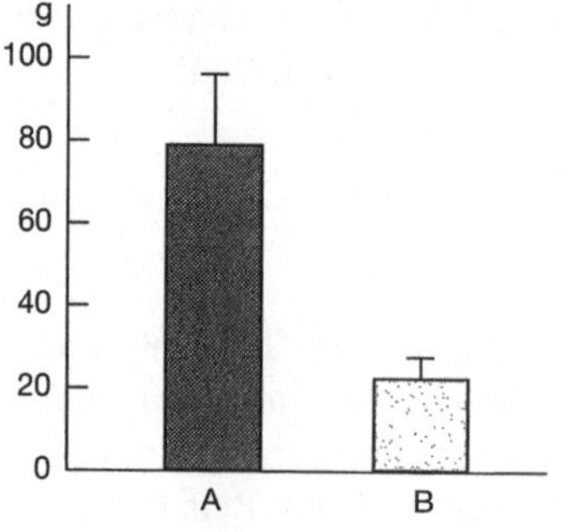

Abb. 2. Reißfestigkeit physiologisch strukturierter (*A*) und unstrukturierter (*B*) Fibrinkleberclots

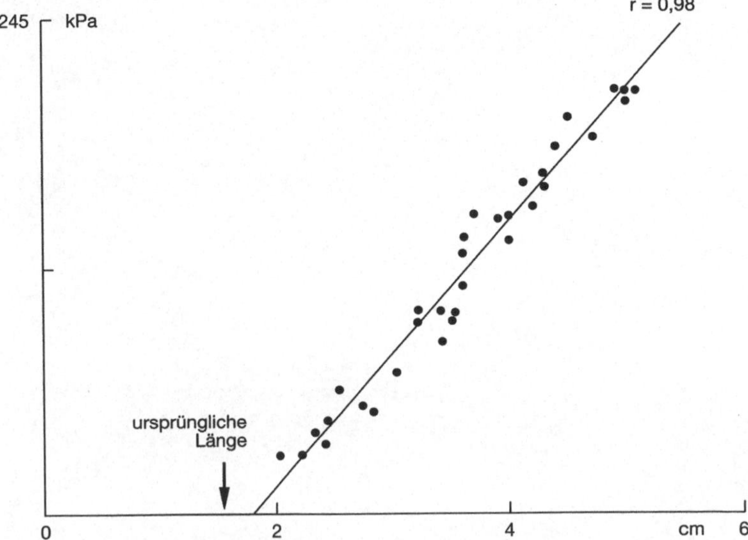

Abb. 3. Elastizität von Fibrinkleberclots des Präparates A

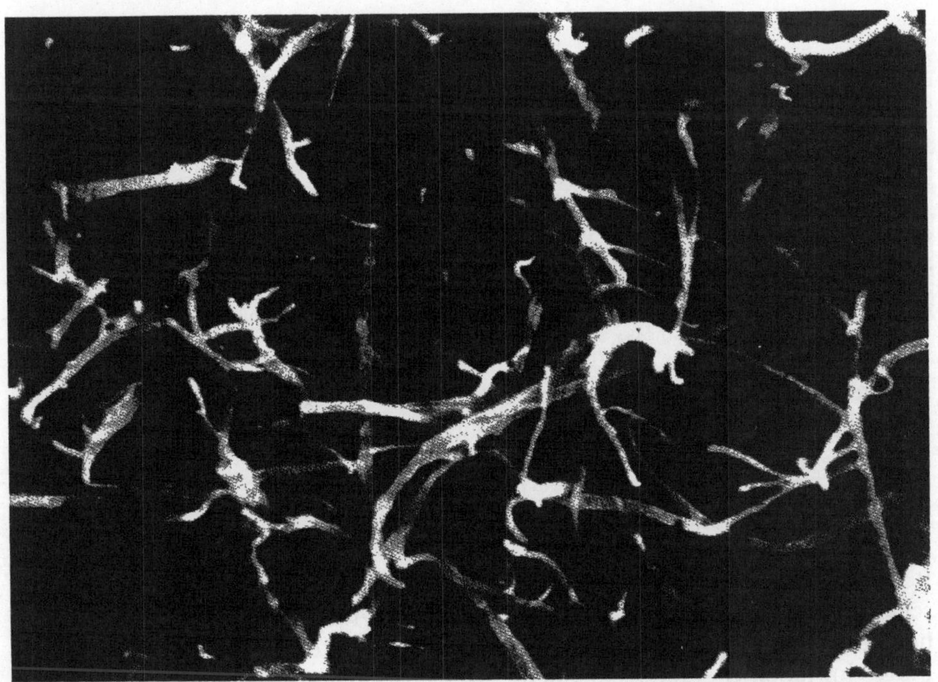

Abb. 4. Elektronenmikroskopische Aufnahme eines Fibrinkleberclots des Präparates A

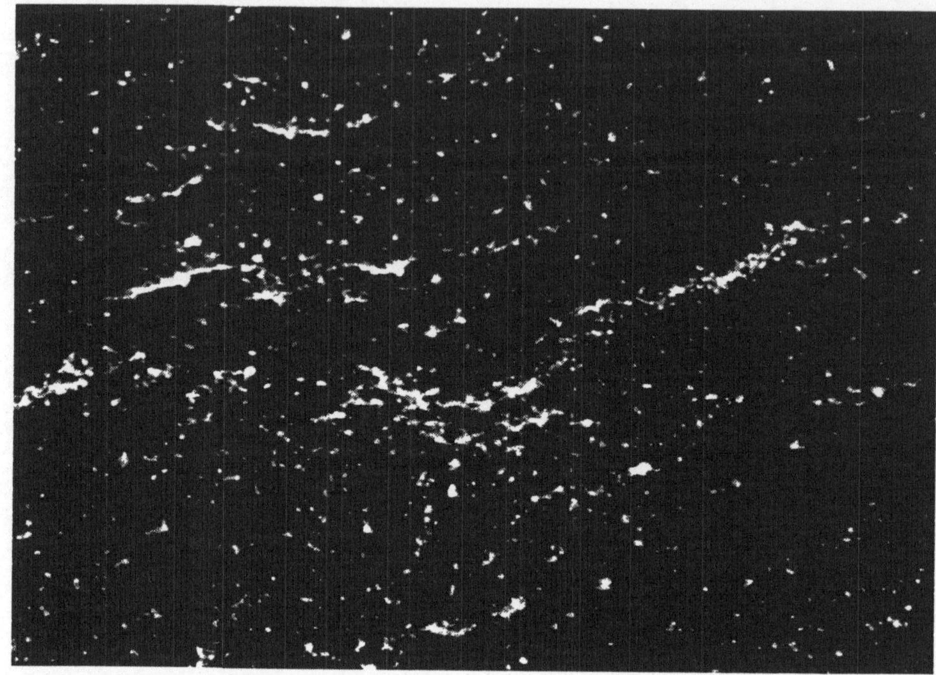

Abb. 5. Elektronenmikroskopische Aufnahme eines Fibrinkleberclots des Präparates B

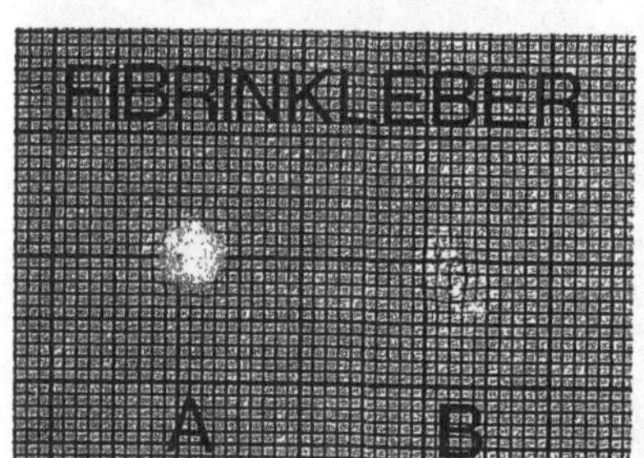

Abb. 6. Unterschiedliche Transparenz von 2 verschiedenen Fibrinkleberclots

resultiert und somit eine Kontrolle der Schichtdicke und des geklebten Areals ermöglicht (Abb. 6).

Einfluß auf Fibroblasten

Bei der Wundheilung kommt, wie bereits erwähnt, den Fibroblasten eine entscheidende Bedeutung zu. Voraussetzung für die Fibroblastenproliferation ist dabei die optimale Struktur des im Wundgebiet gebildeten Fibrinnetzes. Neben der Frage, inwieweit die unterschiedliche Strukturierung von Fibrinkleberclots Einfluß auf die Fibroblastenproliferation hat, wurde auch überprüft, welche Auswirkung hohe Ionenkonzentrationen auf menschliche Fibroblasten in vitro zeigen [10].

Zur Untersuchung dieser Fragestellung erfaßten Redl u. Schlag [10] den Einfluß von Clots der Präparationen A und B auf Zellkulturen menschlicher embryonaler diploider Lungenfibroblasten. Nach Überschichten mit A-Fibrinclots beobachteten sie eine normale Fibroblastenproliferation (Abb. 7). Clots des Präparates mit unphysiologisch hohen Ionenkonzentrationen verursachten eine innerhalb weniger Minuten auftretende Deformation der Fibroblasten (Abb. 8). Zur Überprüfung der Frage, ob die fehlende Strukturierung oder die Ionenkonzentration einen negativen Einfluß auf die Fibroblasten hat, wurden die Clots beider Präparationen in isotonischer Natriumchloridlösung gewaschen. Bei dem Präparat A bliebt die Fibroblastenproliferation unverändert, während bei den B-Clots zwar eine Verminderung, aber kein Ausbleiben der Zelldeformation erreicht wurde. Diese Ergebnisse weisen darauf hin, daß neben einer unphysiologisch hohen Ionenkonzentration auch die fehlende Strukturierung des Fibrinclots allein schon das Wachstum von Fibroblasten ungünstig beeinflußt.

Keine Störungen der Wundheilung, Osteoneogenese und Transplantateinheilung

Untersuchungen mit isolierten Zellen und Zellkulturen sind nicht ausreichend, um den Nachweis zu führen, daß der Fibrinkleber nicht zu einer Störung der Wundheilung, Osteoneogenese und Transplantateinheilung führt. Dies muß durch morphometrische Studien in geeigneten In-vivo-Modellen erfolgen, wie sie z. B. von Dinges et al. [4] mittels subkutaner Implantation von fixierter Kalbsknochenspongiosa in Ratten und histologischer Bewertung des eingewachsenen Granulationsgewebes nach 14 Tagen, mit und ohne Zusatz von Fibrinkleber im Spongiosablock, durchgeführt wurden. Die Autoren beobachteten eine signifikante lokale Zunahme von Granulationsgewebezellen unter dem Einfluß einer bestimmten Fibrinkleberpräparation und eine leichte, nicht signifikante Verminderung der Masse des Granulationsgewebes gegenüber den Kontrollen. Inwieweit bei vorgeschädigtem Gewebe eine Beeinflussung der Wundheilung durch Fibrinkleber stattfindet, wurde von Haas et al. [7] nach standardisierter thermischer Schädigung der Haut narkotisierter Ratten, Aufbringung der Kleberkomponenten in verschiedener Zusammensetzung bzw. Konzentration und mikromorphologischer sowie planimetrischer Bewertung der Heilergebnisse nach 9 Tagen im Vergleich mit unbehandelten Kontrollen untersucht. Die Heilung der Verbrennungswunden wurde durch den geprüften Fibrinkleber signifikant beschleunigt [7]. Am Knorpel- und Knochengewebe werden Revaskularisierung von entsprechenden Transplantaten und Knochenneubildung am standardisierten Kortikalis- und Spongiosadefekt durch dasselbe Präparat nicht negativ beeinflußt, wie die Experimente von Zilch [19] und von Zilch u. Noffke [20] nachgewiesen haben.

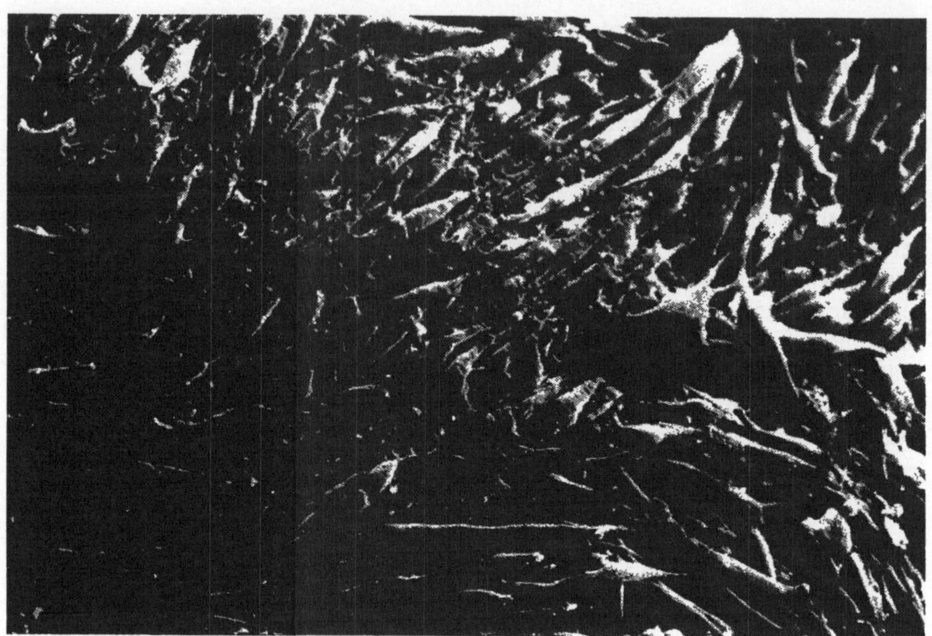

Abb. 7. Normale Fibroblastenproliferation auf Fibrinkleberclots des Präparates A

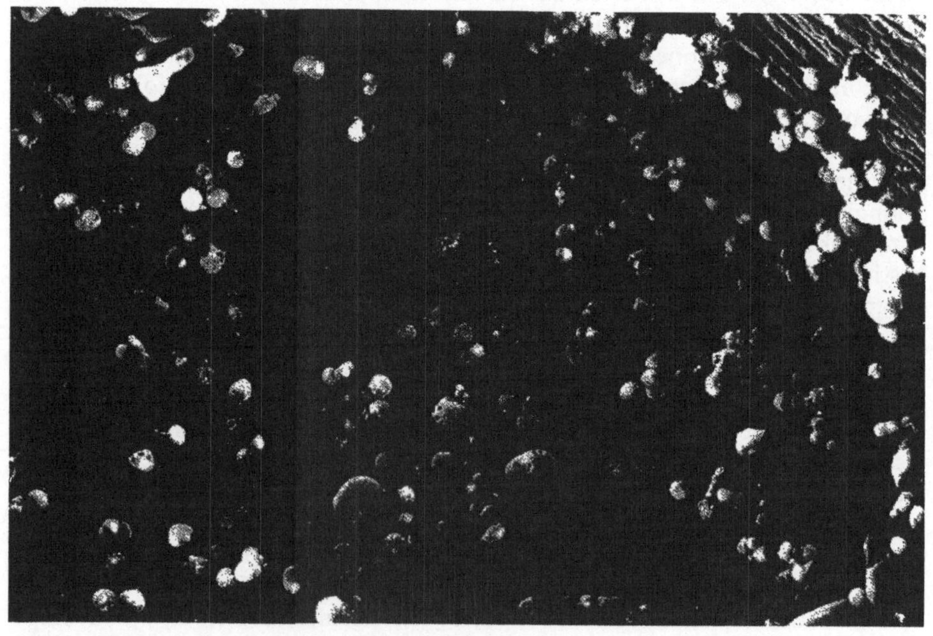

Abb. 8. Deformierte Fibroblasten auf Fibrinkleberclots des Präparates B

Da durch die Fibrinklebung zumindest keine Störung der Wundheilung erfolgen soll, ist somit für eine optimale Fibrinkleberpräparation eine physiologische Ionenstärke zu fordern.

Literatur

1. Beck E, Duckert F, Vogel A, Ernst tM (1961) The influence of fibrin stabilizing factor on the growth of fibroblasts in vitro and wound healing. Thromb Diathet Haemorrhag 6:485–491
2. Bergel S (1909) Über die Wirkung des Fibrins. Dtsch Med Wochenschr 35:663–665
3. Cronkite EP, Lozner EL, Deaver JM (1944) Use of thrombin and fibrinogen in skin grafting. J Am Med 124:976–978
4. Dinges HP, Redl H, Thurner M, Schiesser A, Schlag G (1985) Morphometric studies on wound healing after systemic administration of Adriamycin and local application of fibrin sealant. Application of a new wound healing model using spongiosa implants. Pathol Res Pract 181:746–754
5. Ferry JD, Morrison PR (1947) Preparation and properties of serum and plasma proteins. VIII. The conversion of human fibrinogen to fibrin under various conditions. J Am Chem Soc 69:388–400
6. Grey EG (1915) Fibrin as a haemostatic in cerebral surgery. Surg Gynecol Obstet 21:452–454
7. Haas S, Stemberger A, Erhardt W, Weichenmeier J, Duspiva W, Ippisch A, Weidringer JW, Fritsche H-M, Blümel G (1983) Einfluß lokal applizierter Gerinnungsfaktoren (Fibrinkleber) auf die Wundheilung. Experimentelle Untersuchungen über den Zusatz von Fibrinolyseinhibitoren am Modell der Nervenklebung und der thermischen Hautschädigung. Hämostaseologie 1:3–16
8. Heppner F (1956) Zur Frage der Blutstillung bei Hirnoperationen. Langenbecks Arch Chir 283:458–465
9. Kasai S, Kunimoto T, Nitta J (1983) Cross-linked of fibrin by activated factor XIII stimulated attachment, morphological changes and proliferation of fibroblasts. Biochem Res 4:155–160
10. Redl H, Schlag G (1986) Properties of different tissue sealants with special emphasis on fibrinogen-based preparations. In: Schlag G, Redl H (eds) Fibrin sealant in operative medicine, vol 6. Springer, Berlin Heidelberg New York Tokyo, pp 27–38
11. Ross R (1968) The fibroblasts and wound repair. Biol Rev 43:51–96
12. Scheele J, Pesch HJ (1982) Morphologische Aspekte des Fibrinkleberabbaues im Tierexperiment. In: Cotta H, Braun A (Hrsg) Fibrinkleber in Orthopädie und Traumatologie. 4. Heidelberger Orthopädie-Symposium. Thieme, Stuttgart New York, S 35–43
13. Seelicht T, Redel H (1981) Theoretische Grundlagen des Fibrinklebers. In: Schimpf KL (Hrsg) Fibrinogen, Fibrin und Fibrinkleber. Schattauer, Stuttgart – New York, S 199–208
14. Tarlov IM, Denslow C, Swarz S, Pineles D (1943) Plasma clot suture of nerves. Arch Surg 47:44–58
15. Tidrick RT, Warner ED (1944) Fibrin fixation of skin transplants. Surgery 15:90–95
16. Town AE (1949) The use of fibrin coagulum fixation in ocular surgery. Trans Am Ophthalmol Soc 54:131–133
17. Young F, Favata BV (1944) "Suture" of wound by plasma-thrombin adhesion. War Med 6:80–85
18. Young JZ, Medawar PE (1940) Fibrin suture of peripheral nerves. Lancet II:126–128
19. Zilch H (1981) Der Einfluß des Fibrinklebers auf die Revaskularisierung des Knochentransplantates. Unfallheilkunde 84:353–362
20. Zilch H, Noffke B (1981) Beeinflußt der Fibrinkleber die Knochenneubildung? Unfallheilkunde 84:363–372

Zur Infektionssicherheit des Fibrinklebers Tissucol

B. König, N. Dum, J. Odar, R. Schosser

Gerade bei einem Präparat, das so häufig und vielfältig eingesetzt wird wie der Fibrinkleber Tissucol, ist die Infektionssicherheit von höchster Bedeutung. Seit seiner Markteinführung wurde im Verlauf millionenfacher Anwendung kein einziger Fall einer Infektionsübertragung durch Tissucol bekannt.

Das hohe Maß an Sicherheit wird zum einen durch sorgfältige Plasma- und Spenderselektion gewährleistet, zum anderen tragen validierte Herstellungsschritte und die hochwirksame, produktspezifische Behandlung mit feuchter Hitze als effektive Verfahrenstechnologie der Virusinaktivierung entscheidend zur Sicherheit bei.

Plasma- und Spenderselektion

Das für die Herstellung von Tissucol benötigte humane Plasma wird von streng ausgewählten und sorgfältig überwachten Spendern aufgebracht; die Testergebnisse jeder Einzelspende werden dokumentiert. Es wird ausschließlich Transaminase(GPT)-kontrolliertes Plasma verwendet, da pathologische GPT-Werte bei Blutspendern auf eine Infektion mit der Hepatitis Non A/Non B hinweisen und somit ein Übertragungsrisiko gegeben ist [1, 2]. Durch Prüfung jeder Einzelspende, des Plasmapools und des Endprodukts mittels Tests der 3. Generation auf HB_S-Antigen wird sichergestellt, daß nur HB_S-negatives Material verwendet wird. Jede Einzelspende wird auf Abwesenheit von HIV-1-, HIV-2- und HCV-Antikörper geprüft und nur entsprechend antikörperfreies Material zur Produktion herangezogen. Personen, die pathologische Plasma-GPT-Werte aufweisen oder Plasma-HB_S-Antigen-, Plasma-Anti-HIV-1-, Plasma-Anti-HIV-2- bzw. Anti-HCV-positiv sind, werden definitiv aus dem Spenderprogramm ausgeschlossen.

Produktspezifische Virusinaktivierung

Das Kleberproteinkonzentrat und das humane Thrombin werden einer produktspezifischen Dampfbehandlung zur Virusinaktivierung unterzogen. Bei experimentellen Validierungsuntersuchungen, in denen 10^6 „infektiöse Einheiten“ [1] HIV-1 bzw. HIV-2 zugesetzt wurden, konnten bereits lange vor Ablauf der Dampfbehandlung keine HI-Viren mehr nachgewiesen werden. Auch andere Untersuchungen weisen HIV, den Erreger von Aids, als sehr empfindliches Virus aus, das durch Erhitzung schnell inaktiviert wird [4, 8, 17]. Die Vorteile des von Immuno entwickelten Inaktivierungsverfahrens liegen darin, daß Dampfdruck, Temperatur und Dauer der Behandlung im Hinblick auf eine optimale Schonung des Wirkstoffs und größtmögliche Effektivität der Virusinaktivierung produktspezifisch angepaßt werden können. Zudem wird die virusinaktivierende Effektivität des Verfahrens nicht durch Zusatz von Stabilisatoren beeinträchtigt [3].

Klinische Studien

Die Infektionssicherheit von Plasmaderivaten kann nur anhand kontrollierter klinischer Studien nachgewiesen werden. Schon frühzeitig zeigte sich bei Infektionssicherheitsstudien mit Tissucol, daß Virushepatitiden nicht übertragen werden (Tabelle 1). Bei einer in jüngster Zeit im Rahmen einer Wirksamkeitsstudie des virusinaktivierten Fibrinklebers Tissucol durchgeführten kontrollierten Infektionssicherheitsstudie wurde zusätzlich auf eine eventuelle HIV-Serokonversion der Probanden geprüft. Es ergaben sich keine Hinweise auf eine Übertragung von Hepatitiserregern oder HI-Viren (Tabelle 1).

Die hohe Effektivität der Dampfinaktivierung zeigte sich in mehreren nach ICTH/SSC-Kriterien durchgeführten prospektiven Studien. Auch hier gab es keine Anzeichen einer Übertragung von Hepatitis oder HI-Viren (Tabelle 2). Die Validierung nach den Richtlinien des europäischen Committee of Proprietary Medicinal Products (CPMP) zeigte hohe Sicherheitsreserven auf.

Bei dem Fibrinkleber Tissucol resultiert das hohe Maß an Infektionssicherheit nicht nur aus den strengen Auswahlkriterien für Plasmaspender und deren sorgfältiger klinischer Überwachung. Auch die Maßnahmen zur Virusinaktivierung mit feuchter Hitze sowie validierte Herstellungsschritte tragen zur Sicherheit des

[1] Eine infektiöse Einheit ist definiert als jene Menge HIV, die gerade ausreicht, um in einer Kultur von HT-H9-Zellen (humane neoplastische T-Zellinie, Klon H 9 [10]) zu irgendeinem Zeitpunkt im Laufe von 4 Wochen eine signifikante Erhöhung der Aktivität der reversen Transkriptase zu bewirken. Eine signifikante Erhöhung liegt dann vor, wenn die Reverse-Transkriptase-Aktivität das Dreifache des Wertes einer nicht beimpften HT-H9-Zellkultur erreicht oder überschreitet.

Tabelle 1. Klinische Studien zur Infektionssicherheit von Tissucol (Anzahl von Infektionen/Anzahl der behandelten Patienten)

Fachbereich		Befund		Quelle
		mit Fibrinkleber	ohne Fibrinkleber	
Chirurgie	Hep. B	8[a]/139	9[a]/135	[13]
	Hep. NANB	0/155	0/154	
HNO	Hep. B	0/133	0/123	[9]
	Hep. NANB	0/10	0/10	
Herzchirurgie	Hep. B	0/19	–	[18]
	Hep. NANB	0/19	–	
Gynäkologie	Hep. B	0/30	0/38	[5]
	Hep. NANB	0/31	0/38	
Herzchirurgie	Hep. B	1[b]/24	0/11	[12]
	Hep. NANB	1[b]/20	0/13	
	Anti-HIV	0/26	0/12	

[a] Zusätzliche Gabe von Blutkonserven.
[b] Es handelt sich um denselben Patienten, der mehr als 100 Einheiten Blut erhalten hat.

Tabelle 2. Prospektive ICTH/SSC-Studien zur Effektivität der Virusinaktivierung durch Dampfbehandlung (Anzahl von Infektionen/Anzahl der behandelten Patienten)

Präparat	HIV-Serokonversion	Hepatitis NANB		Hepatitis B	Quelle
		GPT	Anti-HCV[a]		
F IX-Konzentrat	0/2	0/2	–	0/1	[14, 15]
	0/16	0/16	0/17	0/2	([16][b], data on file)
F VII-Konzentrat	0/1	0/1	–	0/1	[14, 15]
	0/4	0/4	0/4	0/2	([16][b], data on file)
PPSB-Konzentrat	0/67	0/21	0/12	0/20	[11]
	0/1	0/1	–	0/1	[6]
F VIII-Konzentrat	0/31	0/28	0/20	0/17	[7]
Alle Präparate	0/122	0/73	0/53	0/44	

[a] Die Daten wurden retrospektiv ermittelt für Patientenproben 0, 6 (und 12) Monate nach Erstbehandlung.
[b] Die Studie ist noch nicht abgeschlossen.

Präparates bei. Umfangreiche klinische Erfahrungen sowie klinische Studien belegen den hohen Sicherheitsstandard von Tissucol, der durch die Ergebnisse der Untersuchungen zur Validierung bestätigt wird.

Klinische Erfahrungen, kontrollierte klinische Studien und experimentelle Untersuchungen haben somit keinerlei Hinweise auf ein Übertragungsrisiko von HIV oder einer Virushepatitis ergeben.

Literatur

1. Aach RD, Szmuness W, Mosley JW, Hollinger FB, Kahn RA, Stevens CE, Edwards VM, Werch J (1981) Serum alanine aminotransferase of donors in relation to the risk of non A, non B hepatitis in recipients. New Engl J Med 304:989–994
2. Alter HJ, Purcell RH, Holland PV, Alling DW, Koziol DE (1981) Donor transaminase and recipient hepatitis. JAMA 246:630–634
3. Barrett N, Dorner F, Wöber G, Eibl J (1989) Inactivation of the human immunodeficiency viruses (HIV-1 and HIV-2) by steam treatment of human blood products. 12th Congress of the International Society on Thrombosis and Haemostasis, Tokyo, Japan. Thromb Haemost 62:454
4. Cuthbertson B, Rennie JG, Aw D, Reid KG (1987) Safety of albumin preparations manufactured from plasma not tested for HIV antibody. Lancet II:41
5. Eder G, Neumann M, Cerwenka R, Baumgarten K (1986) Preliminary results of a randomized controlled study on the risk of hepatitis transmission of a two-component fibrin sealant (Tissucol/Tisseel). In: Schlag G, Redl H (eds) Fibrin sealant in operative medicine, vols 1–7. Springer, Berlin Heidelberg New York Tokyo, pp 51–59
6. Köhler M, Hellstern P, Wenzel E, Blohn G von (1989) Factor VII half-life after transfusion of a steam-treated factor VII concentrate in a patient with homozygous factor VII deficiency. Vox Sang 56:200–201
7. Mannucci PM, Schimpf KI, Abe T et al. and the International Investigator Group (1992) Low risk of viral infection after administration of vapor-heated factor VIII concentrate. Transfusion 32:134–138
8. McDougal JS, Martin LS, Mozen CM, Heldebrant CM, Evatt BL (1985) Thermal inactivation of the acquired immunodeficiency syndrome virus, human T lymphotropic virus-III/lymphadenopathy-associated virus, with special reference to antihemophilic factor. J Clin Invest 76:875–877
9. Panis R, Scheele J (1981) Hepatitisrisiko bei der Fibrinklebung in der HNO-Chirurgie. Laryng Rhinol Otol 60:367–368
10. Popovic M, Sarngadharan MG, Read E, Gallo RC (1984) Detection, isolation and continuous production of cytopathic retroviruses (HTLV-III) from patients with AIDS and pre-AIDS. Science 224:497–500
11. Preiss D, Eberspächer B, Abdullah D, Rosner I (1991) Safety of vapour heated prothrombin complex concentrate (PCC) prothromplex S-TIM 4. Thromb Res 63:651–659
12. Rousou J, Levitsky S, Gonzalez-Lavin L et al. (1989) Randomized clinical trial of fibrin sealant in patients undergoing resternotomy of reoperation after cardiac operations. J Thorac Cardiovasc Surg 97:194–203
13. Scheele J, Schricker T, Goy RO, Lampe I, Panis R (1981) Hepatitisrisiko der Fibrinklebung in der Allgemeinchirurgie. Med Welt 32:783–788
14. Schimpf K (1987) Klinische Studien zur Infektiosität von konventionellen und virusinaktivierten Gerinnungsfaktorenkonzentraten. In: Landbeck G, Schimpf K (Hrsg) 3. Rundtischgespräch über aktuelle Probleme der Substitutionstherapie Hämophiler. Springer, Berlin Heidelberg New York Tokyo, S 69–79
15. Schimpf K (1988) Substitutionstherapie bei angeborenen Gerinnungsstörungen. In: Just OH, Krier C (Hrsg) Hämostase in Anästhesie und Intensivmedizin. Springer, Berlin Heidelberg New York Tokyo, S 17–28
16. Shapiro A, Abe T, Aledort L et al. and the International Factor Study Group (1992) A study to determine the safety of virus inactivated factor concentrates in patients with factor VII and IX deficiency native to blood product administration. XX International Congress of the World Federation of Hemophilia, Athen (12.–17. 10.)
17. Spire B, Dormont D, Barré-Sinoussi F, Montagnier L, Chermann JC (1985) Inactivation of lymphadenopathy-associated virus by heat, gamma rays, and ultraviolet light. Lancet I:188–189
18. Sugg U (1985) Risiko der Hepatitisübertragung durch humanen Fibrinkleber. Dtsch Med Wochenschr 110:1161–1162

II. Fisteltherapie

A. Bronchopulmonale Fisteln

Endoskopischer Verschluß infizierter Bronchusstumpffisteln nach Lungenresektionen mit der Fibrinklebung. Experimentelle und klinische Ergebnisse

H. W. Waclawiczek

Die Bronchusstumpfinsuffizienz ist aufgrund der rasch voranschreitenden Infektionen der Pleurahöhle und der daraus resultierenden Sepsis eine schwerwiegende Komplikation nach großen Lungenresektionen (Pneumonektomie, Lobektomie) und deshalb mit einer hohen Letalität behaftet. Seit Beginn der Thoraxchirurgie wird die Behandlung dieser Komplikation diskutiert. Die transthorakalen Operationsmethoden reichen von der Übernähung mit und ohne Deckung eines Perikardlappens über Deckung des Bronchus und Tamponade der Empyemhöhle mit gestielten Lappen aus der Rücken- oder Skelettmuskulatur bis hin zu Thoraxfensterung und Thorakoplastik [1–4, 6]. Allen diesen Techniken haftet jedoch eine hohe, operative Mortalität und Mißerfolgsquote an. Oft können diese Eingriffe infolge der bestehenden Sepsis nicht mehr durchgeführt werden. Es gibt hingegen nur wenige Berichte über den endoskopischen Verschluß von Bronchusstumpffisteln, der sowohl mit Histacryl [5] als auch mit Fibrinkleber [7] ausgeführt wurde.

Ziel unserer tierexperimentellen [10] und auch klinischen [9, 11] Studien war der endoskopische Verschluß postoperativer Bronchusstumpfinsuffizienzen mit Fibrinkleber, um den septischen Patienten einer möglichst geringen Belastung auszusetzen.

Methoden und Ergebnisse

Tierexperimentelle Anwendung

An Hausschweinen (mittleres Gewicht 20 kg) wurde in Intubationsnarkose aus anatomischen Gründen zunächst immer eine linksseitige Thorakotomie mit Pneumonektomie vorgenommen. Nach offener Durchtrennung des Hauptbronchus erfolgten verschiedene Versuchsanordnungen:

1) An 12 Tieren wurde transthorakal der Bronchusstumpf (Durchmesser 0,8–1 cm) durch alleinige Applikation von Fibrinkleber (n = 6) bzw. einer Fibrinplombe in Form eines mit Fibrinkleber getränkten Kollagenvlieses (n = 6) ohne Zusatznähte intraoperativ verschlossen.

Aus der Gruppe mit den Fibrinplomben verstarben postoperativ 2 Tiere an einer Bronchusstumpfdehiszenz, da die Fibrinplomben in das kontralaterale Bronchialsystem abgeglitten waren. Alle anderen Tiere überlebten bis zu ihrer Tötung zwischen dem 3. und dem 180. postoperativen Tag, wobei im histologischen Befund der Fibrinkleber nach dem 4. bis 5. postoperativen Tag durch junges Bindegewebe und nach 3 Monaten durch Knorpelgewebe ersetzt worden war.

2) Diese Ergebnisse ermutigen uns daher zu Experimenten an vorerst nichtinfizierten Bronchusstumpffisteln (n = 10). Eine Apnoephase bis zur Verfestigung des Klebers war nicht notwendig; es erfolgte eine kontinuierliche Beatmung der Versuchstiere. Der Bronchusstumpf wurde zunächst mit dem Stapler TA 30 (Fa. US Surgical Corporation, New Haven, USA) verschlossen; durch Entfernung von 2–3 Klammern wurde standardisiert eine Bronchusstumpffistel (Durchmesser ca. 3 mm) erzeugt (Abb. 1). Danach wurde auf endoskopischem Wege durch den Arbeitskanal eines flexiblen Bronchoskopes ein dünner Plastikkatheter an die Fistel herangeführt, durch welchen die Applikation des Fibrinklebers erfolgte (Abb. 2). Mit dem Fibrinclot erzielten wir in allen Fällen intraoperativ einen sicheren Verschluß der Fisteln (Abb. 3). Dies wurde mit Hilfe der Wasserprobe transthorakal überprüft; abschließend wurde der Thorax drainagelos verschlossen.

Auch in dieser Versuchsgruppe überlebten alle Tiere bis zu ihrer Tötung zwischen dem 3. und 360. postoperativen Tag. Die histologischen Untersuchungen der verheilten Bronchusstümpfe ergaben wiederum junges Bindegewebe ab dem 4. Tag, welches dann in der Folgezeit durch Granulations- bzw. Knorpelgewebe ersetzt wurde.

3) In einer weiteren Versuchsreihe an 16 Tieren wurden die Bronchusstumpffisteln standardisiert mit Pyocyaneus und Staphylococcus aureus transthorakal infiziert und der Thorax verschlossen. Nach einer Inkubationszeit von 4, 24 bzw. 48 h erfolgte der endoskopische Verschluß einer infizierten Fistel nach den oben beschriebenen, endoskopischen Kriterien. In einer ersten Gruppe (A, n = 6) wur-

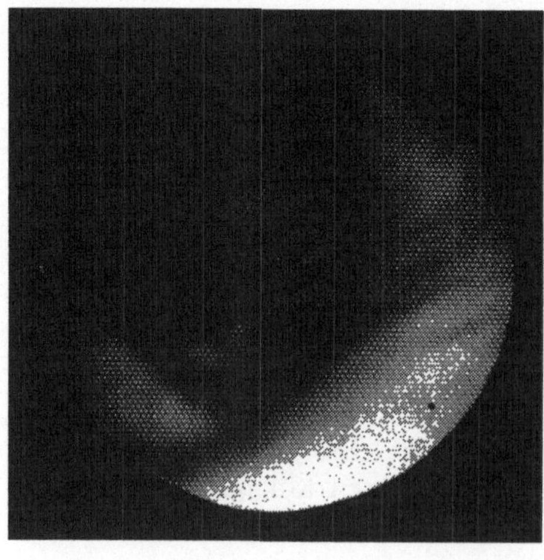

Abb. 1. Experimentell erzeugte Bronchusstumpffistel (Durchmesser 3 mm)

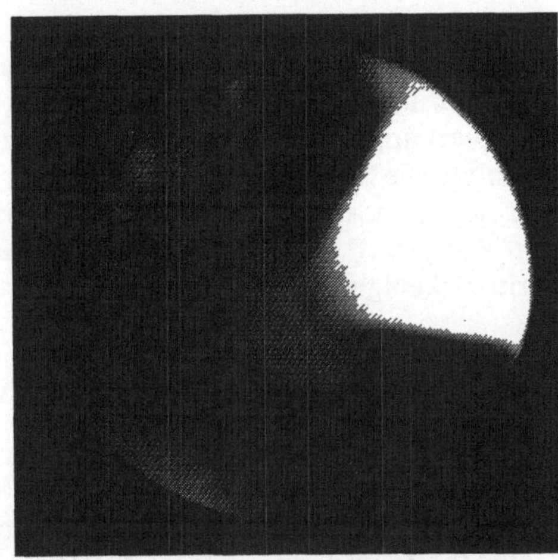

Abb. 2. Applikation des Fibrinklebers durch einen Plastikkatheter

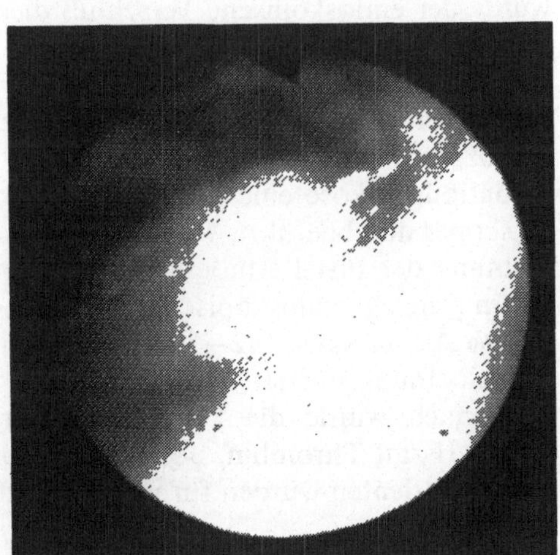

Abb. 3. Bronchiale Fibrinplombe

de dem Fibrinkleber ein Antibiotikum (Gentamycin 40 mg) beigefügt; in der zweiten Gruppe (B, n = 10) wurden dagegen Antibiotika (Gentamycin 80 mg/Tag und Hydracillin 4 Mio. IE) ausschließlich systemisch über 5 postoperative Tage verabreicht. Auch diese Tiere wurden zwischen dem 3. und 180. postoperativen Tag getötet.

In der Gruppe A (lokale Antibiotikagabe) fanden sich bei der Obduktion bis zur 4. postoperativen Woche (n = 3) peripher der verheilten Bronchusstümpfe abgekapselte Abszesse in der Pleurahöhle. Diese waren bei den später getöteten Tieren nicht mehr nachweisbar.

In der Gruppe B (systemische Antibiotikagabe) zeigten sich in allen Fällen komplikationslos abgeheilte Bronchusstümpfe.

Für die Klebung der Bronchusstümpfe wurde immer ein homologer Schweinefibrinkleber (Fa. Immuno, Wien) verwendet. Die beiden Komponenten des Klebers (Fibrinogen und Thrombin) wurden simultan mit Hilfe des Applikationssets Duploject appliziert. Eine Aprotininkonzentration von 3000–5000 IE/ml (antifibrinolytische Substanz) war erforderlich, um eine vorzeitige Auflösung des Clots (vor dem 5. postoperativen Tag) zu verhindern. Die höhere Thrombinkonzentration von 500 IE/ml wurde gewählt, um eine rasche Verfestigung des Klebers innerhalb weniger Minuten zu erzielen.

Klinische Anwendung

In den letzten Jahren (1984–1991) traten bei 82 Lungenresektionen mit maschinellen Bronchusstumpfverschlüssen postoperativ 3 partielle Bronchusstumpfinsuffizienzen (3,6%) zwischen dem 3. und 7. Tag auf und zwar 2mal nach Pneumonektomie und 1mal nach Unterlappenlobektomie. Bei diesen sowie weiteren 6 Patienten, die uns von auswärtigen Krankenhäusern zugewiesen worden waren, wurde der endoskopische Verschluß dieser Bronchusstumpffisteln mit Hilfe der Fibrinklebung nach der experimentell erprobten, jedoch etwas modifizierten Methodik vorgenommen:

1) Bei Verdacht auf eine Insuffizienz (Luftaustritt aus der Bülau-Drainage, Leukozytose > 13 000, vermehrte Expektoration etc.) wurde unverzüglich in Intubationsnarkose eine gezielte Bronchographie mittels des flexiblen Bronchoskopes durchgeführt, wodurch eine exakte Diagnose und Lokalisationsbestimmung der Fistel ermöglicht wurde (Abb. 4).
2) Im gleichen endoskopischen Vorgang erfolgte zunächst eine Sklerosierung mit 1% Äthoxysklerol (2–3 ml), welches in kleinen Depots submukös um die Fistelöffnung injiziert wurde (Abb. 5).
3) Danach wurde die Fistel mit einer Fibrinplombe (durchschnittlich 2 ml; 500 IE/ml Thrombin, 3 500 IE/ml Aprotinin) verschlossen.
4) Die Patienten wurden für wenige Stunden sediert oder nachbeatmet und dann extubiert.
5) Endoskopische Kontrollen erfolgten am 3., 7. und 14. postoperativen Tag in Lokalanästhesie.
6) Zur Verhinderung einer fortschreitenden Pleurainfektion wurde eine hochdosierte, systemische Antibiotikatherapie durchgeführt und ggf. Spülungen durch die Bülau-Drainage vorgenommen.

In allen 9 Fällen konnte ein Verschluß der Bronchusstumpffisteln erzielt werden; bei einem Patienten mußte bei der endoskopischen Kontrolle am 3. Tag die Klebung wiederholt werden, da sich der Fibrinclot bereits weitgehend aufgelöst hatte. Nach dem 5. Tag waren die Fibrinclots nicht mehr nachweisbar. Sie waren anfangs durch junges Bindegewebe sowie ab dem 14. postoperativen Tag durch Granulationsgewebe ersetzt worden (Abb. 6). Die Blutgasanalysen waren zufriedenstellend, die Leukozytenwerte normalisierten sich nach einer Woche. Die Patienten konnten 3 Wochen nach dem endoskopischen Verschluß beschwerdefrei in häusliche Pflege entlassen werden.

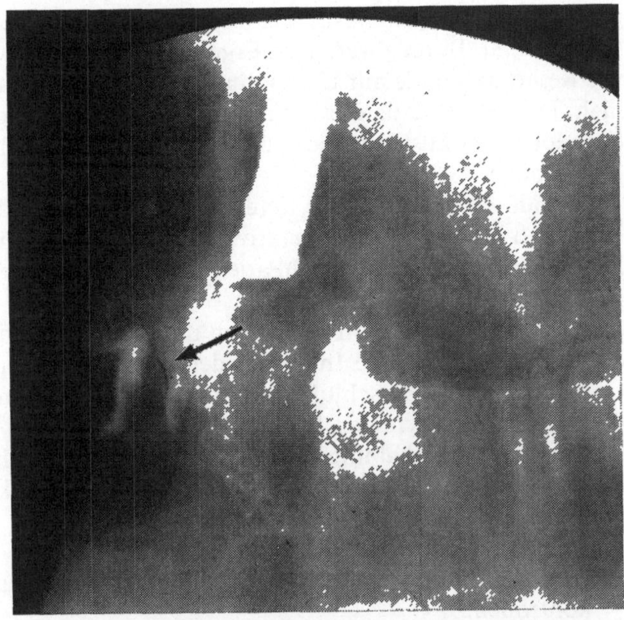

Abb. 4. Bronchusstumpffistel, mit Bronchographie durch ein flexibles Bronchoskop lokalisiert (klinischer Fall)

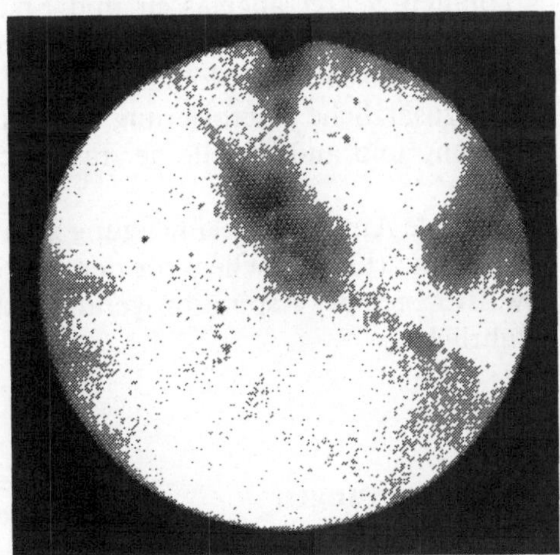

Abb. 5. Mit Granulationsgewebe verheilte Bronchusstumpffistel (14. postoperativer Tag)

Diskussion

Die Entstehung einer Bronchusstumpfinsuffizienz wird durch verschiedene lokale und systemische Faktoren, aber nicht zuletzt auch durch inadäquate, chirurgische Technik gefördert. Allein schon die Einführung der maschinellen Klammergeräte in die Lungenchirurgie konnte die Inzidenz dieser Komplikation deutlich senken [5, 8]. Bislang waren die Ergebnisse der operativen Behandlungsmethoden wie Rethorakotomie mit Übernähung, Thoraxfensterung, Thorakoplastik etc. oft nicht befriedigend, da diese ein hohes Operationsrisiko beinhalten und aufgrund des septischen Zustandsbildes des Patienten meist nicht mehr durchgeführt werden können.

Deshalb entwickelten wir tierexperimentell eine endoskopische Methode zum Verschluß infizierter, postoperativer Bronchusstumpffisteln mit Hilfe der Fibrinklebung, welche bislang bei 9 Patienten erfolgreich angewandt wurde. Dieses Verfahren vereinigt mehrere Vorteile:

1) Geringe Belastung für den schon durch die Lungenresektion beeinträchtigten und meist durch die Infektion der Pleurahöhle septischen Patienten, da der endoskopische Verschluß in einer kurzen Intubationsnarkose oder auch in Lokalanästhesie erfolgen kann.
2) Einfache Handhabung bzw. Applikation des Fibrinklebers.
3) Anregung der Fibrosierung durch die additive Sklerosierung der Fistelöffnung.
4) Fehlende Nebenwirkungen der Fibrinklebung.
5) Beobachtbarer, postoperativer Heilungsverlauf durch endoskopische Nachkontrollen.
6) Eine Wiederholung der Klebung ist jederzeit möglich.
7) Auch bei Infektion der Pleurahöhle hatten wir keine wesentlichen Probleme. Durch Belassen der Bülau-Drainage bis zum 10. bis 14. postoperativen Tag konnten Sekret abgelassen und Spülungen mit verdünnter PVP-Jodlösung durchgeführt werden. Von entscheidender Bedeutung ist auch die hochdosierte, systemische Antibiotikagabe.
8) Die zusätzliche Sklerosierung der Fistelöffnung dient einerseits deren Verkleinerung und andererseits der rascheren Fibrosierung des Gewebes.

Eine lokale Antibiotikabeimengung zum Kleber ist nicht sinnvoll. Auch eine Trägersubstanz (Kollagenvlies) für den Fibrinkleber erscheint uns nicht erforderlich bzw. ist wegen der Aspirationsgefahr in das kontralaterale Bronchialsystem sogar gefährlich.

Schlußfolgerungen

Der endoskopische Verschluß postoperativer Bronchusstumpffisteln mit Fibrinclots ist somit eine einfache und effektive Methode, die u. a. bei partiellen Bronchusstumpfinsuffizienzen in der postoperativen Frühphase (bis zum 10. Tag) eingesetzt werden kann, weil zu diesem Zeitpunkt die Infektion der Pleurahöhle noch relativ gering ist. Bei Spätfisteln, aber auch bei kompletten Bronchusstumpfinsuffizienzen scheint das endoskopische Verfahren der Fibrinklebung in Kombination mit einer entkalkten Knochenspongiosa weitere Vorteile zu bringen.

Basierend auf unseren experimentellen wie auch klinischen Erfahrungen sind wir der Meinung, daß bei postoperativen Bronchusstumpffisteln die endoskopische Klebung auf jeden Fall versucht werden sollte, bevor man eine Rethorakotomie oder Thorakoplastik in Erwägung zieht.

Literatur

1. Barker WL, Faber LP, Ostermiller WE, Langston HT (1971) Management of persistent bronchopleural fistulas. J Thorac Cardiovasc Surg 62:393
2. Clagett OT, Geraci JE (1983) A procedure for the management of post-pneumonectomy empyema. J Thorac Cardiovasc Surg 45:151
3. Denck H (1984) Thoraxfenster – Thorakoplastik. In: Breitnersche Chirurgische Operationslehre, Bd II. Urban & Schwarzenberg, München
4. Goldstraw P (1979) Treatment of postpneumonectomy empyema: The case for fenestration. Thorax 34:740
5. Moritz E, Eckersberger F (1985) Endoskopische Klebung postoperativer Bronchusfisteln. Chirurg 56:127
6. Pairolero PC, Arnold PG, Piehler JM (1983) Intrathoracic transposition of extrathoracic skeletal muscle. J Thorac Cardiovasc Surg 86:809
7. Pridun N (1985) Eine neue Technik zum Verschluß bronchopleuraler Fisteln. Acta Chir Austriaca 65:1
8. Umlauft M, Steiner H, Waclawiczek HW, Wayand W, Zimmermann G (1980) Die Anwendung von Nahtapparaten in der Chirurgie primärer maligner Lungentumoren. Aktuel Chir Onkol 2:1098
9. Waclawiczek HW (1988) Der endoskopische Verschluß infizierter Bronchusstumpffisteln nach Lungenresektion mit der Fibrinklebung. In: Manegold BC, Jung M (Hrsg) Fibrinklebung in der Endoskopie. Springer, Berlin Heidelberg New York Tokyo, S 17–22
10. Waclawiczek HW, Chmelizek F (1985) Endoscopic treatment of bronchus stump fistulae following pneumonectomy with fibrin sealant in domestic pigs. J Thorac Cardiovasc Surg 33:44
11. Waclawiczek HW, Chmelizek F, Koller I (1987) Endoscopic sealing of infected bronchus stump fistulae following lung resections with fibrin (experimental and clinical experience). Surg Endosc 1:99–102

Endoskopischer Verschluß von peripheren Lungenfisteln

D. J. M. Frey

Periphere Lungenfisteln sind im Regelfall Ursache eines Pneumothorax und damit potentiell lebensbedrohlich. Sie erfordern immer eine adäquate Behandlung, normalerweise in Form einer Pleuradrainage. Durch kontinuierliche Ableitung der pleuralen Luftansammlung kommt die Lunge meist zur Ausdehnung und die Fistelung damit zum Stillstand. Therapeutische Probleme ergeben sich für den Fall persistierender Fistelung mit der Notwendigkeit langer Drainagezeiten, so daß schließlich ein operativer Fistelverschluß nötig werden kann [1, 4].

Bei thoraxchirurgischen Eingriffen mit anatomischer oder atypischer Resektion der Lunge kommt es postoperativ meist zu einer mehr oder weniger starken Fistelung, da eine luftdichte Naht des Parenchyms kaum möglich ist. Eine derartige Läsion kommt andererseits spontan bei pathologischem Lungenparenchym und traumatisch bei Lungenzerreißung oder innerer Aufspießung vor. Seltener treten periphere Parenchymfisteln als Grund oder Folge eitriger Pleuraerkrankungen auf (z. B. pneumonische Abszeßperforation mit nachfolgendem Pleuraempyem).

Indikation

Die *endobronchiale Fibrinklebung* wurde zunächst für periphere Parenchymfisteln in der Folge lungenchirurgischer Eingriffe entwickelt und mit Erfolg durchgeführt [3]. Inzwischen ist diese Methode mehrfach auch bei infektbedingten Fisteln und in einigen Fällen massiver Fistelung unter maschineller Beatmung beim Vollbild einer Schocklunge angewendet worden und führte mehrheitlich zu einer relevanten Besserung oder Sanierung. Die bisherigen Ergebnisse ermutigen, die endobronchiale Fibrinklebung in allen Fällen einer über längere Zeit persistierenden Luftfistelung zu versuchen und ggf. zu wiederholen.

Technik der endobronchialen Fibrinklebung

Allgemeine Maßnahmen

Fistellokalisation und Fistelverschluß werden bronchoskopisch durchgeführt. Die Bronchoskopie kann üblicherweise in Lokalanästhesie nach Prämedikation (Atropin/Hydrocodon in individueller Dosierung) und evtl. unter leichter Sedierung (z. B. Benzodiazepinderivat) ausgeführt werden. Zur Ausschaltung des Hustenreizes wird nach Lokalanästhesie im Kehlkopfbereich die Trachea und das Bronchialsystem der betroffenen Seite durch das eingeführte Bronchoskop gründlich durch Instillation eines Lokalanästhetikums (z. B. Lidocain, 4%-Lösung) vorbereitet. Vorhandenes Bronchialsekret muß – besonders auch aus dem betroffenen Bronchus vor Einbringen des Fibrinklebers – abgesaugt werden. Nach ausgeführter Fibrinklebung ist die prophylaktische Gabe von potenten Hustensedativa ca. 6- bis 8stündlich für einige Tage indiziert, um ein vorzeitiges Expektorieren des Kleberclots zu verhindern.

Der Clot wird meist nach 3–4 Tagen, selten später, abgehustet, z. T. wohl verflüssigt, gelegentlich in toto als baumartig verzweigter „Ausguß" der Bronchialäste. Das Leck schließt sich wohl durch eine lokale Verklebung („lokales Heilgeschehen"), fern vom eher zentralen Bronchusverschluß durch den Fibrinkleber, denn bis zum Leck selbst dürfte der Kleber nicht gelangen. Der Verschluß des fisteltragenden Bronchus wird dadurch erreicht, daß keine Luft mehr zur Fistelöffnung gelangen und diese offenhalten kann. Wahrscheinlich kommt es dann zu einer Verlötung der Lunge mit der Thoraxwand und damit zum Leckverschluß. Für den Fall einer – eher seltenen – Klebung unter maschineller Beatmung wird wegen der Gefahr der Tubusverlegung durch Clot eine Bronchusblockade mit Swan-Ganz-Katheter empfohlen.

Fistellokalisation

Im Gegensatz zu zentralen Bronchusstumpffisteln nach anatomischen Resektionen sind periphere Parenchymfisteln nicht direkt bronchoskopisch erkennbar und behandelbar. Es ist damit zunächst nötig, den fisteltragenden (Sub)segmentbronchus zu lokalisieren. Die hierfür nötigen Hilfsmittel sind:

- Bronchoskop (flexibel) mit Saugung,
- Bülau-System (Wasserschloßdrainage),
- Unterdrucksaugung,
- Ballonkatheter (Fogarty, Swan-Ganz) Größe F 5/F 6,
- O_2-Zuleitung mit Dosierventil.

Um die Luftfistelung bei der Lokalisation direkt wahrnehmbar zu machen, wird die liegende Thoraxdrainage mit einem Bülau-System mit gut einsehbarem Wasserschloß verbunden (z. B. Portex-Pleuradrainageset, Fa. Portex). An der Druckausgleichsöffnung des Wasserschlosses wird ggf. eine Unterdrucksaugung mit definiertem Sog (−50 bis −100 cmH_2O) angeschlossen. Damit wird eine Änderung des kontinuierlich drainierten Fistelvolumens weitgehend unabhängig von den intrathorakalen Druckschwankungen durch die Atemtätigkeit des Patienten erkennbar. Ersatzweise kann auch ein komplettes Thoraxdrainagesystem (z. B. PLEUR-EVAC, Fa. Deknatel) mit integriertem, allerdings bauartbedingt begrenztem Sog verwendet werden.

Auf der betroffenen Seite werden bronchoskopisch alle Segmentostien eingestellt und sondiert und der Effekt durch Beobachtung des Wasserschlosses kontrolliert. Orientierend kann eine Okklusion der Bronchien durch das Bronchoskop selbst bei gleichzeitig mäßiger Saugung durch den Absaugkanal erfolgen, was meist zum Kollaps des nachgeschalteten Bronchialsystems führt (Abb. 1 a). Bei Sondierung des fisteltragenden Bronchus wird das Luftaustrittsvolumen im Wasserschloß geringer und sistiert schließlich. Der gleiche Effekt ist differenziert durch Sondierung der Bronchien mittels eines über den Arbeitskanal des Bronchoskops eingeführten Ballonkatheters bei Aufblasen des Ballons zu erreichen (Abb. 1 b). Es sollte in jedem Fall versucht werden, im betroffenen Bronchus durch Blockade distaler Äste höherer Ordnung die kleinstmögliche Versorgungseinheit festzustellen. Vor allem bei sehr geringem Fistelvolumen hat sich statt der hier kaum wirksamen Blockierung bewährt, das Bronchoskop direkt in die Segmentbronchien einzuführen und Luft oder Sauerstoff (4−6 l/min) durch den Absaugkanal zu insufflieren (Abb. 1 c); im Wasserschloß zeigt sich bei Sondierung des betroffenen Bronchus eine Zunahme der Fistelmenge. Dies ist besonders eindrucksvoll nach Aufgeben der Saugung am Wasserschloß, da ein Luftaustritt durch die Drainage nur bei Insufflation in den fisteltragenden Bronchus auftritt. Durch zusätzliche Ballonblockade distaler Bronchusäste ist dann eine weitere Verifizierung und Differenzierung möglich.

Da alle Effekte – besonders bei Ballonverschluß – in Abhängigkeit vom vorhandenen, intrathorakalen Luftvolumen bei Pneumothorax manchmal sehr verzögert eintreten können, ist eine ausreichend lang ausgeführte Probe nötig. Die Insufflation zeigt Änderungen normalerweise schneller an, darf jedoch zur Vermeidung von Parenchymschäden durch Überblähung (Barotrauma) jeweils nur in kurzen Intervallen (ca. 5−10 s) ausgeführt werden. Dabei muß durch Freigabe des „Saugventils" am Bronchoskop intermittierend eine Druckentlastung erfolgen, besonders wenn der Patient Druckgefühl oder Schmerzen intrathorakal signalisiert.

Fistelverschluß

Die notwendigen Hilfsmittel zum endobronchialen Fistelverschluß sind:
- Bronchoskop (flexibel),
- Fibrinkleber (z. B. Tissucol Fa. Immuno) 1 ml/2 ml,
- Applikationskatheter (z. B. Duploject 150, Fa. Immuno).

Es wird dabei Fibrinkleber (1−2 ml) in den identifizierten (Sub)segmentbronchus eingebracht, um so die Luftzufuhr zur peripheren Fistel zu blockieren.

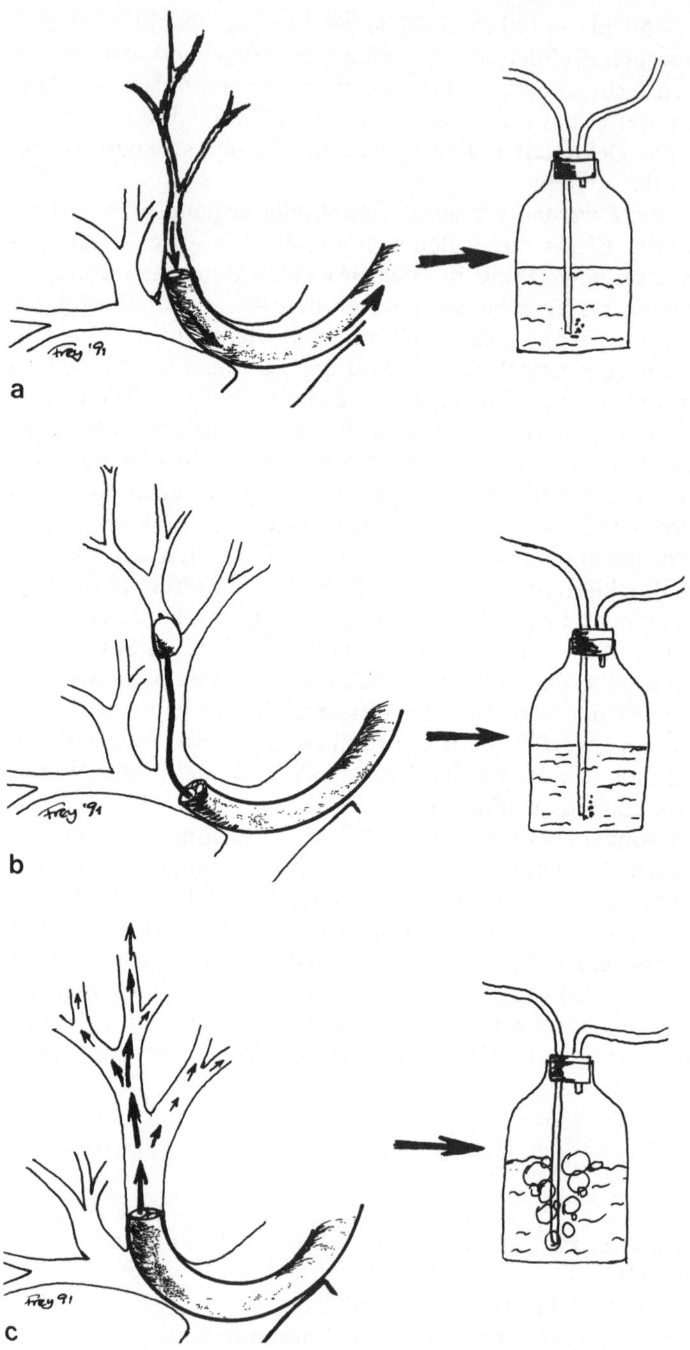

Abb. 1a–c. Parenchymfistellokalisation. **a** Bronchusokklusion durch Bronchoskop mit Saugung, **b** Bronchusokklusion mit Ballonkatheter, **c** Insufflation von Luft/Sauerstoff nach Sondierung des Bronchus mit dem Bronchoskop

Im Normalfall wird dies am besten mit einem speziellen, doppellumigen Katheter ausgeführt, da dann die Aktivierung des Klebers erst an Ort und Stelle erfolgt. Der im Applikationsset gelieferte Fibrinkleber wird durch den Katheter möglichst distal in den betroffenen Bronchus instilliert und der Katheter dabei langsam zurückgezogen. Ein langstreckiger, baumartiger Fibrinausguß des zu verklebenden (sub)segmentalen Bronchialsystems ist erwünscht, da so eine schnelle Dislokation des Klebers verhindert wird. Die Saugung am Wasserschloß sollte für die Zeit der Kleberinstillation ausgesetzt werden, um die Ausbildung eines homogenen Clots zu erreichen (Abb. 2a). Wir warten ca. 10–20 min. Beim kooperativen Patienten können wir unter Fortbestehen der Wasserschloßdrainage auf die Saugung verzichten, wenn ein Sisitieren der Fistelung erreicht ist.

Nach Applikation einer ausreichenden Klebermenge zum Verschluß des Bronchus muß der Katheter unmittelbar aus der Klebermasse ohne weitere Injektion zurückgezogen werden. Damit soll eine fadenförmige, später möglicherweise flottierende Ausziehung des Kleberclots verhindert werden, die nach Abklingen der Lokalanästhesie zu anhaltendem Reizhusten und damit zu vorzeitiger Expektoration führen kann. Eine dennoch entstandene Ausziehung sollte nach Clotverfestigung ohne wesentlichen Zug mit einer Biopsiezange abgetragen werden.

Unter maschineller Beatmung ist eine endobronchiale Fibrinklebung nur nach proximaler Abdichtung des Bronchus möglich, da die inspiratorisch unter positivem Beatmungsdruck einströmende Luft die noch unverfestigte Klebermasse entlang der Bronchialwand in die Peripherie treibt und eine verschließende Clotbildung verhindert. Die proximale Abdichtung kann man über einen doppellumigen Ballonkatheter durch Aufblasen des Ballons erreichen, wobei der Kleber durch das Zentrallumen des Katheters injiziert werden muß. Hier ist nach unserer Erfahrung sowohl die gleichzeitige Injektion beider Komponenten durch den Kathe-

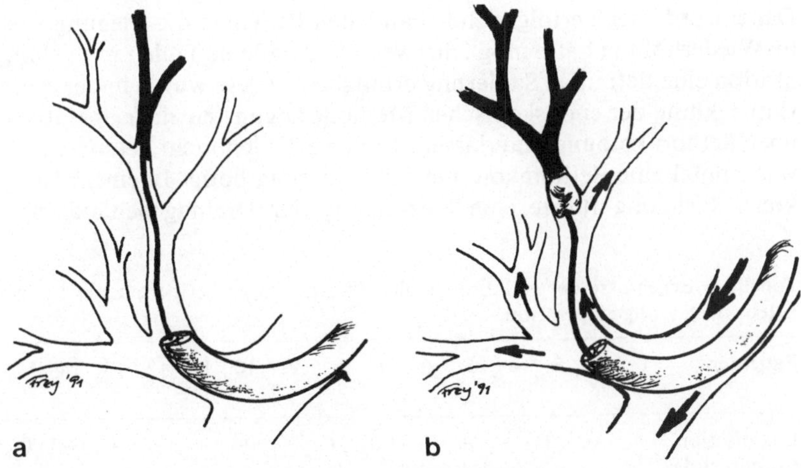

Abb. 2a, b. Endobronchiale Fibrinklebung. **a** Instillation des Fibrinklebers über doppellumigen Katheter, **b** Instillation des Fibrinklebers durch einen geblockten Ballonkatheter bei maschineller Beatmung

ter als auch die sequentielle Applikation zuerst der Fibrinogenfraktion und danach der Thrombinfraktion möglich. Wegen der besseren Durchmischung scheint die erste Möglichkeit sinnvoller; die Injektion muß dann aber kontinuierlich und recht zügig erfolgen, damit ein Ausguß des Bronchus mit Adhäsion an der Bronchuswand erfolgen kann und ein Verstopfen des Katheterlumens vermieden wird.

Bei Klebung über geblockten Ballonkatheter – die mehrfach auch bei unbeatmeten Patienten erfolgreich ausgeführt wurde – bleibt der Ballon für ca. 3 min aufgeblasen. Nach Ablassen der Luft kann er leicht und ohne Probleme vom inzwischen verfestigten Clot abgelöst werden. Als Vorteil dieser Möglichkeit ist – neben der Einsparung des zweilumigen Katheters – die Vermeidung des Rücklaufs der Klebermasse nach proximal ins Bronchialsystem und eine Sichtbehinderung des Bronchoskops mit evtl. Verklebung des Arbeitskanals zu nennen. Nachteilig ist die fehlende Sichtkontrolle und wegen der notwendigerweise schnellen Injektion die Unmöglichkeit einer dosierten Füllung. Dadurch werden kleinere, distale Bronchialäste möglicherweise inkomplett verschlossen.

Ergebnisse

Die Ergebnisse der endobronchialen Fibrinklebung sind exemplarisch für die ersten 16 konsekutiv so behandelten Patienten in Tabelle 1 dargestellt. Es handelt sich in allen Fällen um postoperativ unter adäquater Drainage über minimal 7 Tage, bei postoperativem Pleuraempyem über maximal 50 Tage bestehende periphere Parenchymfisteln. In 13 von 16 Fällen gelang die Lokalisation zweifelsfrei mit den geschilderten Methoden und dementsprechend wurde hier die endobronchiale Fibrinklebung durchgeführt. Diese führt in 10 Fällen zu einem dauerhaften Sistieren der Fistelung und damit zu einer möglichen Drainageentfernung. Dabei wurde bei 2 erfolgreich behandelten Patienten die Klebung wiederholt. Eine Wiederholung hätte möglicherweise in 2 anderen Fällen mit gelungener Lokalisation eine definitive Sanierung ermöglicht. Diese wurde in der Anfangszeit der Entwicklung der endoskopischen Methode zugunsten einer operativen Sanierung über Rethorakotomie unterlassen. In den 3 Fällen nicht gelungener Lokalisation war einmal eine Rethorakotomie zur Sanierung nötig. In einem Fall mit nur diskreter Fistelung führte eine Fortsetzung der Drainagebehandlung (weitere 11

Tabelle 1. Ergebnisse der endobronchialen Fibrinklebung bei peripheren Lungenparenchymfisteln nach Lungenoperation

Patienten	1	2	3	4	5	6	7	8	9	10	11	12	13	14	15	16	Gesamt 16
Lokalisation	+	+	0	+	+	+	0	+	+	+	+	+	+	+	0	+	13
Primärerfolg	+	+		+	+	+		+	+	+	+	+	+	+		+	13
Späterfolg	+	+		+	+	+		0	0	+	+	+	+	0		+	10
Klebeversuche											2	2		2			

Tage) zu Abheilung. Der dritte Patient mit massiv emphysematös veränderter Lunge wurde mit Rücksicht auf seinen stark reduzierten Allgemeinzustand nicht rethorakotomiert; die Ausheilung erforderte in diesem Fall eine weitere, 35tägige Drainagebehandlung.

In gleicher Weise wurden – ermutigt durch die guten Ergebnisse – inzwischen auch periphere Parenchymfisteln bei meist metapneunomischem Pleuraempyem nach initialer Spülbehandlung und antibiotischer Therapie behandelt. Bei bisher 9 Patienten war die Klebung in 7 Fällen, 5mal nach Wiederholung, erfolgreich. Die Spülbehandlung konnte danach bei nachgewiesenermaßen sterilem Pleuraexsudat beendet und die Drainagen wenige Tage nach der Klebung – in allen Fällen ohne Rezidiv – entfernt werden. Eine massive Luftfistelung unter Langzeitbeatmung und gleichzeitigem extrakorporalem Gasaustausch (ELA) im Vollbild eines ARDS wurde primär und dauerhaft erfolgreich mittels der endobronchialen Fibrinklebung behandelt: Bei einer Fistelmenge von durchschnittlich 780 ml pro Atemzug (Atemzugvolumen 1350 m; gemessenes Rückatemzugvolumen 570 ml) wurde zunächst erfolglos tagelang seitengetrennt, z.T. hochfrequent beatmet. Anstelle eines risikoreichen operativen Eingriffs wurde zunächst der Versuch einer endoskopischen Klebung unternommen. Mit einem unmittelbar auf weniger als 100 ml verminderten Fistelvolumen war bei jetzt suffizienter konventioneller Beatmung eine Entwöhnung vom extrakorporalen Gasaustausch und später auch von der maschinellen Beatmung möglich. In 2 weiteren, ähnlichen Fällen mit jedoch geringerem Fistelvolumen war lediglich eine – einmal nur kurzfristige – Besserung der Fistelung zu erreichen, die schließlich unter optimierter Drainagebehandlung einmal zur Ausheilung kam, einmal mit dem Tod der Patientin im Multiorganversagen endete.

Abbildung 3a zeigt den Verschluß eines Segmentbronchus mit Ballonkatheter zur Fistellokalisation bei einer 27jährigen Patientin nach Restlingularesektion

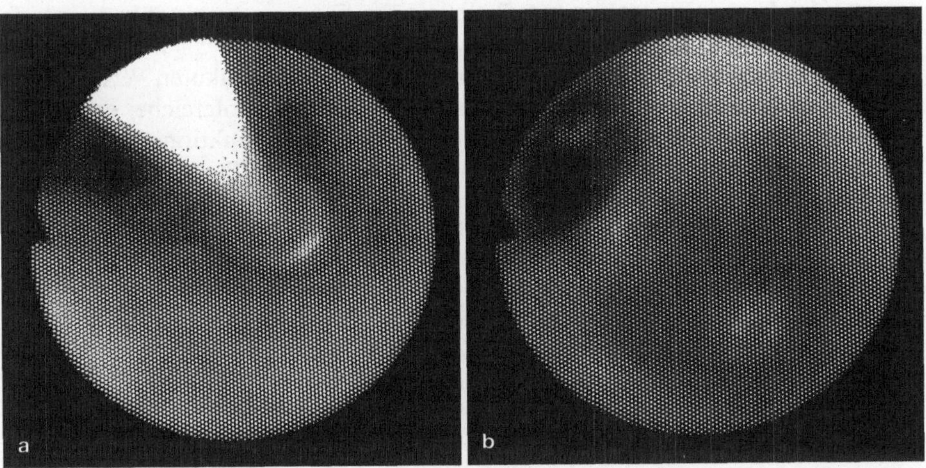

Abb. 3a, b. Situs bei Bronchoskopie. **a** Bronchusverschluß mittels Ballonkatheter, **b** Situs nach Instillation des Fibrinklebers: Clot im Oberlappenbronchus links

und Keilresektionen am Restoberlappen links wegen multipler Rezidivrundherde (chondromatöse Hamartome) bei persistierender Fistelung 7 Tage postoperativ. Hier war ein Sistieren der Fistelung nur bei komplettem Verschluß des Oberlappenbronchus festzustellen. Nach Fibrinklebung (Abb. 3b) ist der Lappenbronchus verschlossen; der primäre Erfolg mit völligem Fistelverschluß führte zu einer Ausheilung trotz Expektoration des Fibrinclots nach 3 Tagen (Drainageentfernung 3 bzw. 4 Tage nach der endobronchialen Fibrinklebung).

Mißerfolge und Komplikationen

Bei nur minimalem Fistelvolumen oder bei starkem intersegmentalem Luftaustausch über Kohn-Poren oder bei ausgeprägtem bullösem oder substantiellem Emphysem ist eine Lokalisation des fisteltragenden Segments meist nicht möglich. Bei nur minimalem Fistelvolumen ist erst seit Einführung der beschriebenen Luft-/O_2-Insufflation eine Fistellokalisation möglich, da hier ein Bronchusverschluß normalerweise keinen erkennbaren Effekt zeigt. Bei extrem starker Fistelung kann die suffiziente Clotbildung gestört werden; dies begründet die Empfehlung des Aussetzens der Saugung während der Kleberapplikation. Die Kleberdislokation unter maschineller Beatmung kann durch eine Instillation des Klebers über das Zentrallumen eines geblockten Ballonkatheters verhindert werden. Ein vorzeitiges Abhusten des Clots kann zum Fistelrezidiv führen, während die – nach unserer Erfahrung obligate – Abstoßung des Clots nach einigen Tagen folgenlos bleibt, da bis zu diesem Zeitpunkt die Parenchymfistel verklebt oder die ausgedehnte Lunge an der Brustwand adhärent sein dürfte.

Die theoretisch möglichen Komplikationen von Dystelektasen, Atelektasen oder retrostenotische Pneumonien haben wir bisher nie gesehen. Hierbei ist die regelmäßige Clotexpektoration innerhalb weniger Tage durchaus willkommen, da dann die ungestörte Belüftung des nachgeschalteten Lungenareals wieder gewährleistet ist. Eine ernsthafte Komplikation sahen wir mit einer akuten Verlegung eines nasotrachealen Beatmungstubus, der zwei Tage nach erfolgreicher endobronchialer Fibrinklebung wegen kardialer Insuffizienz eines funktionell grenzwertigen Patienten zur maschinellen Beatmung gelegt werden mußte: Am dritten Beatmungstag verstopfte ein nicht absaugbarer, zäher „Schleimpfropf“ den relativ engen Tubus subtotal, so daß eine schnelle Umintubation nötig wurde. Wir interpretieren dies als wahrscheinliche Clotabstoßung mit Tubusverlegung, so daß wir seither eine relative Kontraindikation für das beschriebene Verfahren bei nasotracheal mit engem Tubus intubierten Patienten sehen. Bei tracheotomierten Patienten mit weiter Trachealkanüle unter den Überwachungsbedingungen einer Intensivstation sahen wir bei 3 anderen Patienten (ARDS/ELA) keine ernsthaften Probleme.

Vorteile der Fibrinklebung

Es dürfte unbestreitbar sein, daß eine schnelle und wirkungsvolle Behandlung bei persistierender, peripherer Lungenparenchymfistel den betroffenen Patienten nützt. Für den Verschluß derartiger Fisteln sind verschiedene Materialien beschrieben [2, 5–7]. Dabei scheint uns der Fibrinkleber am einfachsten applizierbar zu sein; er ist in den meisten Fällen definitiv wirksam, wird spontan nach einigen Tagen abgestoßen, ist nebenwirkungsarm und kostengünstig, wenn man die vielfachen Kosten einer Reoperation, der Behandlung von Komplikationen und eines zwangsläufig immer verlängerten Krankenhausaufenthalts dagegen in Rechnung stellt. Die Morbidität und evtl. auch Mortalität einer persistierenden Fistel wie auch die drohende Komplikation einer Infektion des Pleuraraumes mit konsekutivem Pleuraempyem entweder endogen über die Fistel oder aszendierend über die Drainagen sind sicher Grund genug, dieses einfache Verfahren zu empfehlen. Dabei sollte der Versuch der endobronchialen Fibrinklebung schon frühzeitig, etwa nach dem 7. Drainagetag bei anhaltender Fistelung unternommen und bei erstmaligem Mißerfolg wiederholt werden, da die Alternativen wesentlich ungünstiger sind, andererseits weitere, eingreifendere Maßnahmen durch diesen Behandlungsversuch nicht unmöglich gemacht werden.

Zusammenfassung

Ein endoskopischer Verschluß peripherer Lungenparenchymfisteln ist durch Instillation von Fibrinkleber möglich und in den meisten Fällen erfolgreich, wenn es gelingt, den fisteltragenden Segmentbronchus zu identifizieren. Dies gelingt häufig durch systematische Sondierung der Bronchien der betroffenen Seite entweder mit dem Bronchoskop selbst oder mittels eines Ballonkatheters durch Änderung der erkennbaren Fistelluftmenge in einem Wasserschloßdrainagesystem. Besonders bei kleinem Fistelvolumen ist die Insufflation von Luft oder Sauerstoff zur Lokalisation geeignet. Unter Berücksichtigung der Morbidität und Mortalität dieser Komplikation wie auch der zur Verfügung stehenden Behandlungsalternativen sind diese Maßnahmen bei persistierender, starker Fistelung etwa nach dem 7. Tag einer suffizienten Drainagebehandlung zu empfehlen.

Literatur

1. Baumann MH, Sahn SA (1990) Medical management and therapy of bronchopleural fistulas in the mechanically ventilated patient. Chest 97:721–728
2. Elfedt R, Schröder D, Beske C (1988) Bronchopleurale Parenchymfisteln nach Lungenresektionen. Dtsch Ärztebl 85:B-1530–B-1531
3. Frey DJM (1992) Endobronchiale Klebung von Lungenparenchymfisteln nach Lungenresektionen. In: Gebhardt C (Hrsg) Fibrinklebung in der Allgemein-, Unfall-, Kinder- und Thoraxchirurgie. Springer, Berlin Heidelberg New York Tokyo, S 301–309
4. Hankins JR, Miller JE, Attar S, Satterfield JR, McLaughlin JS (1978) Bronchopleural fistula. Thirteen-year experience with 77 cases. J Thorac Cardiovasc Surg 76:755–762
5. Jones DP, David I (1986) Gelfoam occlusion of peripheral bronchopleural fistulas. Ann Thorac Surg 42:334–335
6. Lan RS, Lee CH, Tsai YH, Wang WJ, Chang CH (1987) Fiberoptic bronchial blockade in a small bronchopleural fistula. Chest 92:944–946
7. McManigle JE, Fletcher GL, Tenholder MF (1990) Bronchoscopy in the management of bronchopleural fistula. Chest 97:1235–1238

Technik der Fibrinklebung beim endoskopischen Verschluß von peripheren Lungenparenchymfisteln

R. J. Elfeldt, D. Schröder, P. Schroeder, H. Gebhardt

Die bronchopleurale Fistel nach Lungenresektionen tritt als zentrale Bronchusstumpfinsuffizienz auf oder als meist spontan ausheilende Undichtigkeit im Bereich des Lungenparenchyms [6]. Während die unmittelbar postoperativ (bis zum 7. Tag) auftretende Bronchusstumpfinsuffizienz als technische Komplikation angesehen werden kann und daher eine Indikation für eine sofortige operative Versorgung darstellt, um das sonst zwangsläufige auftretende Pleuraempyem zu vermeiden [5], ist die spät auftretende Insuffizienz (14 Tage postoperativ und später) als Ausdruck einer Heilungsstörung anzusehen und wird häufig erst durch das Auftreten eines Pleuraempyems erkannt, wobei eine operative Revision in diesem Stadium meistens nicht indiziert ist [7].

Bronchopleurale Parenchymfisteln können darüberhinaus auch als Folge eines in die Pleurahöhle perforierten Lungenabszesses auftreten. Während der isolierte Lungenabszeß durch die Gabe von hochdosierten Antibiotika sowie wiederholte bronchoskopische Absaugungen in der Regel ausreichend behandelt werden kann, stellt das Pleuraempyem als Folge einer Abszeßperforation eine Operationsindikation dar. Das Vorgehen besteht hierbei in einer Lappen- oder Segmentresektion [3]. Die Thorakotomie ist jedoch bei den häufig abwehrgeschwächten Patienten in schlechtem Allgemeinzustand mit einem nicht unerheblichen Risiko verbunden.

Durch den Einsatz des Fibrinklebers, der auf endoskopischem Wege appliziert werden kann, ist es möglich geworden, zumindest einem Teil dieser Patienten eine invasive und langandauernde Therapie zu ersparen [2]. So stellt insbesondere die spontan nicht heilende periphere Parenchymfistel nach Lungenresektionen, aber auch die bronchopleurale Fistel nach Lungenabszeßperforationen mit Pleuraempyem eine Indikation für den endoskopischen Einsatz des Fibrinklebers dar.

Technik der Fibrinklebung

Eine spezielle Vorbehandlung der Patienten findet nicht statt. Der Patient wird mit einer Thoraxdrainage versorgt, um evtl. vorhandenen Eiter abzulassen und darüberhinaus die Menge des Fistelvolumens zu erkennen. Die Bronchoskopie wird mit einem flexiblen Endoskop durchgeführt, entweder in Lokalanästhesie, in einzelnen Fällen auch in Vollnarkose, wenn der schlechte Zustand des Patienten dies erforderlich macht. Die Lokalisation des fistelnden Bronchus erfolgt entweder auf bronchographischem Wege durch Applikation von Kontrastmittel in die verschiedenen Segmentbronchien oder, viel einfacher, durch Okklusion der in Frage kommenden Segmentbronchen mit der Bronchoskopspitze oder einem Fogarty-Katheter. Das Sistieren des Luftaustritts aus der Thoraxdrainage läßt den fistelnden Bronchus erkennen. Die Applikation des Fibrinklebers wird über einen Katheter vorgenommen, der durch das Bronchoskop in den fistelnden Bronchus vorgeschoben wird (Abb. 1). Hierbei haben sich zweierlei Vorgehensweisen bewährt:

1) Die Applikation erfolgt über einen doppellumigen Katheter, durch den die beiden Komponenten des Fibrinklebers gleichzeitig instilliert werden und erst nach Austritt aus dem Katheter in Kontakt kommen und verclotten. Der Nachteil dieser Methode besteht darin, daß die Verklebung der beiden Komponenten direkt nach dem Austritt aus der Katheterspitze erfolgt und somit häufig ein ausreichender Transport des Klebers in die Peripherie nicht stattfindet.
2) Die Applikation des Fibrinklebers erfolgt über einen einlumigen Katheter, durch den zuerst das etwas dickflüssigere Fibrinogen und anschließend das dünnflüssigere Thrombin instilliert werden. Der Vorteil dieser Methode besteht darin, daß das Fibrinogen sich erst in der Peripherie verteilen kann, bevor es durch den Zusatz des Thrombins zu einer Verklebung kommt. In jedem Fall sollten die Sonden abschließend mit 0,5 – 1 ml physiologischer Kochsalzlösung nachgespritzt werden, um die noch im Katheter verbliebenen Reste der

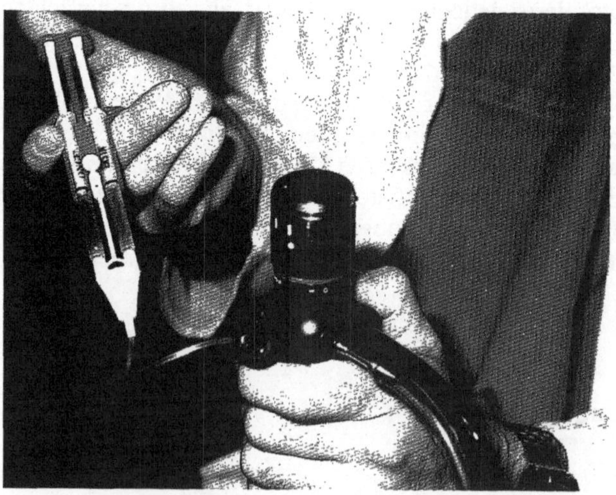

Abb. 1. Vorschieben des doppellumigen Katheters durch den Arbeitskanal eines flexiblen Bronchoskops. (Der Untersucher sollte mit Handschuhen arbeiten!)

Komponenten in das Gewebe zu transportieren. Der Erfolg der Verklebung läßt sich meistens an einem sofortigen Sistieren oder einem zumindest deutlich geringer gewordenen Luftaustritt aus der Thoraxdrainage erkennen. Mehrfache Wiederholungen dieses Verfahrens bis zum vollständigen Verschluß der Fistel sind möglich. Findet sich auch nach mehreren bronchoskopischen Verklebungen noch eine kleine Restfistel, so schließt diese sich in einzelnen Fällen auch noch nach einigen Tagen spontan. Ist ein vollständiger Verschluß erreicht, so kann die Thoraxdrainage abgeklemmt und am folgenden Tag nach einer abschließenden Röntgenkontrolle bei weiterhin ausgedehnter Lunge entfernt werden.

Normalerweise reichen 2–4 ml Fibrinkleber aus, um einen Fistelverschluß zu erreichen, nur selten sind noch größere Mengen in einer Sitzung erforderlich und sinnvoll. Der größte Teil des im zentralen Bronchialsystem verbliebenen Fibrinclots wird normalerweise innerhalb der ersten Stunden abgehustet, ohne daß deshalb mit einem Rezidiv der Fistel gerechnet werden muß.

Die vorbeschriebene Methode läßt sich sowohl bei bronchopleuralen Fisteln nach perforierten Lungenabszessen als auch nach Lungenresektionen in gleicher Weise anwenden. Am günstigsten sind die Ergebnisse bei Verwendung des Fibrinklebers mit der schnellen Klebung (500 IE Thrombin/ml, 3000 KIE Aprotinin/ml). Bei ausgedehnteren Parenchymfisteln kann der Versuch unternommen werden, den langsam klebenden Fibrinkleber (4 IE Thrombin/ml, 3000 KIE Aprotinin/ml) zu verwenden, um durch die verlangsamte Verclottung einen ausreichenden Abstrom der Flüssigkeit in die Peripherie zu erreichen.

Ergebnisse mit Fallbeispielen

Beobachtung 1: Bronchopleurale Parenchymfistel nach Lungenresektion.

Ein 55jähriger Patient, bei dem auswärts wegen einer koronaren Krankheit ein dreifacher aortokoronarer Venenbypass und in gleicher Sitzung wegen eines nachgewiesenen Oberlappenkarzinoms linksseitig eine atypische Oberlappenresektion unter Belassung eines Teils der Lingula durchgeführt wurde, erholte sich recht gut von diesem Eingriff. Jedoch kam es 3 Wochen postoperativ zum Auftreten septischer Temperaturen, die schließlich zur stationären Aufnahme führten.

Bei einer Röntgenthoraxaufnahme zeigte sich ein Spiegel im linken Thorax (Abb. 2), aufgrund dessen eine Bülau-Drainage eingelegt wurde, die neben Eiter große Mengen Luft unter Dauersog förderte. Somit lag ein Pleuraempyem, offenbar aufgrund einer größeren bronchopleuralen Fistel vor.

Nach sorgfältiger Spülung des Pleuraraums über mehrere Wochen konnte keinerlei Besserung der Fistel nachgewiesen werden, so daß schließlich eine Bronchoskopie mit einem flexiblen Gerät durchgeführt wurde. Nach bronchographischer Lokalisation der Fistel (Abb. 3), welche sich im Bereich der teilweise noch verbliebenen Lingula befand, wurde gezielt Fibrinkleber in den fistelnden Segmentbronchus appliziert und ein sofortiger Verschluß der bronchopleuralen Fistel erreicht. Die Thoraxdrainage wurde abgeklemmt und nach einer Röntgenkontrolle am folgenden Tag entfernt. Bei einer Follow-up-Untersuchung 3 Monate nach diesem Ergebnis zeigte sich eine weiterhin ausgedehnte Restlunge ohne Hinweis für das Vorliegen eines erneuten Pleuraempyems (Abb. 4). Der Patient war beschwerdefrei.

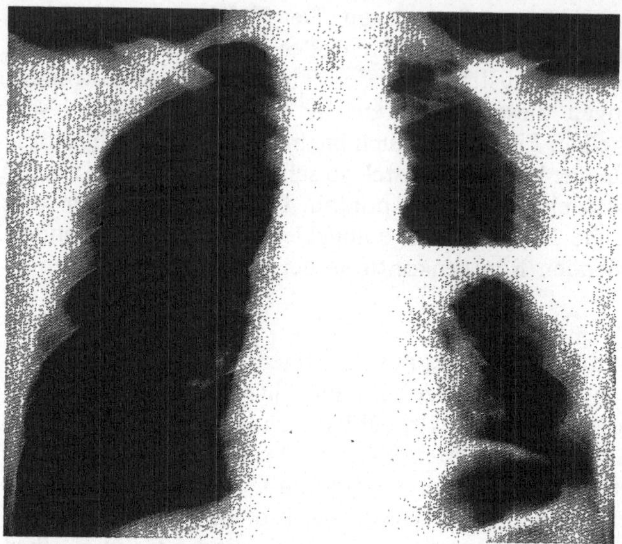

Abb. 2. 55jähriger Patient. Zustand nach Oberlappenteilresektion unter Belassung eines Teils der Lingula. Postoperativ Auftreten eines Pleuraempyems aufgrund einer bronchopleuralen Fistel

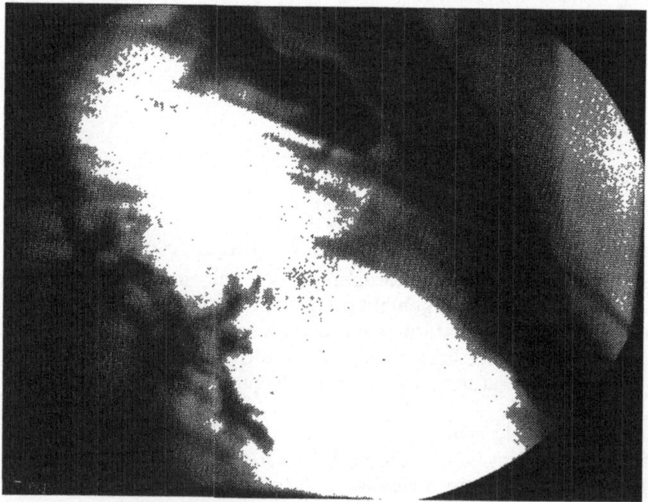

Abb. 3. Gleicher Patient wie in Abb. 1. Bronchographische Darstellung der Fistel im Bereich der teilweise verbliebenen Lingula. Es stellt sich eine bronchopleurale Fistel mit Kontrastmittelübertritt in die freie Thoraxhöhle (*oben rechts*) dar

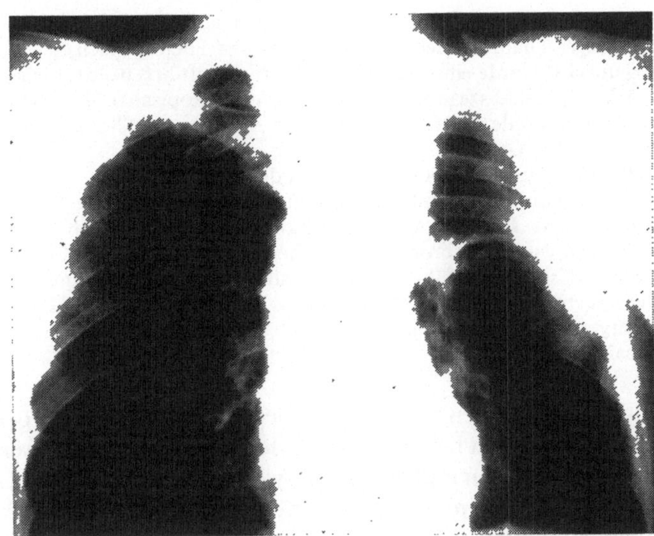

Abb. 4. Gleicher Patient wie in Abb. 1. Thoraxröntgen 3 Monate nach endoskopischer Verklebung der bronchopleuralen Fistel. Weitestgehend ausgedehnte Restlunge ohne Anhalt für ein Pleuraempyem

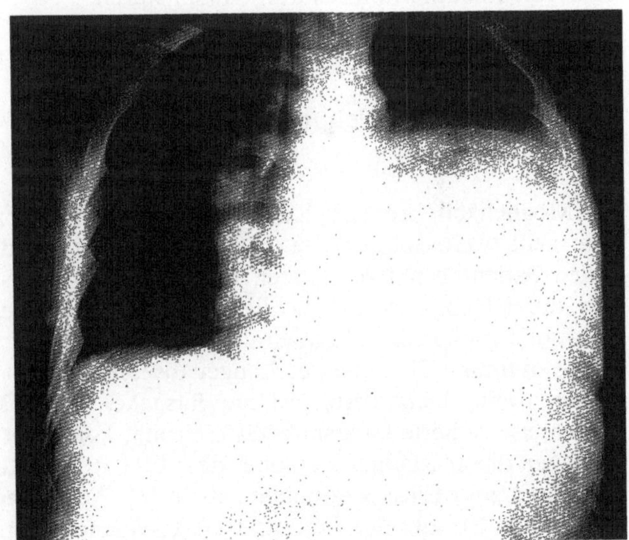

Abb. 5. 79jähriger Patient mit einem rezidivierenden linksseitigen Pleuraempyem. Röntgenbefund zum Zeitpunkt der stationären Aufnahme

Beobachtung 2: Bronchopleurale Parenchymfistel nach Lungenabszeßperforation. Ein 79jähriger Patient wurde wegen eines rezidivierenden Pleuraempyems mit Abszedierung im linken Unterlappen eingewiesen (Abb. 5). In einer auswärtigen Klinik waren bereits mehrfach Thoraxdrainagen gelegt worden. Eine Operabilität des Patienten bestand wegen des Alters sowie der zahlreichen Begleiterkrankungen nicht (dialysepflichtige Niereninsuffizienz, insulinpflichtiger Diabetes mellitus mit zahlreichen Folgeschäden).

Zunächst wurde eine Thorakoskopie durchgeführt, bei der sich ein fistelnder Defekt im oberen Anteil des Abszesses zeigte. Unter thorakoskopischer Sicht erfolgte eine sorgfältige Spülung der Thoraxhöhle und anschließend die Einlage von Thoraxdraingen in die Pleura und in die Abszeßhöhle (Abb. 6).

In den folgenden Tagen erholte sich der Patient recht gut von dem Eingriff, die intrapleurale Drainage konnte bald entfernt werden. Die Abszeßdrainage förderte jedoch unverändert große Mengen Luft. Ein spontaner Verschluß der Fistel war schließlich nicht mehr zu erwarten. Nach 4 Wochen wurde ein bronchoskopischer Fistelverschluß mit Fibrinkleber in der oben beschriebenen Weise durchgeführt. Auch hier konnte die Abszeßdrainage einen Tag später entfernt und der Patient in relativem Wohlbefinden 2 Wochen später nach Hause entlassen werden. Die letzte Röntgenkontrolle zeigte eine vollständig ausgedehnte Lunge mit einer kleinen Schwarte links basal (Abb. 7).

Insgesamt wurden in der oben beschriebenen Weise 16 Patienten mit bronchopleuralen Fisteln behandelt (8 Patienten nach Lungenresektionen, 5 Patienten mit Lungenabszessen und Pleuraempyemen, 3 Patienten mit Lungenabszessen allein). 14 Patienten wurden hierbei erfolgreich behandelt, 2 Patienten mußten später operiert werden, da ein bronchoskopischer Fistelverschluß auch nach mehreren Versuchen nicht möglich war. Die Nachuntersuchungen sämtlicher auf endoskopischem Wege erfolgreich behandelten Patienten 3–6 Monate nach der Entlassung aus dem Krankenhaus zeigten, daß keine Rezidive von Pleuraempyemen oder von Pneumothoraces aufgetreten waren.

Vorteile der Fibrinklebung

Die Möglichkeit, bronchopleurale Fisteln auf endoskopischem Wege zu verschließen, stellt zweifelsohne einen erheblichen Fortschritt dar. So ist es heute möglich, vielen Patienten mit peripheren Lungenparenchymfisteln nach Lungenresektionen, die sich spontan nicht schließen, eine langwierige, teilweise jahrelange Spülbehandlung über die Thoraxdrainage zu ersparen.

Die optimale Therapie der Lungenabszesse wird in der Literatur unterschiedlich beurteilt. Unbestritten ist die Tatsache, daß unkomplizierte Verläufe, beispielsweise isolierte Lungenabszesse, primär konservativ behandelt und erst nach Versagen dieser Maßnahmen oder dem Eintritt von Komplikationen aggressivere Verfahren zum Einsatz kommen sollten [1]. Auch hier hat sich durch den endoskopischen Einsatz des Fibrinklebers eine Änderung der Behandlungsmöglichkeiten ergeben. So lassen sich heute Lungenabszesse mit bronchopleuraler Fistel in vielen Fällen endoskopisch behandeln. Selbst bei Vorliegen eines Pleuraempyems, welches normalerweise eine Operationsindikation darstellt [4], kann durch Kombination der bronchoskopischen Fistelverklebung mit gezielter thorakoskopischer Drainageeinlage dem Patienten eine Thorakotomie erspart werden.

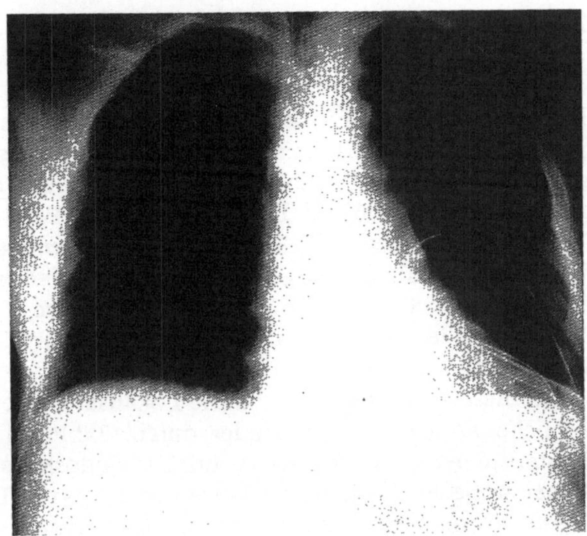

Abb. 6. Gleicher Patient wie in Abb. 5. Zustand nach Einlage einer Drainage in die Pleurahöhle und einer weiteren in die Abszeßhöhle unter thorakoskopischer Sicht

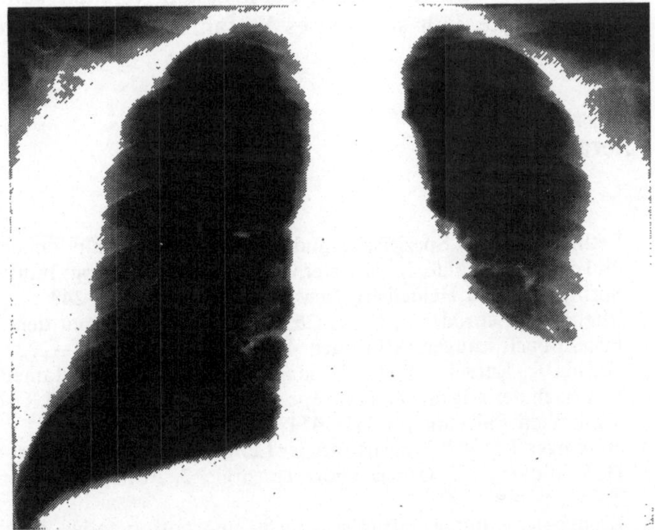

Abb. 7. Gleicher Patient wie in Abb. 5. Röntgenbefund zum Entlassungszeitpunkt 2 Wochen nach endoskopischem Verschluß einer bronchopleuralen Fistel im Bereich des Abszesses. Die Lungen sind ausgedehnt, mit einer kleinen Schwarte links basal

Zusammenfassung

Durch den gezielten Einsatz von Fibrinkleber ist es möglich geworden, bronchopleurale Parenchymfisteln nach Lungen(teil)resektionen auf endoskopischem Wege zu verschließen. Darüberhinaus läßt sich auch der in die Pleurahöhle perforierte Lungenabszeß mit Entwicklung eines Pleuraempyems bei gleichzeitigem Vorliegen einer bronchopleuralen Fistel auf endoskopischem Wege behandeln. Bei diesen, häufig abwehrgeschwächten Patienten eine Operation durchzuführen, ist mit erheblichen Risiken verbunden. Somit liegt jetzt eine alternative Behandlungsmethode vor, um zumindest einem großen Teil dieser Patienten eine Thorakotomie zu ersparen.

Bei diesem Verfahren erfolgt die Lokalisation der bronchopleuralen Fistel auf bronchographischem Wege oder durch Okklusion der verschiedenen in Frage kommenden Segmentbronchien mit der Endoskopspitze oder einem Fogarty-Katheter, wobei ein Sistieren des Luftaustritts aus der Thoraxdrainage den fistelnden Segmentbronchus erkennen läßt. Die Instillation der beiden Komponenten des Fibrinklebers erfolgt entweder simultan über einen doppellumigen oder nacheinander über einen einlumigen Katheter, der durch das Bronchoskop bis in den fistelnden Bereich vorgeschoben wird. Das Sistieren des Luftaustritts aus der Thoraxdrainage nach Entfernen des Bronchoskops läßt die erfolgreiche Fistelverklebung sofort erkennen. Wenn beim ersten Versuch kein erfolgreicher Fistelverschluß erfolgte, läßt sich dieses Verfahren auch mehrfach wiederholen.

Literatur

1. Bethge H (1981) Spezifische und unspezifische Entzündungen und Eiterungen der Lunge und der Pleurahöhle. In: Heberer G, Schweiberer L (Hrsg) Indikation zur Operation, 1. Aufl. Springer, Berlin Heidelberg New York Tokyo, S 245–248
2. Elfeldt RJ, Schröder D, Beske Ch (1988) Behandlung mit dem Endoskop. Bronchopleurale Fisteln nach Lungenresektionen. Dtsch Ärztebl 85:2221–2222
3. Häring R, Karavias T (1987) Lunge. In: Berchtold R, Hamelmann H, Peiper H-J (Hrsg) Lehrbuch der allgemeinen und speziellen Chirurgie, 1. Aufl. Urban & Schwarzenberg, München Wien Baltimore, S 451–454
4. Junginger T (1987) Eingriffe an der Lunge und am Tracheo-Bronchialsystem. In: Pichlmaier H, Schildberg FW (Hrsg) Thoraxchirurgie, 3. Aufl. Springer, Berlin Heidelberg New York Tokyo, S 189–190
5. Kremer K, Kümmerle F (1981) Intra- und postoperative Zwischenfälle. Thieme, Stuttgart New York
6. Ravitch MM, Steichen FM (1987) Principles and practice of surgical stapling. Year Book Medical Publishers INC, Chicago London Bolk Raton
7. Schmitt W, Kiene S (1981) Chirurgie der Infektionen. Springer, Berlin Heidelberg New York Tokyo

II. Fisteltherapie

B. Gastrointestinale Fisteln

Ösophagotracheale Rezidivfisteln und angeborene isolierte ösophagotracheale Fisteln (H-Fisteln)

K. Gdanietz, K. Bunke, L. Noack

Ösophagotracheale Rezidivfisteln (Abb. 1) sind Komplikationen operierter Ösophagusatresien der Typen III a, b, c nach Vogt [8] und kommen in 5–15% aller operierten Fälle vor. Die angeborene isolierte ösophagotracheale Fistel (Abb. 2 und 3; H-Fistel) ist seltener, 1 auf 80000 Geburten [2]. Ihr Vorkommen wird zwischen 1,8 und 11,1% angegeben [1, 4, 5, 7, 9] im eigenen Krankengut (unter 305 Ösophagusatresien): 8mal (2,6%). Eckstein [2] fand bei einem 12jährigen Jungen 3 ösophagotracheale Fisteln ohne Ösophagusatresie.

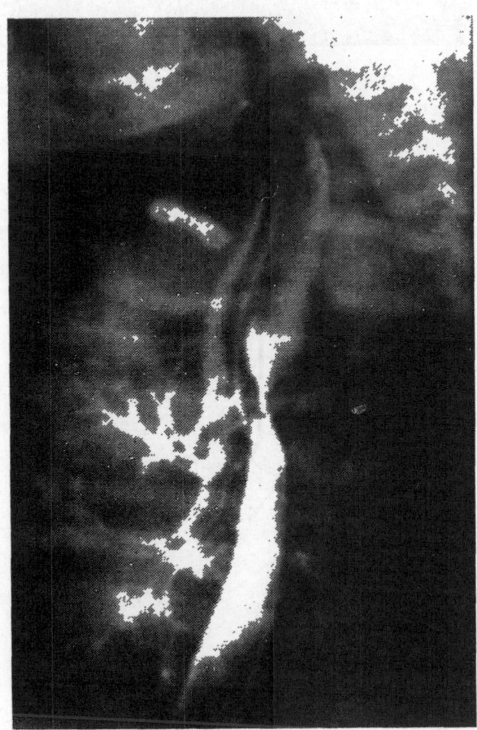

Abb. 1. Ösophagogramm mit Bronchogramm infolge Übertritts des Kontrastmittels durch die ösophagotracheale Rezidivfistel

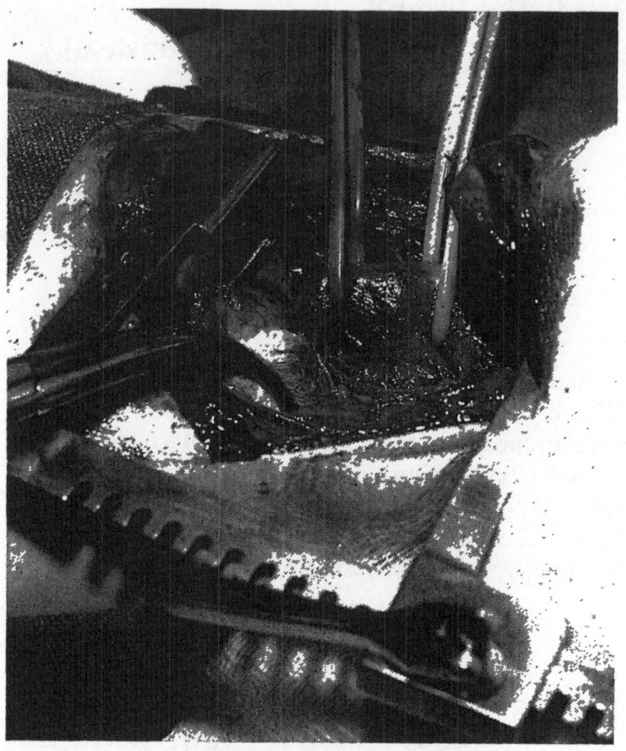

Abb. 2. Operationssitus einer angeborenen isolierten ösophagotrachealen Fistel (H-Fistel, angezügelt; sie geht oberhalb der Bifurkation ab)

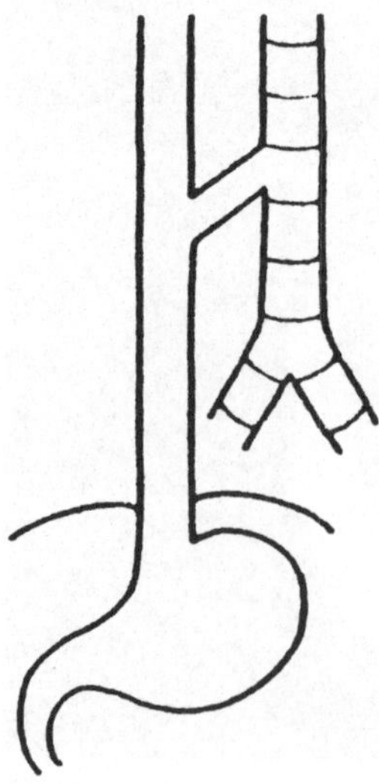

Abb. 3. Schematische Darstellung einer H-Fistel

Indikation zur Fibrinklebung

Rezidivfistel

Sie richtet sich nach der Größe des Fistellumens. Sehr weite Fisteln sind Klebeverschlüssen weniger zugängig, jedoch sollten Versuche unternommen werden, die schonender als Operationen sind.

H-Fistel

Ihr Klebeverschluß ist möglich, wie Manegold [6] 1988 berichtete.

Technik der Fibrinklebung

Instrumentarium

- Kaltlichtbronchoskope der Fa. Storz/Tuttlingen (0°-Hopkins-Optik Nr. 27020A), Größen 2,5 bis 3,5, Länge 20 cm mit nutzbarer Arbeitslänge von 15 cm;
- flexible Absaugkatheter;
- kleinste Bronchusbürste oder
  1 mm starke, monopolare 50 cm lange Knopfelektrode (27160 AA) der Fa. Storz oder Lasergerät zur Destruktion des Fistelepithels;
- einlumige Venenkatheter, ID 0,3–0,5 mm, 0,02–0,03 ml Volumen, zur Applikation des schnellklebenden Zweikomponentenklebers Tissucol.

Vorbereitung des Patienten

Altersentsprechende Prämedikation. Eine liegende Magensonde soll belassen werden. Wärmematten oder Overheadstrahler schützen die Kinder vor Auskühlung. Monitoring und EKG, Blutdruckmessung und Pulsoximetrie sind erforderlich.

Narkose
Einleitung mit Halothan-Lachgas-Sauerstoff-Intubation. Relaxierung mit Succinylchlorid. Entfernung des Beatmungstubus, Einführen des Bronchoskops. Die Narkose wird mit Halothan/Sauerstoff fortgesetzt, Relaxierung während des Klebevorganges erfolgt nach Bedarf.

Vorbereitung der Fistelklebung

Fistelsuche
Sie gelingt über das Bronchoskop und stellt sich meist als ein mehr oder weniger klaffender Trichter ca. 1 – 1,5 cm oberhalb der Bifurkation an der Hinterwand der Trachea dar. Überwiegend findet sich eine halbmondförmige Lefze, die bogenförmig als Querwulst das normale Tracheallumen einengt. Bei großen Fistel- oder Grübchenöffnungen läßt sich ein Öffnen des Fisteleinganges bei Belüftung und ein Zusammenfallen bei Entlüftung unter kontrollierter Beatmung beobachten. Die Sondierung einer Rezidivfistel gelingt nicht immer.

Vorbehandlung der Fistel
Fistelöffnung und tracheanaher Fistelgang sind mit Epithel ausgekleidet und dadurch der direkten Fibrinklebung nicht zugängig. Dieses Epithel muß entfernt werden. Sinn der Epithelbeseitigung ist die Induktion von Granulationsgewebe, aus dem der Tissucol-Pfropf durch Einsprossen von Fibroblasten ersetzt wird. Die Epithelzerstörung führen wir mit der Bronchusbürste oder mittels der monopolaren punktförmigen Koagulation durch. Der Laserstrahl hat den gleichen Effekt. Zu beachten ist, daß es nach Bürstenanwendung blutet, Elektrokoagulation und Laser hinterlassen einen Koagulationssaum.

Klebeverschluß

Die Technik des Klebeverschlusses von Ösophagotrachealfisteln bei Kindern mit Histoacryl wurde in unserer Klinik entwickelt, worüber wir 1974 berichteten [3]. Nachdem Tissucol (Fa. Immuno GmbH) zur Verfügung stand, wendeten wir uns diesem biologischen Gewebekleber zu. Der eigentliche Klebevorgang ist einfach und gestaltet sich wie folgt:

Unmittelbar vor Applikation des Klebers ist eine Relaxierung notwendig, um nach Einbringen des Tissucol eine Apnoephase von 1 – 2 min unter fortwährender O_2-Insufflation einhalten zu können. Die O_2-Versorgung des Kindes ist mittels Pulsoxymetrie kontrollierbar. Eine Hyperkapnie ist nicht zu befürchten. Der im Arbeitskanal des Bronchoskops befindliche Venenkatheter wird in die Fistelöffnung geführt. Nach Kontrolle, daß er nicht vor, sondern in der Fistel liegt, wird zügig 0,2 – 0,25 ml Tissucol instilliert. Danach ist der Katheter sofort aus der Fistel herauszuziehen. Anderenfalls hängt der Tissucol-Clot an der Katheterspitze, und der Vorgang muß mit einem neuen Katheter wiederholt werden. Die für die Instillation zur Verfügung stehende Zeit beträgt bis zu 3 s, innerhalb 5 s ist der Kleber verfestigt.

Nachsorge

Um eine Einsprossung von Fibroblasten in den Fibrinklot ungestört ablaufen zu lassen, müssen Husten- und Pressattacken vermieden werden. Es ist anzuraten, die Kinder angemesen zu sedieren und nur im Bedarfsfall die tracheale Sekretabsaugung durchzuführen. Ist eine Beatmung erforderlich, dann sind niedrigere Beatmungsdrücke, Relaxierung und Dauersedierung für etwa 3–5 Tage zu empfehlen. Ernährt werden die Kinder 14 Tage über eine nasoduodenale oder nasoenterale Sonde. Magensekret wird abgeleitet und kann in die enterale Sonde instilliert werden. Die Kinder werden mit dem Oberkörper hochgelagert. Abheilung der Pneumonie und ausbleibende Hustenreize durch geschluckten Speichel künden den Klebeerfolg an. Endgültig wird er endoskopisch nach 14 Tagen eingeschätzt.

Krankengut

In der Zeit vom 17.07.1973 (Datum des ersten Klebeverschlusses einer ösophagotrachealen Rezidivfistel) bis zum gegenwärtigen Zeitpunkt haben wir 11 Kinder mit einer ösophagotrachealen Rezidivfistel klebetechnisch behandelt: 6mal mit Histoacryl, uns stand der Fibrinkleber nicht immer zur Verfügung, 1mal Histoacryl und Fibrin, 4mal Fibrin (Tabelle 1).

Vorteile der Fibrinklebung

Gegenüber der Operation ist der Klebeverschluß mit Tissucol ein schonendes Verfahren. Es erspart dem Kind den belastenden Zweiteingriff, der nicht immer komplikationslos verlaufen muß. Da wir zu Beginn der Fistelklebungen Histoacryl verwendeten, haben wir Vergleichsmöglichkeiten. Es passierte, daß Histoacryl in den Bronchus gelangte, seine Entfernung machte größte Schwierigkeiten. Im Falle einer Fehlplazierung des Fibrinklebers kann dieser komplikationslos endoskopisch entfernt werden. Der Klebeverschluß mit Fibrinkleber folgt biologischen Wundheilungsvorgängen.

Zusammenfassung

Der endoskopische Verschluß von ösophagotrachealen Rezidivfisteln ist mit dem Fibrinkleber Tissucol möglich. Voraussetzung hierfür ist ein Wundgrund, von

Tabelle 1. Endoskopische Verklebung ösophageotrachealer Rezidivfisteln

Nr.	Patient	Geburts-gewicht (g)	Fisteltyp nach Vogt	Assoziierte Fehlbildung	Fistel-nachweis	Alter bei Klebung (Tage)	Kleber	Erfolg	Verlauf
1.	V.R., w. *26. 10. 72	2450	III b	ø	klin Endo	255	Histoacryl	+	Heilung
2.	J.R., w. *19. 11. 77	3600	III b	ø	Rö	39	Histoacryl	+	Heilung
3.	Sch.A., w. *3. 2. 79	3400	III b	ø	Rö Endo	100	Histoacryl	+	Heilung
4.	H.J., w. *27. 10. 82	3100	III b	ø	Rö	143	Fibrin	+	Heilung
5.	D.Ch., m. *8. 5. 84	2290	III b	ø	Rö	25	Fibrin 2×	ø	Rethorakotomie, wegen breiter Fistel
6.	M.P., w. *1. 9. 84	2430	III b	ø	Endo	53	Histoacryl	ø	Rethorakotomie, chron. pulmon. Patient
7.	G.D., m. *6. 12. 84	2590	III c	+	Endo	12	Histoacryl	ø	ca. 12 Tage nach Klebung
8.	J.T., m. *20. 1. 85	3030	III b	ø	Rö Endo	44	Histoacryl Fibrin	ø	Rethorakotomie, breite Fistel, Heilung
9.	R.M., m. *2. 6. 85	2700	III b	ø	Rö Endo	335	Histoacryl	ø	Rethorakotomie
10.	K.D., m. *4. 3. 86	3230	III c	ø	Endo	46	Fibrin	+	Heilung
11.	Sch.M., m. *31. 3. 89	2140	III b	+	Endo	89	Fibrin	+	Heilung

dem die Fibroblasteninvasion in den Fibrinclot ausgehen kann. Dazu ist das Epithel an der Fistelöffnung mechanisch oder mittels Elektrokoagulation zu entfernen. Die Methode des endoskopischen Fistelverschlusses erfordert die interdisziplinäre Zusammenarbeit von Endoskopiker, Anästhesist, Kinderchirurg, Intensivtherapeut und Pädiater.

Literatur

1. Benjamin B, Pham T (1991) Diagnosis of H-type tracheoesophageal fistula. J Pediatr Surg 26:667–671
2. Eckstein HB, Somasundaram K (1966) Multiple tracheoesophageal fistulas without atresia. J Pediatr Surg 1:381–383
3. Gdanietz K, Wiesner B, Krause I, Mau H, Jung FJ (1974) Gewebekleber zum Verschluß von Ösophago-Tracheal-Fisteln bei Kindern. Z Erkr Atmungsorgane 141:46–50
4. Haight C (1962) Congenital esophageal atresia and tracheoesophageal fistula. In: Benson CD et al. (eds) Pediatric surgery, vol 1. Year Book Medical Publishers, Chicago, pp 266–288
5. Hays DM, Morton MW, Snyder WH jr (1966) Esophageal atresia and tracheoesophageal fistula: management of the uncommon types. J Pediatr Surg 3:240–252
6. Manegold BC, Lochbühler H, Lochbühler H (1988) Endoskopische Verklebung kongenitaler ösophagotrachealer Rezidiv-Fisteln und Fisteln. In: Manegold BC, Jung M (Hrsg) Fibrinklebung in der Endoskopie. Springer, Berlin Heidelberg New York Tokyo, S 28–39
7. Swenson O (1958) Pediatric surgery. Appleton-Century-Crofts, Collegeville/PA
8. Vogt EG (1929) Congenital esophageal atresia. Am J Roentgenol 22:463–465
9. Waterston DJ, Bonham-Carter RE, Aberdeen E (1962) Oesophageal atresia. Tracheo-oesophageal fistula. A study of survival in 218 infants. Lancet I:819–822

Endoskopische Verklebung tracheoösophagealer Fisteln und Rezidivfisteln im Säuglingsalter

B.C. Manegold, B. Spönlein, J. Buschulte

Im Kindesalter wird eine tracheoösophageale Fistel am häufigsten in Kombination mit der kongenitalen Ösophagusatresie gesehen. Selten findet man singuläre, noch seltener multiple Fistelungen ohne weitere Anlagestörung des Tracheobronchialbaums und der Speiseröhre, die bis in das Adoleszentenalter klinisch inapparent bleiben können [1].

Die primäre notfallmäßige Versorgung der Kinder mit einer Ösophagusatresie besteht im extrapleuralen Aufsuchen des Ösophagus und der Wiederherstellung der Speiseröhrenkontinuität, gegebenfalls unter abdomineller Mobilisation des Magens. In über 90% der Fälle wird hierbei eine tracheoösophageale Fistelung gemäß der Einteilung von Vogt (Abb. 1) gefunden und aufgehoben. Die Rezidiv-

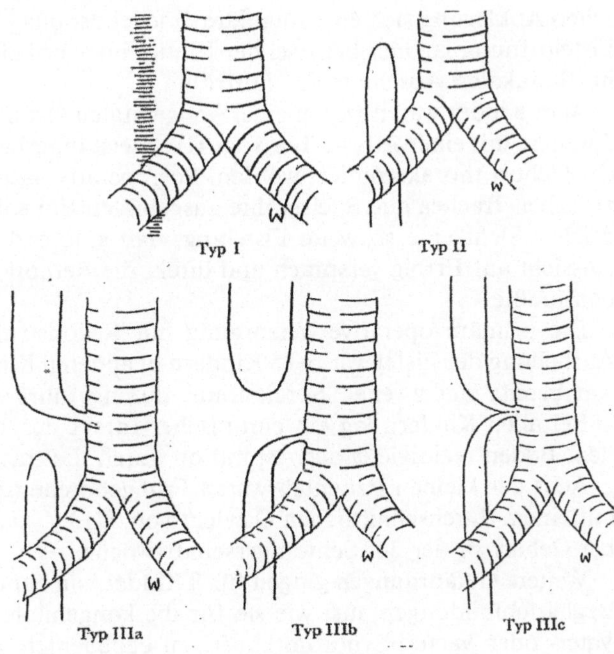

Abb. 1. Häufigste Formen der Ösophagusatresie mit ösophagotrachealer Fistel (Einteilung nach Vogt, zit. in [4])

rate einer tracheoösophagealen Fistelung nach primärer chirurgischer Versorgung wird mit 3–6% angegeben [2]. Die dann erforderliche Rethorakotomie stellt für die pulmonal vorgeschädigten und zudem oft durch Begleitfehlbildungen gefährdeten Kinder ein erhebliches Risiko dar.

Der erfolgreiche endoskopische Verschluß einer tracheoösophagealen Rezidivfistel wurde 1974 erstmals von Gdanietz (zit. in [4]) und 1975 von uns [3] beschrieben. Zum Fistelverschluß wurde der polymerisierende Klebstoff Histoacryl verwandt. Der Pathomechanismus erklärt sich hierbei durch die vom Klebstoff gesetzte chemische Noxe. Über die nachfolgende Entzündung, die in ihrer Heftigkeit allerdings auch zur Nekrose der Gewebe führen kann, kommt es über Granulation und narbige Schrumpfung zur Fistelokklusion. Der Klebstoff selbst wird teilweise zersetzt und abgehustet, dem Rest werden karzinogene Eigenschaften angelastet. Schonender und erfolgreicher kann zum endoskopischen Verschluß tracheoösophagealer Fisteln Fibrinkleber eingesetzt werden.

Krankengut

Von August 1974 bis April 1992 wurden uns 15 Kinder mit einer tracheoösophagealen Fistel bzw. Rezidivfistel zur endoskopischen Therapie vorgestellt [4, 5].

Vier Kinder litten an chronischen Infekten der Luftwege, bei deren diagnostischen Abklärung sich eine singuläre Tracheoösophagealfistel fand. Die tracheale Fistelöffnung lag hier bei zwei der Kinder im zervikalen, bei den beiden anderen im thorakalen Abschnitt der Luftröhre.

Acht Kinder waren wegen einer kongenitalen Ösophagusatresie Typ Vogt III b, 2 weitere mit einer Atresie Typ Vogt III c meist innerhalb der ersten Stunden nach der Geburt thorakotomiert worden. Postoperativ hatte sich eine Rezidivfistelung zwischen Trachea und Speiseröhre ausgebildet. Ein Kind hatte unter bronchoskopischer Sicht eine so weite Fistelung, daß eine endoskopische Therapie wenig Aussicht auf Erfolg versprach und direkt die Rethorakotomie durchgeführt werden mußte.

Die primäre operative Versorgung mit Rekonstruktion des Ösophagus und Aufhebung der Fistel war bei 5 Kindern in anderen Kliniken erfolgt. In einem Fall war bereits eine zweite Thorakotomie durchgeführt worden.

Bei allen Kindern lag ein chronischer Infekt des Tracheobronchialraums auf dem Boden rezidivierender Aspiration durch die tracheoösophageale Fistel vor.

Acht der kleinen Patienten waren Frühgeborene (im Schnitt in der 35. SSW) mit einem durchschnittlichen Gewicht von 2213 g. Das kleinste Kind wog 1930 g bei Geburt in der 34. Schwangerschaftswoche.

Weitere Gefährdungen gingen für 8 Kinder von zum Teil multipel vorhandenen Begleitfehlbildungen aus, wie sie für die kongenitale Ösophagusatresie als sog. Vater- oder Vacterl-Syndrom häufig zu beobachten sind [4].

Material

Als Endoskop zur Okklusion tracheoösophagealer Fisteln wird ein starres Kaltlichtbronchoskop mit Beatmungs- und Instrumentieransatz (Fa. Storz Tuttlingen, Modell 10338 E, Größe 3, 0°-Hopkins-Optik, 27020 A) verwandt. Bei einer Gesamtlänge des Endoskops von 20 cm stehen hiervon 15 cm Arbeitslänge zur Verfügung. Der Gesamtaußendurchmesser des Gerätes beträgt 4,8 mm. Über den Instrumentierkanal können ein gegebenfalls erforderlicher flexibler Absaugkatheter oder eine Elektrokoagulationssonde (monopolare, flexible Knopfelektrode, Länge 50 cm, Durchmesser 1 mm, Fa. Storz Tuttlingen, Modell 27160 AA) plaziert werden. Die Substanz zur Fistelokklusion wurde früher über einen einlumigen Katheter eingebracht. Wir haben einen handelsüblichen Venenkatheter (Cavafix, Fa. Braun Melsungen, Modell MT 134) verwandt. Bei einer Länge von 32 cm und einem Außendurchmeser von 0,9 mm kann über das 0,5 mm betragende Katheterlumen der Fibrinkleber in seinen Komponenten nacheinander zuerst Fibrinogen, dann Thrombin in das Fistellumen eingebracht werden. Seit 1982 bevorzugen wir den Doppellumenkatheter zur simultanen Klebekomponentenapplikation (Abb. 2). Bei zusätzlicher Plazierung von lyophilisierter Plazenta, Kollagenvlies oder Spongiosa wird das Implantat nach Extraktion der Optik in den Bronchoskopschaft gelegt.

Nach Wiedereinführen der Optik kann es mit einer durch den Instrumentierkanal geführten Zange (Fa. Storz Tuttlingen, Modell 10338 A, Länge 35 cm, AD 1 mm) gefaßt und unter Sicht in das Fistellumen vorgetragen werden.

Als verklebende Substanz wird der Fibrinkleber Tissucol (Fa. Immuno Heidelberg) in der schnell abbindenden Form mit einer Thrombinkonzentration von 500 IE verwandt.

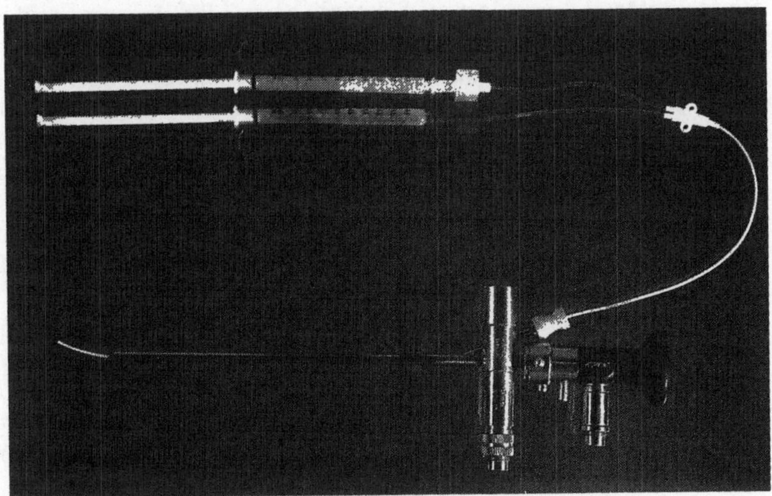

Abb. 2. Beatmungsbronchoskop für Säuglinge (Fa. Storz, Tuttlingen) mit eingeführter Doppellumensonde und aufgesetztem Duplojectapplikator zur Fibrinklebung

Die Kinder werden meist nasotracheal intubiert und kontrolliert beatmet im Inkubator in den endoskopischen OP gebracht. Wärmematte, Wärmelampe, Einwickeln der Extremitäten in Watte und eine rektale Temperatursonde dienen der Erkennung und Prophylaxe einer Hypothermie. Das weitere perioperative Monitoring beinhaltet neben einem präkordial aufgeklebten Stethoskop ein EKG, die ständige Blutdruck- und Pulskontrolle und die permanente Pulsoximetrie. Die Narkoseeinleitung erfolgt über die Inhalation eines O_2-N_2O-Halothan-Gemischs oder i.v. mit einem Barbiturat. Das Kind wird mit Succinylchlorid relaxiert und zunächst durch Hyperventilation mit 100% Sauerstoff oxygeniert.

Der Kopf der Kinder wird für den Eingriff in Reklinationsstellung gelagert. Hierzu wird der Thorax durch ein gerolltes Tuch um etwa 5 cm angehoben und der Kopf dann auf einem wattierten Ring gepolstert gelagert.

Intubierte Kinder werden nun extubiert. Dann wird das Beatmungsbronchoskop über den Larynx unter Sicht in die Trachea eingebracht.

Methode

Orientierend werden die Trachea und das zentrale Bronchialsystem inspiziert. Retiniertes Tracheobronchialsekret wird mit dem Absaugkatheter entfernt und ggf. eine Probe zur bakteriologischen Aufarbeitung gewonnen. Nun wird die vermutete tracheale Fistelöffnung gesucht. Sie wird beim Fistelrezidiv nach Korrektur einer Ösophagusatresie meist in der Trachealhinterwand auf der Strecke der distalen 2 cm Luftröhre vor der Carina gefunden. Hilfreich bei der Suche kann die atemabhängige Erscheinung des trachealen Fistelendes sein. Inspiratorisch öffnet sich das Ende der Fistel meist trichterförmig und erscheint exspiratorisch oft schlitzförmig geschlossen. Schwieriger zu identifizieren, weil initial oft wesentlich kleiner, sind die Trachealmündungen der kongenitalen sog. H-Fisteln. Läßt sich eine Fistelmündungen bronchoskopisch nicht auffinden, besteht aber klinisch oder gar radiologisch nachvollziehbar der dringende Verdacht auf eine tracheoösophageale Fistel, kann über ein zweites Endoskop (Bronchoskop Fa. Olympus/Hamburg, Modell BF-P 10, AD 5 mm) eine kleine Menge Blaulösung ösophageal injiziert werden. Beweisend für die Durchgängigkeit der Fistel und hilfreich zur Identifikation des trachealen Fistelendes tritt der Farbstoff durch die Fistel in das Tracheallumen über. Ist die Fistelöffnung gefunden, läßt sich die falsche Verbindung meist gut probatorisch sondieren.

Da die Fehlverbindung zwischen Luft- und Speiseröhre regelhaft mit Epithel ausgekleidet ist, muß vor einer Verklebung mit Fibrin eine Wundfläche durch Epitheldestruktion geschaffen werden. Hierzu wird das die Fistel auskleidende Epithel mit der durch den Instrumentierkanal geführten Koagulationssonde punktförmig durch monopolaren Hochfrequenzstrom koaguliert (Erbotom Riwoplan E, Einstellung 1,5/3, Koagulationsdauer etwa 0,25 s). Bei großlumigen Fisteln haben wir in einigen Fällen Implantate zur Füllung eingebracht. Die deepithelialisierte Fistel und ihre Mündung wird anschließend über den Applikationskatheter mit Fibrinkleber beschickt. Bei kleineren Mengen benötigten Klebers (< 0,1 ml), werden beide Kleberkomponenten simultan durch den einlumigen Katheter (0,02 ml) mit Hilfe des Duplojectapplikators injiziert. Bei größeren Mengen können die Kleberkomponenten auch über den doppellumigen Katheter getrennt in die Fistel eingebracht werden. Die Reaktionszeit der Kleberkomponenten bis zum ausgehärteten Fibrinclot beträgt etwa 5 s. Durch die mechanische oder elektrothermische Epitheldestruktion kann durch Einbeziehung des Fibrinclots in die Wundheilung durch Permeation und Migration von Fibroblasten das Abhusten des Implantats verhindert und mit einer dauerhaften Fistelokklusion gerechnet werden.

Vor Applikation des Fibrinklebers wird nochmals mit O_2 (100%) hyperventiliert, um eine Apnoephase von 1–3 min nach der Klebung zur Stabilisierung des Clots zu überbrücken. Unerläßlich ist hier bei der hochfrequenten kindlichen Atmung die kontinuierliche Pulsoxymetrie, um hypoxische Schädigungen zu verhindern.

Die erfahrene Narkoseführung soll dann eine direkte Narkoseausleitung in die Spontanatmung ermögliche, um Reintubation oder manuelle Nachbeatmung mit Druckalterationen am Respirationstrakt und der immanenten Clotgefährdung zu vermeiden.

Wichtig für den Erfolg der endoskopischen Okklusion tracheoösophagealer Fisteln ist die kompentente Weiterbetreuung der Kinder auf der Station. Wünschenswert sind neben Spontanatmung das Vermeiden von Pressen und Husten. Eine gastrale Sekretableitung wird intraoperativ durch Einbringen einer Magensonde, ggf. in Kombination mit einer duodenalen Ernährungssonde vorbereitet. Der Oberkörper der Patienten wird hochgelagert.

Diese Maßnahme ist umso wichigter, je länger das atretische Ösophagussegment war. Das Kind wird über 2–3 Tage nach dem Eingriff leicht sediert gehalten. Der perorale Kostaufbau beginnt am 3. Tag.

Der Erfolg der endoskopischen Verklebung wird klinisch rasch durch Besserung oder Ausheilung des chronischen Infektes der Luftwege nachvollziehbar. Bei dem Verdacht auf ein Fistelrezidiv werden radiologische und ggf. auch erneute endoskopische Untersuchungen erforderlich.

Ergebnisse

Die Patienten mit einer singulären thorakalen oder cervikalen H-Fistel ohne Störung der Kontinuität von Speise- und Luftröhre konnten alle erfolgreich mit der endoskopischen Fibrinverklebung behandelt werden. Eines dieser Kinder erlitt nach primärer viermaliger Anwendung von Histoacryl nach dreieinhalb Monaten ein Fistelrezidiv, welches mit Fibrinkleber in 2 Sitzungen zur Abheilung gebracht werden konnte. Dieses Kind hat sich in der Zeit gut entwickelt und lebt heute, 15 Jahre alt, beschwerdefrei ohne Infekte des Respirationstrakts. Im Schnitt waren

2,5 (bis zu 4) verklebende Sitzungen bei den Kindern mit dieser Fistelform erforderlich, um dauerhafte Fistelokklusion zu erzielen.

Ungünstigere Ergebnisse wurden bei den Kindern mit einem Fistelrezidiv nach Voroperation wegen einer Ösophagusatresie erzielt. In einem Fall fand sich die Fistelverbindung so weitlumig, daß eine Verklebung keine Aussicht auf Erfolg bot. Die eher im Vergleich zu den H-Fisteln größerlumigen, kurzstreckigeren und weniger kraniokaudal verlaufenden postoperativen Fistelrezidive konnten bei 7 von 10 Kindern erfolgreich verschlossen werden.

In einem, dem ersten Fall wurde in 3 Sitzungen Histoacryl appliziert.

Kollagen in Kombination mit Fibrinkleber wurde einmal erfolgreich angewandt. Das Kind verstarb 2 Tage nach der Verklebung. Autoptisch fand sich die tracheoösophageale Fistelverbindung geschlossen. Bei einem weiteren Frühgeborenen wurde in eine sehr großlumige Fistel nach initialer isolierter Fibrinapplikation lyophilisierte Plazenta mit der Fibrinklebung kombiniert eingebracht. Dieses Kind verstarb 3 Monate nach dem Eingriff ohne Zeichen eines Fistelrezidivs.

Bei 4 weiteren Kindern gelang der dauerhafte endoskopische Fistelverschluß bei allerdings „idealem" Fistelverlauf durch 1- bis 2malige isolierte Anwendung von Fibrinkleber.

Dreimal glückte der Versuch einer endoskopischen Okklusion der Rezidivfistel nicht. Bei einem dieser Kinder wurde nach zweimaliger isolierter Anwendung von Fibrinkleber bei stets wieder weit offener Fistel kombiniert Plazenta, Spongiosa und Fibrinkleber eingebracht. Auch hierdurch gelang es nicht, die letztlich erforderliche Rethorakotomie zu vermeiden. In einem weiteren Fall kam es nach 6 Fibrinapplikationen nach einem Intervall von einem Monat zur Rezidivfistelung, die in auswärtiger Klinik durch Rethorakotomie aufgehoben wurde.

Zwei Kinder werden 9 bzw. 8 Jahre nach endoskopischer Verklebung einer Rezidivfistel nach primärer Korrektur einer kombinierten Ösophagusatresie ohne Zeichen einer erneuten tracheoösophagealen Fehlverbindung nachbeobachtet.

Zusammenfassung

Der endoskopische Verschluß tracheoösophagealer Fisteln im Säuglings- und Kindesalter ist dauerhaft möglich. In über der Hälfte der Fälle ist jedoch ein mehrfaches endoskopische Vorgehen bei den pulmonal geschädigten und zudem oft durch Begleitfehlbildungen komplikationsgefährdeten Kindern erforderlich. Dies muß vor allem bei den Eltern der kleinen Patienten oft mühsam durchgesetzt werden. Maßgeblich für den Erfolg ist neben dem erfahrerenen pädiatrischen Anästhesisten die Fistelanatomie. Die Weite des Fistellumens, der möglichst langstreckige und kraniokaudale Verlauf der tracheoösophagealen Fistel beeinflussen maßgeblich den Erfolg des Vorgehens. In Einzelfällen gelingt jedoch auch bei großlumiger Fistel die dauerhafte Okklusion durch zusätzliche Implantation von lyophilisierter Plazenta und Kollagen.

Die Fortführung und Weiterentwicklung dieses minimal-invasiven Verfahrens erscheint erforderlich und sinnvoll.

Literatur

1. Hendry P, Crepeau A, Beatty D (1985) Benign bronchoesophageal fistulas. J Thorac Cardiovasc Surg 90:789–791
2. Koop CE, Hamilton JP (1965) Atresia of the esophagus. Increased survival with staged procedures in the poor risk infant. Ann Surg 162:398
3. Manegold BC (1975) Merits and hazards of operative endoscopy in the upper gastrointestinal tract. In: Seifert E (Hrsg) Surgical Endoscopy. Witzstrock, Baden Baden Brüssel
4. Manegold BC, Lochbühler H, Lochbühler H (1988) Endoskopische Verklebung kongenitaler Ösophago-trachealer Rezidiv-Fisteln und Fisteln. In: Manegold BC, Jung M (Hrsg) Fibrinklebung in der Endoskopie. Springer Berlin Heidelberg New York Tokyo, S 28–39
5. Waag KL, Joppich J, Manegold BC, Solar E del (1979) Endoskopischer Verschluß ösophagotrachealer Fisteln. Z Kinderchir 27 [Suppl]:93–98

Ösophagotracheale und ösophagomediastinale Fisteln nach endoskopischen Eingriffen

U. Gerlach, G. Porse, B.C. Manegold

Diagnostische und therapeutische Endoskopie geht mit dem Risiko der Organperforation einher. Nach Silvis (1976) und Miller (1987) ist etwa bei 0,008–0,03% der Ösophagogastroduodenoskopien eine Perforation zu erwarten. Das Risiko steigt bei endoskopisch-therapeutischen Eingriffen. 80% aller Ösophagusperforationen sind instrumentell aus dem Lumen heraus verursacht. Bei Bougierungen und Dilatationen wurden in 0,2–2,6% eingriffsbedingte Rupturen beobachtet. Der zervikale Ösophagus soll mit etwa 51% der Fälle der am häufigsten verletzte Abschnitt sein, gefolgt vom terminalen Drittel mit etwa 30% [16]. Die Letalität von Ösophagusperforationen liegt zwischen 20 und 50% [11, 13]. Sie ist dem Zeitintervall zwischen Perforation und Behandlungsbeginn direkt proportional.

In unserem Krankengut waren thorakaler und terminaler Ösophagus die am häufigsten perforierten Speiseröhrenabschnitte.

Entsprechend der anatomischen Nachbarschaftsbeziehungen kann es zu Fisteln kommen. Sie stellen extraanatomische innere Verbindungen zwischen Ösophagus und Tracheobronchialbaum oder Ösophagus und Mediastinum dar. Nur selten kommt es im Krankheitsverlauf zum Anschluß des Fistelsystems an die Körperoberfläche, zur äußeren Fistel. Voraussetzung für eine erfolgreiche Behandlung ist eine frühzeitige Diagnosestellung.

Der Verdacht auf eine Perforation oder Ruptur erfordert umsichtiges Handeln.

Es schließt neben der endoskopischen Diagnostik die Hinzuziehung radiologischer Verfahren (Gastrographinschluck, Thoraxröntgen) ein und verlangt eine rasche Entscheidung der weiteren Therapieplanung und deren Durchführung.

Symptome und Diagnostik

Frühfisteln

Endoskopische Therapie in i.v.-Sedierung

Maßnahmen in Analgosedierung bieten für den Endoskopiker den Vorteil einer Reaktionsbeobachtung auf die durchgeführten Maßnahmen am Patienten [2].

Überdurchschnittliche Schmerzreaktion, Tachykardie und Abfall der peripheren Sauerstoffsättigung deuten auf eine Komplikation hin.

Beim Bougieren gelten ein plötzliches Nachlassen des Gewebswiderstandes der Stenose sowie eine vermehrte Blutauflagerung auf dem Bougie als Alarmsymptome für eine stattgehabte oder drohende Perforation.

In derartigen Situationen empfiehlt sich eine sofortige endoskopische Kontrolle der Stenose. Geachtet werden sollte auf sichtbare tiefe Wandläsionen, mangelnde Aufdehnbarkeit des Hohlorgans unter Luftinsufflation und auf sichtbare Nachbarstrukturen. Gelegentlich wird ein Hautemphysem am Hals und an der oberen Thoraxapertur oder starker Hustenreiz während der Kontrollspiegelung als Ausdruck der Eröffnung des Tracheobronchialsystems beobachtet. Bei endoskopisch sicherer Perforation ist eine radiologische Kontrolle nicht erforderlich. Es kann sofort mit der Fibrinklebung begonnen werden. Gegebenenfalls ist die Analgosedierung sofort durch eine Allgemeinnarkose zu ersetzen.

Endoskopische Therapie in Narkose
Allgemeinsymptome können während der Behandlung in Narkose völlig fehlen. Die endoskopischen Kriterien treffen uneingeschränkt zu. Die Einleitung der notwendigen Therapie ist unter Narkosebedingungen erleichtert (kein zeitlicher Zwang, unverzügliches Spiegeln von Tracheobronchialbaum *und* Ösophagus).

Bleibt eine Perforation initial unbemerkt, so treten starke retrosternale, epigastrische oder zwischen den Schulterblättern lokalisierte Schmerzen nach der Behandlung oder bei der ersten Nahrungsaufnahme auf. Zur weiteren Abklärung ist eine radiologische Diagnostik mit wasserlöslichem Kontrastmittel unverzüglich einzuleiten. Weitere Warnsignale sind fortbestehende oder zunehmende Dysphagie, Erbrechen blutigen Schleims, zunehmendes Hautemphysem.

Das schwere Krankheitsbild einer Mediastinitis geht mit hohem Fieber, Dyspnoe, Intoxikationserscheinungen und Kollapsneigung einher. Im Thoraxröntgen zeigt sich ein verbreiterter Mediastinalschatten bei verwaschener Konturierung durch Extravasat, Ödem und Emphysem. Im Vordergrund steht dann die intensivmedizinische Behandlung mit breiter antibiotischer Abschirmung. Endoskopische Maßnahmen zum Verschluß der Fistel müssen hinter Thorakotomie mit Übernähung und Mediastinaldrainage zurückstehen.

Spätfisteln

Bei übersehenen oder sehr umschriebenen Perforationen, sowie beim Fortschreiten einer inkompletten Wandläsion bildet sich die Symptomatik nach einem beschwerdefreien Intervall aus. Meist tritt Fieber, gelegentlich ein unstillbarer Singultus und heftiger Hustenreiz bei der Nahrungsaufnahme (besonders beim Trinken) auf. Radiologisch können rezidivierende Pleuraergüsse richtungsweisend sein.

Indikation, Ein- und Ausschlußkriterien

Die Fibrinklebung von Läsionen unter Verwendung von flexiblen oder starren Endoskopen erweitert das therapeutische Procedere nach Komplikationen und läßt invasivere Methoden in ihrer Ausschließlichkeit zurücktreten. Ungeeignet für die Fibrinklebung sind Tumorfisteln oder Perforationen im Tumorbereich. Hier ist die endoprothetische Überbrückung bei nachgewiesener Inoperabilität das Mittel der Wahl.

Läsionen bei diagnostischen Endoskopien

Perforationen bei diagnostischen Endoskopien des oberen Verdauungstraktes mit flexiblen Geräten sind seltene Ereignisse [12, 14]. Prädisponierend sind organische Stenosen, Divertikel, Hiatushernien und Kyphoskoliosen. Unter diesen Bedingungen ist vor dem Einführen eines Seitblickduodenoskops prinzipiell eine Untersuchung mit einem Endoskop mit prograder Optik zu empfehlen.

Läsionen bei therapeutischen Endoskopien

Frühfisteln

- Ruptur einer benignen Stenose bei Bougierung oder Dilatation;
- Ruptur einer malignen, primären Ösophagusstenose im Rahmen einer Tumorbougierung oder Pertubation;
- Ruptur einer sekundären Ösophagusstenose bei Malignomen des Tracheobronchialsystems oder mediastinaler Tumorabsiedelung anderer Neoplasien;
- Perforation bei der Extraktion eines aspirierten oder verschluckten Fremdkörpers;
- Führungsdrahtperforation bei Bougierung oder Implantation von Sonden [7];
- Perforation durch Ballonsonden nach erfolgloser endoskopischer Sklerotherapie blutendender Ösophagusvarizen.

Spätfisteln

- Fisteln nach endoskopischer Injektion von blutstillenden oder sklerosierenden Substanzen;
- Fisteln als Druckfolge nach Implantation von Fremdkörpern in den Ösophagus oder in die zentralen Atemwege;
- Fisteln nach Afterloading zur Therapie einer Ösophagusmalignoms.

Technik der Fibrinklebung

Gerätetechnische Voraussetzungen

Zur Anwendung kommen die üblichen progradsichtigen Endoskope mit einem Arbeitskanal von mindestens 2,8 mm Durchmesser. Soll bei äußeren Fisteln fistuloskopiert werden, kommen Bronchoskope (über deren Arbeitskanal manuell Luft insuffliert werden kann) zum Einsatz [8].

Vorbereitung des Patienten

Eine spezielle Vorbereitung kommt nur beim Auftreten von Spätfisteln in Betracht. Radiologische und endoskopisch-orientierende Untersuchungen sollten aktuell vorher durchgeführt sein. Je nach Fistellokalisation ist der Eingriff in Narkose zu planen.

Vorbehandlung der Fistel

Bei äußeren Fisteln ist vor dem Eingriff das Fistelsystem ausreichend mit isotonischer Kochsalzlösung zu spülen, um eine mechanische Keimreduktion zu erzielen.

Es erweist sich meist als günstiger, die Fistel über eine eingelegte Sonde von innen nach außen zu spülen. Auf diese Art und Weise werden Keime und Nekrosen aus dem Körper entfernt und der Spüleffekt läßt sich direkt beobachten. Die lokale Anwendung von Antibiotika hat keinen Vorteil erbracht. Eine Keimbestimmung mit Antibiogramm des Fistelsekretes sollte trotzdem vorliegen.

Bei granulierenden, breiten ösophagomediastinalen Fisteln ist eine „innere Spülung“ durch reichliches Trinken (Kamillentee) nicht schädlich.

Spätfisteln müssen vor dem Aufbringen von Fibrinkleber angefrischt werden [3]. Dies ist durch Bürsten, Koagulieren oder Laseranwendung möglich (Abb. 1).

Echte, vollständig mit Epithel ausgekleidete Lippenfisteln werden nur selten angetroffen.

Um die Vorbereitung zu optimieren, erweist sich eine Fistuloskopie (auch, wenn dafür eine Bougierung des Fistelkanales notwendig ist) als äußerst hilfreich. Nur so können höhlenartige Aufweitungen des Gangsystems erfaßt und durch Spülung vorbehandelt werden [8].

Pleuraempyeme müssen auch nach der endoskopischen Fibrinklebung nach außen drainiert bleiben.

Bei den sofort bemerkten Fisteln und Perforationen ist eine spezielle Vorbereitung nicht notwendig.

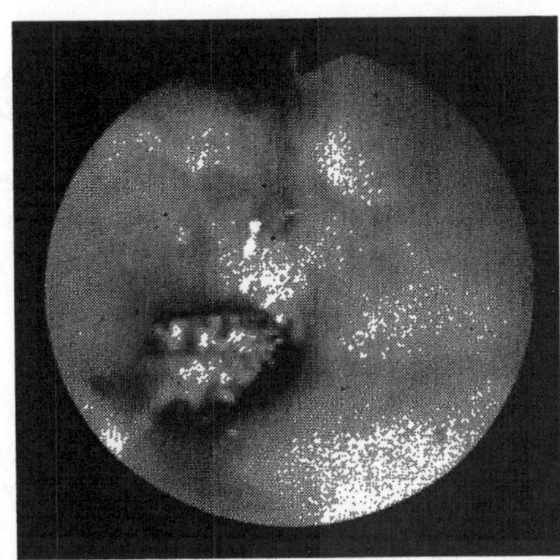

Abb. 1. Anfrischung des Fistelganges mit der Bürste

Vorbereitung der Sondensysteme

Verwendet werden Doppellumenkatheter, gelegentlich auch doppellumige Injektionsnadeln. Die freie Durchgängigkeit aller Lumina ist vor dem Klebereinsatz zu überprüfen. Um den Weg der viskösen Fibrinkleberkomponenten zu verringern, sollen die Sonden so kurz wie möglich gehalten werden.

Anwendung des Fibrinklebers

Bei einer Temperatur von −18 °C ist der Fibrinkleber 12 Monate haltbar. Aus diesem Zustand muß er vor der Anwendung auf Körpertemperatur erwärmt werden. Die Fertigspritzen werden in einem Wasserbad in etwa 5 min aufgetaut. Der Kleber ist dann innerhalb von 4 h zu verbrauchen. Ein erneuter Tiefkühlvorgang ist nicht möglich! Schwierigkeiten bereitet meist die Vorausbestimmung der benötigten Klebermenge.

Aus Kostengründen empfiehlt sich das sparsame Vorbereiten der Komponenten, da auch nach Aushärtung des Fibrinklots beliebig oft „aufgeschichtet" werden kann.

Bei breiten ösophagomediastinalen Fisteln sollen der gesamte Fistelboden und die Seitenwände mit Kleber bedeckt werden. Erleichtert wird der Klebevorgang bei Lagerung des Patienten mit erhöhtem Oberkörper auf der Seite der stattgehabten Perforation.

Schmalkalibrige ösophagomediastinale Fisteln sind vollständig aufzufüllen.

Ösophagobronchiale oder ösophagotracheale Fisteln werden stets vom Tracheobronchialsystem her (bronchoskopisch), ggf. unter gleichzeitiger ösophagoskopischer Kontrolle verblockt [9].

Äußere Fisteln sind stets zunächst vom Digestionstrakt her zu kleben. Eine suffiziente Abdichtung wird meist durch die zusätzliche submuköse Injektion kleiner Fibrinpolster um die innere Fistelöffnung herum erzielt.

Bei großen inneren Fistelöffnungen kann zur Unterstützung die Leckage mit einer Prothese zeitweise überbrückt werden. Um eine Dislokation der Prothese zu vermeiden, ist diese in jedem Fall bei der meist nur partiellen Stenosierung extern zu fixieren [1].

Die äußere Drainage wird belassen. Bei den folgenden Sitzungen wird von außen fistuloskopisch vorgegangen, die Drainage schrittweise gekürzt und wieder eingelegt.

Zusätzliche Maßnahmen

Die innere Klebstelle muß bis zum Aushärten des Clots völlig entlastet werden. Dazu gehört bei bronchoskopischer Anwendung eine Apnoe bis zur sichtbaren Verfärbung des Clots.

Um die Fixation des Clots im Ösophagus nicht zu gefährden, ist eine orale Aufnahme fester Nahrung zu vermeiden [6]. Eine ausreichende Kalorienzufuhr kann mit Sondennahrung über eine temporäre nasojejunale Ernährungssonde erzielt werden [4].

Bei einem malignen, stenosierenden Grundleiden ist die Anlage einer perkutanen endoskopischen Gastrostomie (PEG) vor der Fibrinklebung zu erwägen.

Nachsorge

Spezielle Nachsorgemaßnahmen sind nach der Fibrinklebung nicht erforderlich. Folgeklebungen sind in einem Intervall von 2–3 Tagen vorzunehmen. Der Abschluß der Behandlung ist erreicht, wenn endoskopisch und radiologisch keine Taschen- oder Nischenbildungen mehr sichtbar sind. Die Gefahr der Abszedierung ist dann gebannt und es kann mit dem oralen Kostaufbau begonnen werden.

Ergebnisse mit Fallbeispiel

Wir beobachteten bei insgesamt 17060 diagnostischen und 5941 therapeutischen Endoskopien des oberen Verdauungstraktes im Zeitraum vom 1.1.1986 bis zum 31.12.1991 47mal Perforationen des Ösophagus oder der Kardia. Alle Perforationen wurden bei therapeutischen Eingriffen beobachtet (Tabelle 1).

Symptomatisch wurden die Perforationen, sofern sie nicht sofort bemerkt wurden, innerhalb der ersten 24 Stunden. Klinisch beschwerdefrei waren 11 der Patienten. Als sicherstes Leitsymptom fanden wir bei 27 Patienten eine deutliche Leukozytose. Trotz klinischen und endoskopischen Verdachtes konnte bei 5 Patienten mittels Gastrographinschluck kein eindeutiges Extravasat nachgewiesen werden. Erst eine Kontrollspiegelung erbrachte dann die Diagnosesicherung.

Tabelle 1. Perforationen nach endoskopisch-therapeutischen Eingriffen und deren Behandlung

Maßnahme	(n)	Perforation	Konservative Therapie	Fibrin-klebung	Operation	Verstorben
Ö-Bougierung	(867)	18	15	1	3	1
Ö-Dilatation	(126)	4	4	1	1	0
PEP	(336)	22	19	3	3	3
Ö-Laser	(560)	2	2	0	0	1
ÖWSKL	(792)	1	1	0	0	1
Gesamt	(2681)	47	41	5	7	6

Fallbeispiel

E. F., weiblich, 70 Jahre.

Anamnese: Magenresektion (Billroth II) im 55. Lebensjahr wegen eines Ulkusleidens. Seit 2 Monaten Dysphagie für feste Speisen. Gewichtsverlust (37 kg).

Diagnose: Stenosierendes Ösophaguskarzinom im mittleren Drittel, 3/4 der Zirkumferenz umfassend (Abb. 2a). Histologisch: Mäßig differenziertes nicht verhornendes Plattenepithelkarzinom.

Therapie: Bougierungstherapie in ITN zur Vorbereitung einer Tubusimplantation (Abb. 2b).

Komplikationen: Ruptur des tumorfreien Wandanteils in Tumorhöhe über 4 cm (Abb. 2d, e).

Procedere: Konservative Behandlung mit nasojejunaler Ernährungssonde und breiter antibiotischer Abschirmung. Primäre Versiegelung der Ruptur, des Fistelbodens und der Seitenwände mit 16 ml Tissucol (Abb. 2f). 3., 7. und 10. Tag nach Perforation: Endoskopische Fibrinklebung mit jeweils 4–12 ml Tissucol. 12. Tag nach Perforation: radiologischer und endoskopischer Ausschluß von Nischenbildungen, Beginn des oralen Kostaufbaus. Entlassung am 15. Tag nach Perforationsereignis.

Vorteile der Fibrinklebung

Die Fibrinklebung stellt ein therapeutisches Hilfsmittel bei der Behandlung von Ösophagusfisteln dar, welches minimal invasiv und technisch einfach zu handhaben ist. Durch gebrauchsfertige Applikationsspritzen, flexible Sonden und Nadeln ist der endoskopische Einsatz des Fibrinklebers vereinfacht worden.

Die Fibrinklebung regt die natürliche Wundheilung an und zeigt als biologisches Implantat auch im infizierten Milieu keine nachteiligen Reaktionen, die bei körperfremden Substanzen zu erwarten sind (10).

Auch der ausgehärtete Fibrinkleber weist eine Restelastizität auf, die die Organbewegungen nicht wesentlich behindert.

Er gestattet sofort einen temporären gas- und wasserdichten Verschluß von Fisteln, der durch bindegewebigen Umbau zum definitiven Verschluß gebracht wird.

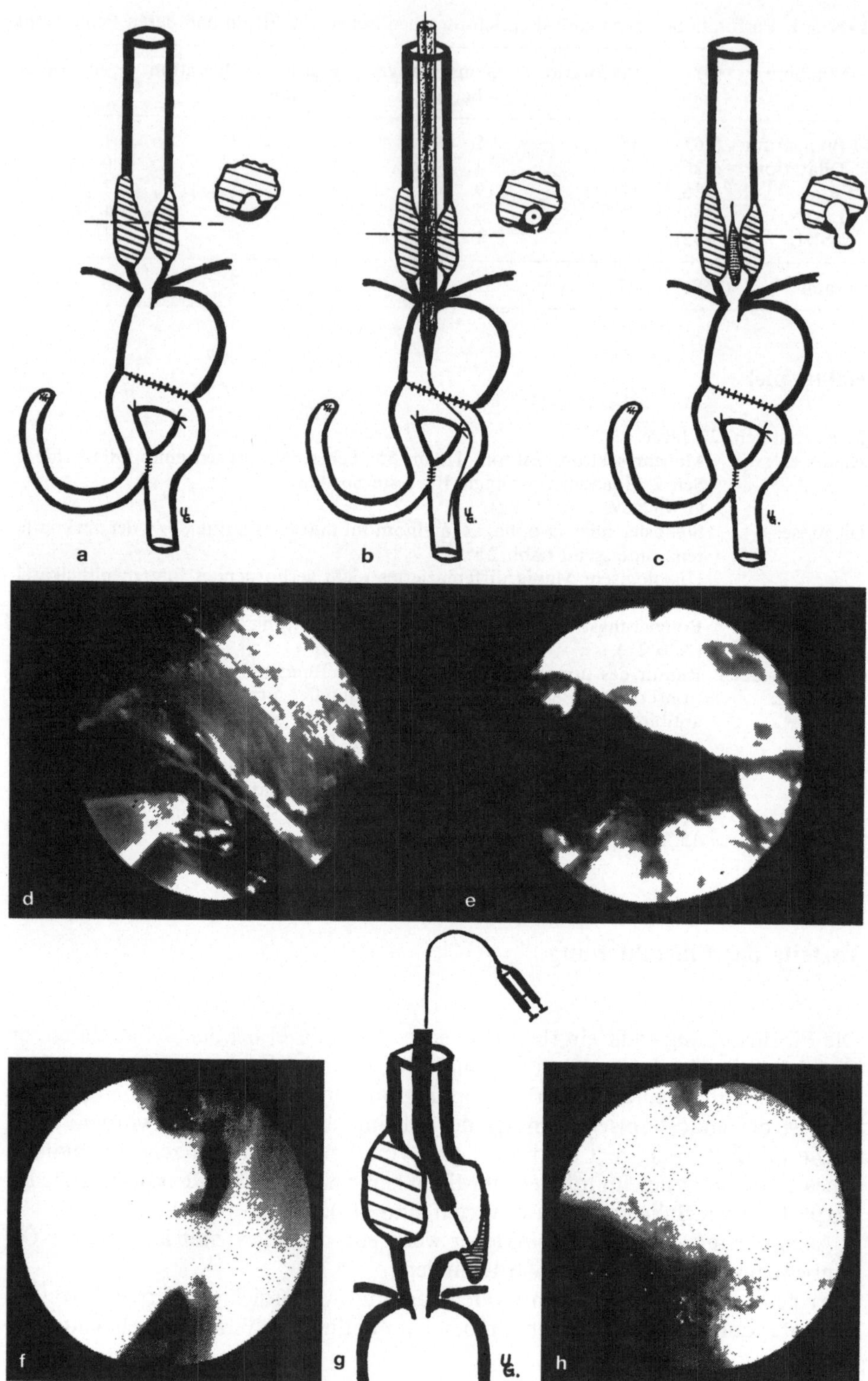
a
b
c
d
e
f
g
h

Als Nachteil wird von den meisten Anwendern der relativ hohe Preis für den Kleber genannt.

Zusammenfassung

Endoskopisch-therapeutische Maßnahmen an der Speiseröhre sind invasiv und haben die höchste Komplikationsrate. Wird die Integrität des Organs zerstört, besteht auch bei benignem Grundleiden Lebensgefahr. Moderne Anästhesiemethoden, klinisches und apparatives Monitoring helfen drohende Gefahrenmomente in ruhiger Situation zu erkennen und eine Behandlung schnellstmöglich ohne wesentliche zusätzliche Maßnahmen für den Patienten einzuleiten.

Die Fibrinklebung wird bislang bei Fisteln und Rupturen der Speiseröhre noch zu selten eingesetzt. Fisteln in tumortragendem Bereich oder Fisteln nach Strahlentherapie sind unserer Meinung nach für die Fibrinanwendung ungeeignet.

Literatur

1. Brückner M, Grimm H, Nam VC, Soehendra N (1991) Experience with a transnasally fixed endoprothesis for treating esophageal anastomotic leakage. Surg Endosc 5:185–188
2. Esser M, Weber J, Riemann JF (1989) Iatrogene Ösophagusperforation bei endoskopischen Eingriffen. Endo-Praxis 5/2:5–7
3. Jung M (1988) Verklebung von Fisteln am Ösophagus. In: Manegold BC, Jung M (Hrsg) Fibrinklebung in der Endoskopie. Springer, Berlin Heidelberg New York Tokyo, S 47–54
4. Jung M, Brands W, Manegold BC (1987) Endoskopische Fibrinklebung. Z Herz-, Thorax-, Gefäßchir 1 [Suppl 1]:79–83
5. Kliems G, Schneider B (1985) Iatrogene Ösophagusperforation, Wahl des therapeutischen Vorgehens. In: Richter H (Hrsg) Chirurgische Endoskopie Komplikationen bei Diagnostik und Therapie. Urban & Schwarzenberg, München Wien Baltimore, S 51–53
6. Kohler B, Köhler G, Riemann JF (1987) Ösophagotracheale Fistel durch ein Ulcus in einer Magenschleimhautheterotopie der zervikalen Speiseröhre. Dtsch Med Wochenschr 112:1130–1133
7. Kowalewski H, Roesch W (1988) Guide-wire perforation during bougienage and tube positioning. Endoscopy 20:332–333

◄

Abb. 2. a Stenosierendes Ösophaguskarzinom, 3/4 der Zirkumferenz einnehmend, bei einer 70jährigen Patientin. Zustand nach B/II-Resektion. **b** Bougierung mit dem Savary-Gilliard-Set. Beginnende Ruptur im tumorfreien Wandanteil. **c** Situation bei der Kontrollspiegelung vor Tubusimplantation: komplette, langstreckige Ruptur. **d, e** Endoskopischer Situs unmittelbar nach stattgehabter Ruptur mit Sickerblutung an der Rupturstelle. **f** Blick ins Mediastinum mit eingeführter Klebesonde. **g** Rupturebene während der Fibrinklebung. Fistelboden und Seitenwände werden mit Fibrin verblockt. **h** Ausgehärteter Fibrinklot in der Fistelloge. Heilung nach 12 Tagen

8. Lange V, Meyer G, Wenk H, Schildberg FW (1990) Fistuloscopy – an adjuvant technique for sealing gastrointestinal fistulae. Surg Endosc 4:212–216
9. Manegold BC, Lochbühler H, Lochbühler H (1988) Endoskopische Verklebung kongenitaler ösophago-trachealer Rezidiv-Fisteln und Fisteln. In: Manegold BC, Jung M (Hrsg) Fibrinklebung in der Endoskopie. Springer, Berlin Heidelberg New York Tokyo, S 28–39
10. Marone G, Santoro LM, Torre V (1989) Successful endoscopic treatment of GI-Tract fistulas with a fast-hardening amino acid solution. Endoscopy 21:47–49
11. Michel L, Grillo H, Malt RA (1981) Operative and nonoperativ management of oesophageal perforations. Ann Surg 194:57–64
12. Miller G (1987) Komplikationen bei der Endoskopie des oberen Gastrointestinaltraktes. Leber Magen Darm 5:299
13. Reiter JJ, Fischer J, Hermann B, Barth HO (1985) Die Ösophagusperforation – Behandlung und Ergebnisse. Chirurg 56:655–658
14. Silvis SE, Nebel O, Rogers G, Sugawa C, Mandelstam P (1976) Endoscopic complications. J Am Med Assoc 9:928
15. Walter F, Kiene S, Striegler K (1988) Die Behandlung der Ösophagusperforationen. Z Klin Med 43:1473–1476
16. Weiser HF, Feussner H (1990) Traumatische Perforationen und Fisteln im Bereich von Ösophagus und Magen. In: Siewert JR (Hrsg) Chirurgische Gastroenterologie, 2. Aufl., Bd II. Springer, Berlin Heidelberg New York Tokyo, S 582–588

Endoskopische Fibrinklebung bei Gallefisteln

V. Lange, G. Meyer, R. Merkle, G. Maiwald

Fisteln der Gallenwege, die spontan auftreten, sind überwiegend steinbedingt-entzündlicher Genese [2] und manifestieren sich als enteroenterische Fisteln. Derartige Fisteln werden nur diagnostiziert, wenn sie symptomatisch werden und bedürfen dann der operativen Behandlung. Dagegen sind Gallefisteln, die nach außen austragen, nahezu ausschließlich Folge eines operativen Eingriffes. Solche Fisteln können mit gutem Ergebnis konservativ behandelt werden, wenngleich hierfür meist ein längerer Zeitraum veranschlagt werden muß [5]. Die konservative Behandlung kann in vielen Fällen durch endoskopisch retrograde oder perkutan-radiologische Interventionen, bevorzugt durch die Einlage von Gallengangsprothesen, unterstützt und verkürzt werden [1, 7]. Gallefisteln, die einem derartigen Therapieansatz nicht zugänglich sind oder trotz derartiger Maßnahmen nicht zur Ausheilung kommen, können auch, wie unsere Erfahrungen zeigen, endoskopisch mit Fibrinklebung behandelt werden.

Indikation zur Fibrinklebung
Enterokutane Gallefisteln, die endoskopisch-retrograd oder perkutan-prograd nicht oder nur unzureichend mit Stent zu versorgen sind:
- unabhängig vom Fistelvolumen,
- unabhängig von der Größe der intestinalen Fistelöffnung,
- unabhängig vom bakteriologischen Befund.

Kontraindikationen zur Fibrinklebung
1. Sepsis, die von der Fistel herrührt,
2. fistelbedingte Körpertemperatur über 38 °C,
3. Stenose distal des Gallelecks,
4. Fistelgang kürzer als 1 cm.

Technik der Fibrinklebung

Der Patient bedarf für eine derartige Behandlung keiner besonderen Konditionierung. Da jedoch häufig die Untersuchung in Narkose vorgenommen wird (Fistuloskopie, s. unten), sollte die Narkosefähigkeit gegeben sein.

Fisteldarstellung

Die lokalen Verhältnisse der Fistel erfordern vor einer endoskopischen Therapie eine genaue Abklärung. So müssen der Ursprung und der Verlauf der Fistel bekannt sein. Dies kann durch eine perkutan transhepatische Cholangiographie oder eine ERCP versucht werden. Die letztere Untersuchung ist jedoch bei Patienten mit biliodigestiver Anastomose häufig problematisch oder gar unmöglich. Bevorzugt wird daher eine Darstellung über den Fistelgang, der gewöhnlich zu diesem Zeitpunkt noch mit einer Drainage versehen ist. Außerdem sollte eine mikrobiologische Untersuchung des Fistelsekrets zur Behandlung vorliegen, um eine gezielte antibiotische Therapie nach der Klebung einzuleiten.

Fistelreinigung

Alle Fisteln tragen überwiegend klare, mikrobiologisch jedoch regelhaft kontaminierte Galle aus. In Fällen mit zusätzlich putrider Komponente sollte eine Spülbehandlung des Fistelsystems bzw. der begleitenden Abszeßhöhle vorgenommen werden. Diese Spülbehandlung erfolgt mit physiologischer Kochsalzlösung unter Zusatz von Streptodornase und Streptokinase (Varidase R) 2- bis 3mal täglich oder besser als Dauerspülung über einen eingelegten Blasenspülkatheter. Unter der lokalen Spülbehandlung bilden sich fistelbedingte Temperaturerhöhungen normalerweise zurück. Die Klebung sollte erst angestrebt werden, wenn der Patient eine Körpertemperatur unter 38° aufweist. Eine Leukozytose ist jedoch keine Kontraindikation. Gallefisteln tragen häufig 1000 ml oder mehr in 24 h aus. Bei Fisteln mit großer Sekretmenge haben wir bereits vor der Klebung mit einer Somatostatinbehandlung begonnen, um das Fistelvolumen zu reduzieren und damit den Druck auf den Fibrinclot zu verringern. Häufig wurde diese Behandlung auch allein zum Fistelverschluß versucht. In unserem Krankengut gelang dies jedoch nur ausnahmsweise.

Fistuloskopie

Ganz allgemein gilt für den endoskopischen Verschluß von Fisteln, daß die intestinale Öffnung durch Fibrinkleber möglichst vollständig verschlossen werden soll. Bei Gallefisteln, die ihren Ursprung von biliodigestiven Anastomosen oder dem Duodenalstumpf nehmen, kann die Fistelöffnung mit dem Gastroskop oder Duodenoskop nur ausnahmsweise erreicht werden. Gallefisteln nach resezierenden Eingriffen an der Leber sind auf diesem Wege auch mit dem „Mother-Baby-Scope“ normalerweise nicht einzustellen. Es hat sich uns daher bewährt, für derartige Fisteln den Drainagekanal als endoskopischen Zugang zu benutzen. Drainagen sollten daher bei Gallefisteln so lange wie möglich belassen werden. Der Behandlungsversuch sollte nicht vor dem 10. postoperativen Tag durchgeführt werden, da ab diesem Zeitpunkt ein stabiler Drainagekanal vorliegt, der die Benutzung des Kindergastroskops auch mit Luftinsufflation erlaubt. Diese Untersuchung, die wir „Fistuloskopie“ nennen, ist technisch einfach und wird von uns inzwischen auch bei Gallefisteln, die wir auf konventionellem Wege erreichen könnten, bevorzugt. Die Fistuloskopie sollte zumindest in der frühen postoperativen Phase in Allgemeinnarkose durchgeführt werden, da sie sonst schmerzhaft ist. Bei länger bestehenden Fisteln kann eine Sedierung für die Untersuchung ausreichen. Unabdingbare Voraussetzung für einen derartigen Behandlungsgang ist die Möglichkeit zur Durchleuchtung. Dabei ist in Kooperation mit den Radiologen die Untersuchung auf einem radiologischen Durchleuchtungsplatz anzustreben, da Bildqualität und Bilddokumentation mit Bildwandler nur unbefriedigend sind.

Fistelbougierung

Die Fistuloskopie wird je nach Lumen des Drainagekanals mit dem Bronchoskop oder dem Kindergastroskop durchgeführt. Letzteres bietet dabei bessere Untersuchungsbedingungen, weil durch milde Luftinsufflation ein ggf. kollabierender Fistelgang aufgeweitet werden kann. Oft ist jedoch keine Luftzufuhr notwendig. Bei der Benutzung des Bronchoskopes entfällt die Möglichkeit, Luft zu insufflieren. Die Instillation von Kochsalz über den Instrumentierkanal hat sich in unserer Erfahrung als nur mäßig vorteilhaft erwiesen, da im Fistelsystem stets Detritus aufgeschwemmt und damit die Übersicht eingeschränkt wird. Vorteilhafter ist in solchen Fällen, über den Instrumentierkanal mit einer Perfusorspritze bolusartig Luft zu applizieren, wodurch es vorübergehend immer wieder zu guter Übersicht kommt. Um einen ausreichenden Gangdurchmesser für das Gastroskop zu erhalten, ist es gelegentlich notwendig, den Fistelgang schrittweise mit dicker werdendem Blasenspülkatheter im Laufe von Tagen aufzuweiten. Falls dies nicht gelingt, weil der Patient die Bougierungsbehandlung nicht toleriert, kann in Narkose eine Bougierung mit Hegar-Stiften auf die entsprechende Weite durchgeführt werden. Bei sehr engen Gängen haben wir gelegentlich einen Führungsdraht eingelegt und über diesen drahtgeführt eine Bougierung zur Höhle vorgenommen.

Fistelklebung

Ist das Endoskop durch den Drainagekanal an den Ort der Leckage gebracht, so wird abhängig vom Befund vorgegangen. Duodenalstumpfinsuffizienzen, die sich häufig als komplette Dehiszenz des Duodenalstumpfes präsentieren, sind gut identifizierbar (Abb. 1a, b). Leckagen der Gallenwege in eine Höhle können mitunter nur durch Applikation eines Kontrastmittels über den Instrumentierkanal oder ERCP-Katheter dargestellt werden. Der Ort des Galleaustritts wird jetzt mit Fibrin beschichtet oder mit Fibrin umspritzt. Für die Umspritzung bevorzugen wir die fraktionierte Applikation über eine einlumige Sklerosierungsnadel und geben portionsweise Fibrinogen, Kochsalz, Thrombin und noch einmal Kochsalz. Die Einzelportionen betragen dabei meist 1 ml. Bei kompletter Duodenalstumpfinsuffizienz mit großem Durchmesser (>1 cm), injizieren wir in den Rand der

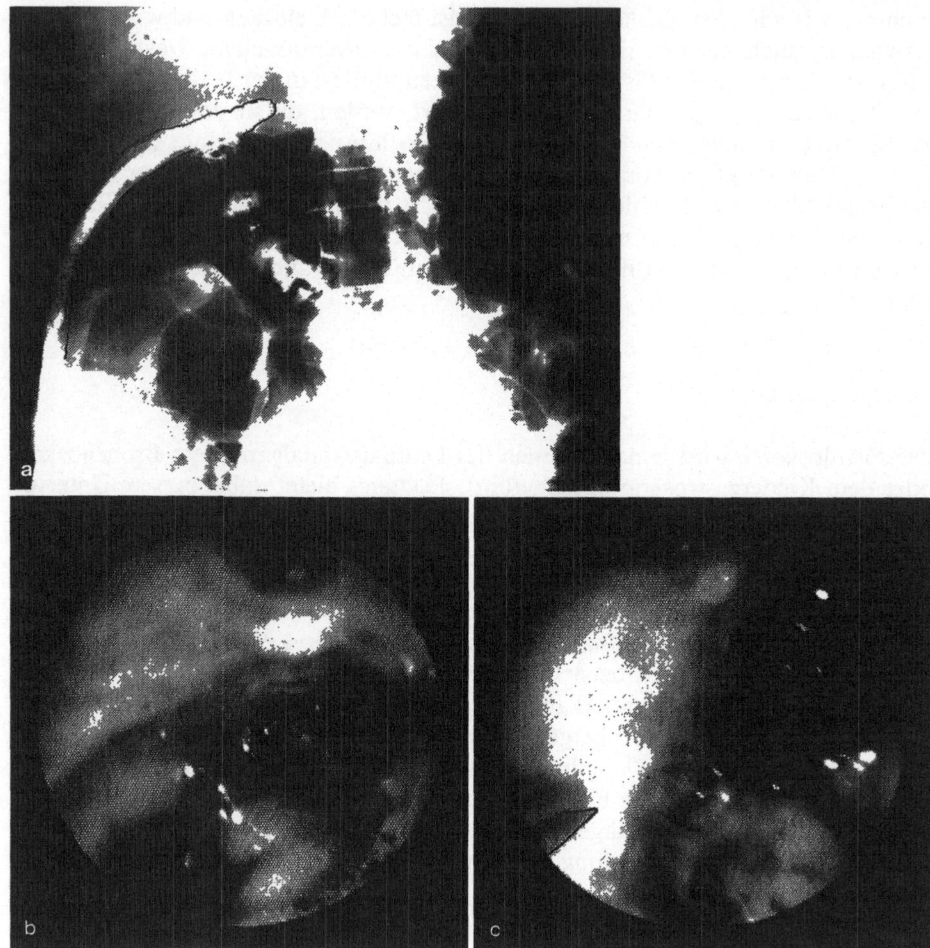

Abb. 1. a Radiologische Darstellung der Duodenalstumpfinsuffizienz durch Kontrastmittelablauf über die liegende Drainage 6 Wochen nach der letzten Operation (Patient Nr. 7). **b** Fistuloskopisches Bild des weiten offenen Duodenalstumpfes sowie des Drainagekanals. **c** Mukosa des Duodenalstumpfes nach Polidocanolinjektion erheblich aufgequollen. Sklerosierungsnadel bei 7 Uhr am Bildrand erkennbar

Mukosa Polidocanol 1%, um diese zu einer massiven Aufquellung zu bringen (Abb. 1c). Hierfür können bis zu 10 ml Polidocanol erforderlich sein. Wenn auf diese Weise eine deutliche Verkleinerung der Öffnung erreicht ist, wird Fibrinkleber über den doppellumigen Katheter (Duploject, Firma Immuno) appliziert, wobei wir anstreben, den Bereich der Fistelöffnung vollständig mit dem Fibrinclot abzudichten. Maximal werden bis zu 10 ml Tissucol verabfolgt. Falls nach dieser Maßnahme noch ein großer Anteil des Ganges nicht mit Fibrinkleber gefüllt ist, wird der Patient in Linksseitenlage gebracht und die restliche Fistel mit Prolamin (Ethibloc, Fa. Ethicon) gefüllt. Der Patient sollte etwa 20 min in dieser Position zur Aushärtung des Prolamins liegen bleiben. Zum Abschluß der Behandlung wird ein abgeschnittener Blasenkatheter oder eine Drainage in die Hautöffnung eingebracht. Dieser Katheter sollte etwa 3 cm in den Fistelgang hineinreichen und bietet die Option, bei wieder auftretender Sekretion frühzeitig eine erneute Intervention durchzuführen.

Nachbehandlung

Die Klebung wird bereits unter passender antibiotischer Abdeckung, die über 5 Tage fortgeführt wird, durchgeführt. Bei Gallefisteln haben wir ganz überwiegend und inzwischen regelhaft die postoperative Medikation von Somatostatin vorgenommen. Bisher wurde Somatostatin über einen Perfusor als Dauermedikation verabfolgt. Es besteht jetzt auch die Möglichkeit, dieses Medikament in 8-stündigem Abstand subkutan zu applizieren. Nach der Klebung werden die Patienten parenteral ernährt. Bei Gallefisteln, die nach Leberresektion aufgetreten sind bzw. bei biliodigestiven Anastomosen, die Y-en-Roux angelegt sind, wird ab dem 2. Tag die orale Flüssigkeitsaufnahme gestattet. Bleibt die Fistel trocken, erfolgt ein langsamer Nahrungsaufbau. Nach 5 Tagen wird der kurze Drainageschlauch aus der kutanen Fistelöffnung entfernt. Bei erfolgreicher Behandlung wird sich das Foramen relativ rasch schließen und der Patient kann nach sonographischer Kontrolle des Fistelbereichs am 7. oder 8. Tag nach der Behandlung entlassen werden.

Ergebnisse

An dieser Stelle sollen nur die Gallefisteln genauer betrachtet werden. Die Patientendaten sind in Tabelle 1 wiedergegeben. Sämtliche Fisteln hatten sich als enterokutane Fisteln manifestiert. Fünf der dreizehn Fisteln, die vom Duodenalstumpf oder einer biliodigestiven Anastomose herrührten, waren von auswärts zur Fistelbehandlung zugewiesen worden. Die in der ersten Spalte angegebenen Relaparotomien dienten nicht der Sanierung der Gallefistel, sondern waren wegen septischer und anderer Komplikationen erforderlich. Die im Rahmen dieser Operationen gelegentlich zusätzlich vorgenommenen Versuche, die Gallefistel lokal zu übernähen, sind in der Spalte „lokale OP, Relap" aufgeführt. Die Dauer der Fistel bezieht sich auf das Intervall vom Auftreten nach der letzten Operation bis zur Klebung. Die „Somatostatin-Therapie" ist für die Zeit vor und nach der endoskopischen Intervention angegeben. Das „Fistelvolumen" bezieht sich auf die Menge Sekret, die in den letzten 24 h vor der Klebung gemessen wurde. Alle Patienten wurden fistuloskopisch untersucht.

Fisteln vom Duodenalstumpf oder von biliodigestiven Anastomosen
Die erste Fistuloskopie haben wir 1986 bei einer Duodenalstumpfinsuffizienz nach Gastrektomie (Patient 1) vorgenommen. Die Behandlung erfolgte mit Polidocanol

Tabelle 1. Patienten- und Behandlungsdaten von Gallefisteln. *F* Fibrin (Tissucol, Fa. Immuno), *P* Polidocanol (Äthoxysklerol, Fa. Kreusler), *Pr* Prolamin (Ethibloc, Fa. Ethicon)

Nr.	Fistel nach	Fistel-ursprung	lokale Relaparo-tomie	Op. elektiv	Dauer der Fistel (Wochen)	Somatostatin (Tage)		Fistel-volumen (ml)	Fistulo-skopie (n)	Klebung (n)	Substanzen	Ergebnisse
						vor	nach					
1	Gastrektomie	Duodenal-stumpf	–	–	3.5	5	5	300	1	2	P, Pr	+
2	B-II-Resektion 11 Relaparotomien	Duodenal-stumpf	2	–	20	21	9	250	2	2	F	+
3	Gastrektomie Transversostomie Segmentresektion 5 Relaparotomien	Duodenal-stumpf Transver-sostomie	1	–	6	–	7	250	1	1	F, Pr	+
4	Gastrektomie 1 Relaparotomie	Duodenal-stumpf	1	–	1,5	–	5	300	1	1	F, P	+
5	B-II-Resektion Duodenojejunosto-mie 1 Relaparotomie	Duodenoje-junostomie Choledochus	1	–	8	10	7	300	1	1	F, P, Pr	+
6	B-II-Resektion	Duodenal-stumpf	–	2	56	–	5	50	2	2	F	+
7	Subtotale Magenresektion 3 Relaparotomien	Duodenal-stumpf	1	–	6	7	7	200	1	1	F, P, Pr	+

8	Subtotale Magenresektion	Duodenalstumpf	–	–	4	–	4	150	1	1	F	+
9	Palliative Choledochojejunostomie	Anastomose	1	–	1,5	–	7	1120	1	2	F, Pr	+
10	Gastrektomie 1 Relaparotomie	Duodenalstumpf	–	–	6	–	–	40	2	2	F	+
11	Choledochojejunostomie	Anastomose	–	–	1,5	5	5	350	1	1	F	+
12	Hepatojejunostomie	Anastomose	–	–	2	–	5	400	1	1	F	+
13	B-II-Resektion	Duodenalstumpf	–	5	44	–	7	60	3	5	F, P, Pr	0
14	Lebersegmentresektion	Segmentgallengang	–	–	1,5	–	–	50	1	1	F	+
15	Perizystektomie	Segmentgallengang	–	–	4	10	5	20	1	1	F	+
16	Hemihepatektomie	li. Hepatikus	PTCD	–	6	10	7	30	1	1	F	+
17	Hemihepatektomie	Segmentgallengang	–	–	4	–	–	50	1	1	F	+
18	Hemihepatektomie	Hepatikusgabel	–	–	7	–	5	60	1	3	F	(+)

und Prolamin, wobei letzteres in einer zweiten Sitzung 2 Tage nach der Erstbehandlung erneut blind von außen in den Fistelgang injiziert wurde. Bei allen übrigen Patienten wurde Fibrinkleber zum Fistelverschluß benutzt, Prolamin und Polidocanol kamen – wie oben beschrieben – lediglich als adjuvante Substanzen zum Einsatz.

Von 13 Fisteln, die vom Duodenalstumpf oder einer biliodigestiven Anastomose herrührten, konnten 12 verschlossen werden. Erfolglos war die Behandlung bei einer Duodenalstumpfinsuffizienz, bei der fünf operative Sanierungsversuche fehlgeschlagen waren. Der Duodenalstumpf endete bei diesem erheblich reduzierten Patienten etwa 1 cm unter der Haut. Fünf endoskopische Behandlungsversuche konnten die Sekretion nicht stoppen. In einem ähnlich gelagerten Fall mit 2 operativen Reinterventionen gelang der Fistelverschluß mit Fibrinkleber in einer zweiten Sitzung, die vier Wochen nach der ersten Behandlung durchgeführt wurde.

Fisteln nach Leberresektion

Fünf Fisteln wurden nach Resektionen an der Leber behandelt. In einem Fall persistierte die Fistel trotz liegender perkutan-transhepatischer Drainage. Bei den restlichen Patienten wurde eine Versorgung des Gallengangs mit einer Prothese aus verschiedenen Gründen nicht durchgeführt, sondern eine Verklebung von außen angestrebt. Dies gelang in allen Fällen, wobei sich in einem Fall (Patientin Nr. 18) nach der Behandlung eine zystische Formation im ehemaligen Resektionsgebiet sonographisch nachweisen ließ. Diese wurde 2mal sonographisch gesteuert punktiert, gallig tingierte Flüssigkeit aspiriert und die Höhle über die Punktionskanüle fraktioniert mit Fibrin (1 ml Fibrinogen – 1 ml physiol. NaCl – 1 ml Thrombin – 1 ml physiol. NaCl) aufgefüllt, wodurch es zu einer kontinuierlichen Verkleinerung kam.

Fisteln nach Gallengangsligatur

Ein Patient, der nicht in der Tabelle aufgeführt ist, wurde nach Billroth-I-Resektion zum Verschluß eines Lecks am Choledochus zugewiesen. Mit ERCP konnten wir einen Verschluß des Choledochus distal des Lecks nachweisen (Ligatur), woraufhin kein Versuch der Fibrinklebung unternommen wurde.

Fallbeispiel

W. W. (46 Jahre männlich, Patient Nr. 4) wurde wegen eines Magenkarzinoms (pT3, N1, Mx) gastrektomiert, splenektomiert und lymphadenektomiert. Der postoperative Verlauf war bis auf eine leicht verzögerte Erholung insgesamt unauffällig, bis am 10. postoperativen Tag eine massive gastrointestinale Blutung auftrat. Die sofort durchgeführte Gastroskopie zeigte im Oesophagus, der Anastomose und dem anschließenden Jejunum unauffällige Verhältnisse. Es trat jedoch von distal massiv frisches Blut hervor. Die sofort durchgeführte Relaparotomie bei dem schockierten Patienten ergab eine Arrosionsblutung aus der Arteria gastroduodenalis, hervorgerufen durch einen kleinen Abszeß am Duodenalstumpf. Um den Duodenalstumpf fanden sich tryptische Nekrosen durch Pankreassekret. Das Ligamentum hepatoduodenale war massiv entzündlich verändert, so daß auf die Freilegung des Choledochus zur Einlage einer T-Drainage verzichtet wurde. Der Duodenalstumpf wurde soweit möglich mobilisiert und zweireihig ver-

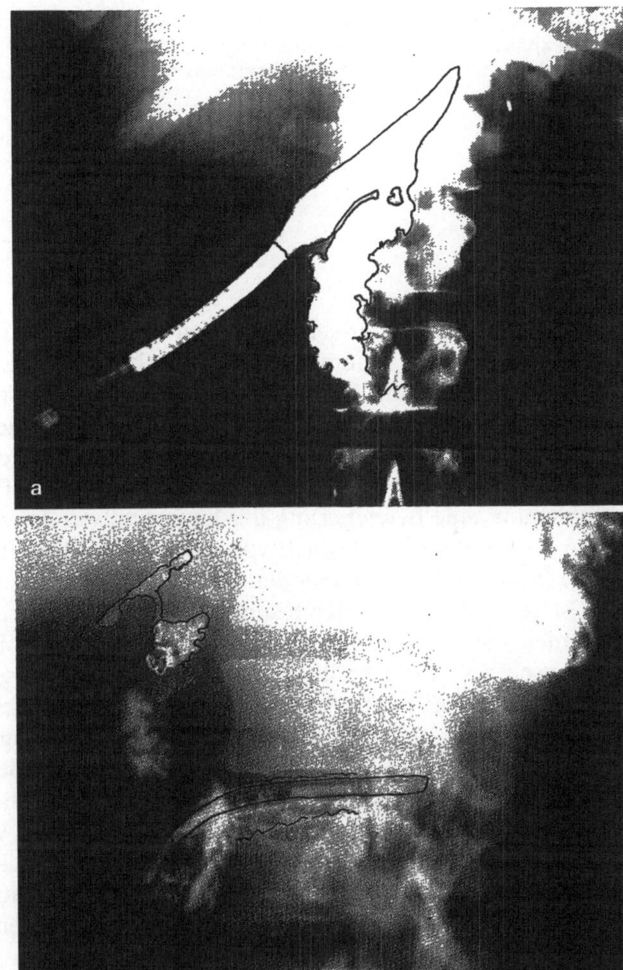

Abb. 2. a Duodenalstumpfinsuffizienz bei Patient Nr. 4 (Kasuistik). Das Endoskop liegt im Drainagekanal; über den Instrumentierkanal ist Kontrastmittel gegeben worden, und es zeigen sich 2 feine Verbindungen zum Duodenalstumpf. **b** 7 Tage nach Fibrinklebung: Darstellung des Duodenalstumpfes über die liegende Katheterduodenostomie. Kurzer Abschnitt des ehemaligen Fistelganges am Duodenalstumpf noch erkennbar

schlossen. Zur Galleableitung wurde eine Katheterduodenostomie angelegt, um eine kontinuierliche Galleableitung auf diesem Wege zu erreichen und um jegliche Sekretansammlung im Duodenum zu vermeiden. An den Duodenalstumpf wurde eine 30er Robinsondrainage gelegt. Es kam bereits 3 Tage nach dieser Relaparotomie zu einer galligen Sekretion aus der Robinsondrainage. Die Fisteldarstellung am 10. Tag nach der Relaparotomie zeigte eine Duodenalstumpfinsuffizienz. Es wurde daraufhin in Narkose die Drainage entfernt und mit dem Bronchoskop in den Drainagekanal eingespiegelt. Es konnte makroskopisch und durch Kontrastmittelfüllung die Verbindung zum Duodenum aufgefunden werden (Abb. 2a). Dieser Bereich wurde mit Polidocanol 1% infiltriert und zum Aufquellen gebracht. Danach wurde der gesamte Drainagekanal mit Fibrin gefüllt. Postoperativ erfolgt eine Somatostatinbehandlung über 5 Tage. Eine gallige Sekretion über den Drainagekanal war sofort nach Klebung nicht mehr nachweisbar. Sieben Tage nach der endoskopischen Intervention wurde über die noch liegende Duodenalfistel eine Kontrastmittelfüllung des Duodenums durchgeführt. Hierbei zeigte sich noch ein kurzer Abschnitt des Drainagekanals im Bereich des Duodenalstumpfes (Abb. 2b). Die Duodenalfistel wurde daraufhin entfernt. Auch dieser Kanal wurde sofort nach Ziehen des Katheters mit Fibrin okkludiert. Der Patient konnte 3 Tage später entlassen werden. Er ist ein Jahr nach dieser Intervention an einem Rezidiv des Karzinoms verstorben, ohne daß es zum Wiederauftreten der Fistel gekommen wäre.

Zusammenfassung

Gallefisteln nach operativen Eingriffen an der Leber oder den Gallenwegen verschließen sich meist spontan, anderenfalls bieten perkutan-radiologische oder endoskopisch-retrograde Interventionen eine erfolgversprechende und schonende Behandlungsmöglichkeit. Die Insuffizienz eines Duodenalstumpfes oder einer Y-en-Roux angelegten biliodigestiven Anastomose ist diesen Verfahren mitunter nicht zugänglich. Für derartige Fälle sehen wir in der Fistuloskopie [3, 4] und Fibrinklebung eine Bereicherung der konservativen Therapiemöglichkeiten. Inzwischen ist unsere Technik auch von anderen aufgegriffen worden [6, 9].

Die früher gefürchtete Duodenalstumpfinsuffizienz nach Resektionen am Magen ist seit Einführung der Klammernahtgeräte eine eher seltene Komplikation geworden. Wenn es jedoch zu dieser Störung kommt, kann die Behandlung problematisch sein [8]. Die in unserem Krankengut vorgestellten Patienten zeigen eindrücklich, daß häufig wegen eines septischen Verlaufes relaparotomiert werden muß und in dieser Situation eine lokale Sanierung nicht möglich ist. In diesen Fällen wird eine ausreichende Drainage lokal die einzige Maßnahme darstellen, alle weiteren Bemühungen zielen auf die Behandlung des im Vordergrund stehenden Mehrorganversagens. Bei einem derartigen Verlauf wird jeder Chirurg dankbar sein, eine nicht operative Behandlungsmöglichkeit für die persistierende Duodenalstumpfinsuffizienz zu kennen. Die operative Revision führt nicht zwangsläufig zum Erfolg, wie wir an 2 Patienten sehen konnten, die 2- bis 5mal elektiv reoperiert wurden. Bei einem dieser Patienten gelang der endoskopische Verschluß des Duodenalstumpfes. Im zweiten Fall war dies nicht möglich, da der Fistelgang eine Länge unter 1 cm aufwies. Inzwischen stufen wir derart kurze Fisteln als endoskopisch nicht therapierbar ein, da in diesen Fällen zu wenig Geweboberfläche zur Verankerung des Clots zur Verfügung steht.

Die begleitende Behandlung mit Stomatostatin halten wir für sinnvoll, wenngleich hierzu keine kontrollierten Studien vorliegen. Stomatostatin ist eindeutig geeignet, die Sekretion von Galle und Bauchspeichel zu reduzieren und damit den Druck auf die frisch verklebte Fistelöffnung zu vermindern. Eine antibiotische Abdeckung nach der Klebung sollte stets erfolgen, da alle Fisteln, auch wenn sie makroskopisch klare Galle austragen, in unserem Krankengut mikrobiologisch kontaminiert waren.

Insgesamt halten wir den hier vorgestellten Weg für eine wesentliche therapeutische Bereicherung in der Behandlung problematischer Gallefisteln. Dabei überraschen die guten Ergebnisse, die deutlich besser liegen als für die Behandlung anderer gastrointestinaler Fisteln. Wir empfehlen bei Relaparotomie wegen Duodenalstumpfinsuffizienz oder insuffizienter biliodigestiver Anastomose, eine möglichst großlumige Drainage zu plazieren, um bei persistierender Gallesekretion später mit dem Gastroskop reintervenieren zu können, da dieses Instrument eine bessere Übersicht gewährleistet als das Bronchoskop.

Literatur

1. Kaufmann SL, Kadir S, Mitchell SE, Chang R, Kinnison ML, Cameron JL, White jr RI (1985) Percutaneous transhepatic biliary drainage for bile leaks and fistulas. Am J Radiol 144:1055–1058
2. Lange V (1980) Spontane broncho-bilio-kutane Fistel. Zbl Chiurg 105:236–237
3. Lange V, Meyer G, Wenk H, Schildberg FW (1989) Fistuloscopy – a further approach for the sealing of gastrointestinal fistulae. In: Waclawiczek HW (Hrsg) Progess in fibrin sealing. Springer, Berlin Heidelberg New York Tokyo, pp 53–59
4. Lange V, Meyer G, Wenk H, Schildberg FW (1990) Fistuloscopy – an adjuvant technique for sealing gastrointestinal fistulae. Surg Endosc 4:212–216
5. McIntyre B, Ritchie JK, Hawley PR, Bartram CJ, Lennard-Jones JE (1984) Management of enterocutaneous fistulas: a review of 132 cases. Br J Surg 71:293–296
6. Nakagawa K, Monomo S, Sasaki Y, Furusawa A, Ujiie E (1990) Endoscopic examination for fistula. Endoscopy 22:115–118
7. Ponchon T, Gallez JF, Valette PJ, Chavaillon A, Bory R (1989) Endoscopic treatment of biliary tract fistulas. Gastrointest Endosc 35:490–498
8. Stücker FJ, Larena A, Hoffmann K, Zumtobel V (1973) Frühe und späte Reinterventionen nach Resektion wegen Gastro-Duodenal-Ulcus. Chirurg 44:7–14
9. Yamakawa T, Suzuki S, Kobayashi H, Honda S, Ohtaki S, Fukuda N, Amano H, Uno K (1991) Fistuloscopy for the management of postoperative intra-abdominal abscesses. Endoscopy 24:218–221

Endoskopische Applikation von Fibrinkleber zur Behandlung von Anastomoseninsuffizienzen, Perforationen und Fisteln im Gastrointestinaltrakt

H. Groitl, T. Horbach, R. Stangl, J. Scheele

Seit Dezember 1985 haben wir bei insgesamt 84 Patienten eine endoskopische Applikation von Fibrin zur Behandlung von Anastomoseninsuffizienzen, Fisteln und Perforationen im oberen und unteren Gastrointestinaltrakt (GIT) durchgeführt.

Unser Patientengut setzt sich aus 51 Patienten mit intrathorakalen Komplikationen nach Ösophagus- bzw. Mageneingriffen und 33 Patienten mit Insuffizienzen nach kolorektalen Operationen, kolorektalen oder rektovaginalen Fisteln zusammen.

Das Verfahren der Fibrinapplikation führte zu rascher Reinigung von perianastomotischen Abszeßhöhlen, Einwachsen von Granulationsgewebe und vollständiger Heilung bei 44 der 51 Patienten mit Insuffizienzen im oberen Gastrointestinaltrakt. Bei den Insuffizienzbehandlungen im unteren GIT konnten ebenfalls gute Ergebnisse erzielt werden; eine Ausnahme bildeten hier die Fisteln.

Die endoskopische Applikation von Fibrinkleber stellt also ein effektives, gezieltes und wenig patientenbelastendes biologisches Therapieprinzip dar.

Seit Anfang der 80er Jahre hat sich die Fibrinklebung zunehmend in vielen Bereichen der operativen Medizin etabliert. Erst seit Entwicklung spezieller Applikationskatheter, die eine gezielte Durchmischung der Kleberbestandteile unmittelbar am Anwendungsort zulassen, wurde eine endoskopische Applikation möglich. Der Kleber kann oberflächlich aufgetragen, aufgesprüht oder auch injiziert werden.

Material und Methode

Zu der Zeit vom 1. 12. 1985 bis 30. 11. 1993 wandten wir die endoskopische Fibrinapplikation bei 51 Patienten im oberen und 33 Patienten im unteren Gastrointestinaltrakt an.

Tabelle 1. Indikationen zur Fibrinklebung (Dezember 1985 – November 1993)

Oberer GIT (n = 81)		Unterer GIT (n = 33)	
Anastomoseninsuffizienz nach Ösophagusresektion:		Anastomoseninsuffizienz nach kolorektalen Eingriffen:	14
Ösophagogastrostomie:	18		
Ösophagokolostomie:	1		
Ösophagusperforation:	0	Kolorektale Filsteln:	13
Nahtinsuffizienz:		Rektovaginale Fisteln:	6
nach Ösophagusdivertikelresektion:	1		
Ösophagusläsion nach Myotomie:	1		

Oberer Gastrointestinaltrakt

Dieses Patientenkollektiv setzte sich aus 13 Frauen und 38 Männern im Alter von 17 bis 79 Jahren zusammen. Dabei wiesen 43 der Patienten Anastomoseninsuffizienzen nach folgenden Eingriffen auf: Ösophagusresektion und Ösophagogastrostomie (n = 18), Koloninterposition nach Ösophagusresektion (n = 1), Gastrektomie und Rekonstruktion nach Roux-Y (n = 24).

Bei 8 Patienten lagen iatrogene Perforationen, chronische Fisteln und Ösophagusläsionen nach Myotomien vor (Tabelle 1).

Bei 3 Fällen war die Diagnose einer Leckage klinisch augenfällig, bei weiteren 48 Fällen fand die Diagnosestellung durch endoskopische bzw. radiologische Untersuchung statt. Bei 10 Patienten mit Symptomen, von denen 5 normale Gastrografinpassagen hatten, konnte der Defekt nur endoskopisch gesichert werden.

Bei 8 Patienten waren erfolglose Versuche einer operativen Sanierung vorausgegangen.

Bei allen 51 Patienten standen primär mehr oder minder ausgeprägte septische Komplikationen im Vordergrund; 33 davon mußten intensivmedizinisch behandelt werden. Bei 22 Patienten bildeten sich septische Organfunktionsstörungen aus, welche Hämofiltration bzw. maschinelle Beatmung erforderlich machten.

Unterer Gastrointestinaltrakt

Hierbei handelte es sich um 33 Patienten, 14 Frauen und 19 Männer im Alter von 24 bis 84 Jahren.

Die Indikationen zur Anwendung von Fibrin waren Anastomoseninsuffizienz nach kolorektalen Eingriffen (n = 14), kolorektale (n = 13) oder rektovaginale (n = 6) Fisteln (Tabelle 1). Die Diagnosestellung erfolgte bei bestehender Symptomatik in 13 Fällen ausschließlich endoskopisch, in 20 anderen Fällen durch Kombination von endoskopischen und radiologischen Methoden; 9 der 14 Patienten mit Anastomoseninsuffizienzen waren infolge von septischen Komplikationen,

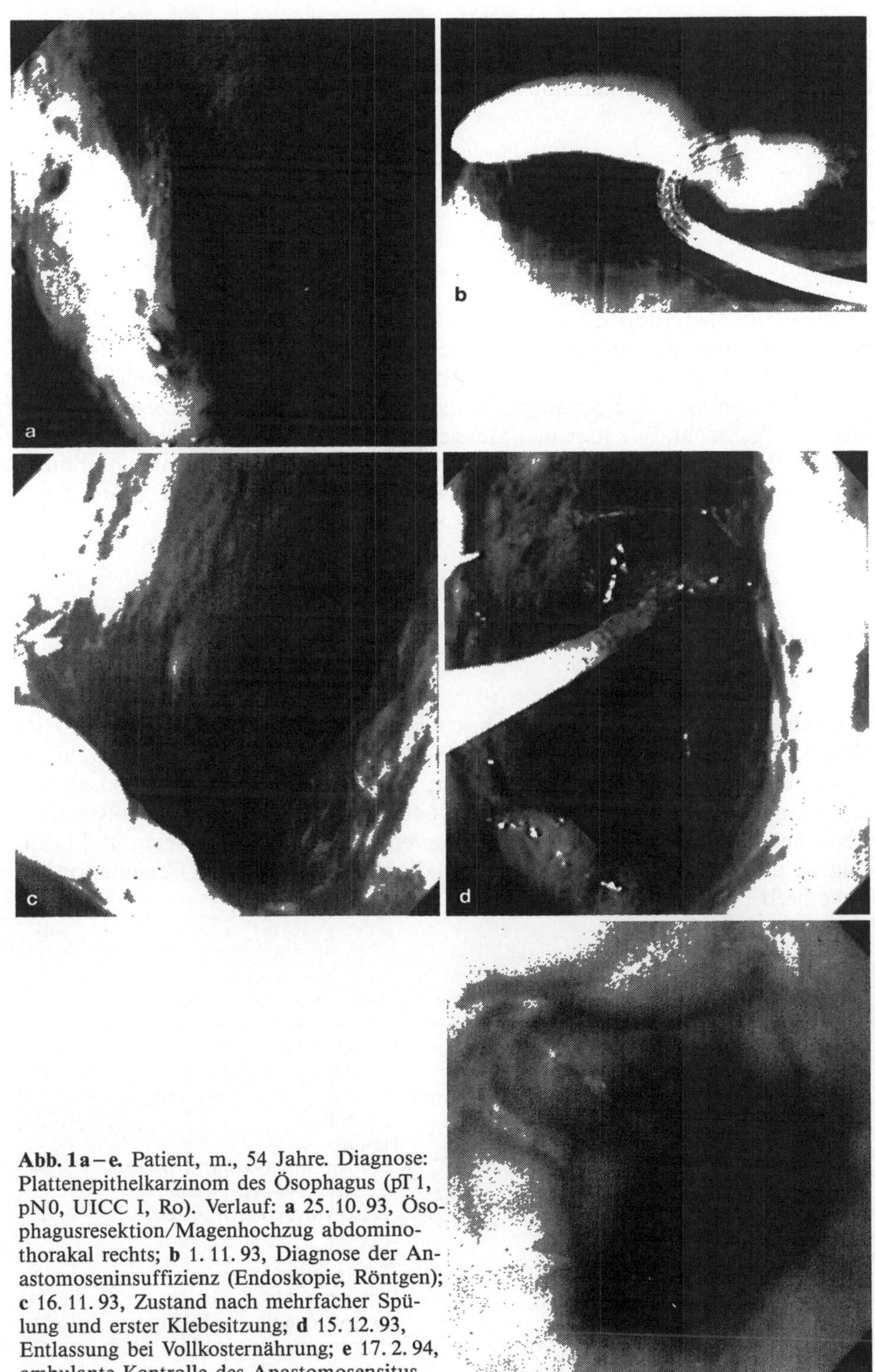

Abb. 1a–e. Patient, m., 54 Jahre. Diagnose: Plattenepithelkarzinom des Ösophagus (pT1, pN0, UICC I, Ro). Verlauf: **a** 25. 10. 93, Ösophagusresektion/Magenhochzug abdominothorakal rechts; **b** 1. 11. 93, Diagnose der Anastomoseninsuffizienz (Endoskopie, Röntgen); **c** 16. 11. 93, Zustand nach mehrfacher Spülung und erster Klebesitzung; **d** 15. 12. 93, Entlassung bei Vollkosternährung; **e** 17. 2. 94, ambulante Kontrolle des Anastomosensitus

insbesondere Peritonitiden, auf intensivmedizinische Behandlung angewiesen. Bei einem Patienten war ein erfolgloser Versuch einer operativen Revision vorausgegangen. Die 19 Patienten mit Fisteln waren bei Behandlungsbeginn in gutem Allgemeinzustand.

Technik

In allen Patientengruppen war der erste Schritt der Behandlung immer eine ausgiebige Reinigung der Abszeßhöhlen oder Fistelgänge durch Spülung mit physiologischer Kochsalzlösung. Diese wurde initial bis zu 3mal täglich gezielt endoskopisch durchgeführt. Auf gereinigte Wundflächen wurde dann sukzessive Fibrinkleber aufgebracht. Die jeweilige Menge und Häufigkeit der Anwendung wurde von den Wundverhältnissen und dem klinischen Zustand des Patienten bestimmt. Auf gute Drainage der Abszeß- bzw. Fistelsysteme wurde geachtet, in der Regel im Sinne einer Überlaufdrainage ohne Sog.

Ergebnisse

Die Behandlung mit dem oben beschriebenen Verfahren war bei 42 Patienten der Gruppe mit Läsionen im oberen GIT (82%) erfolgreich. Bei diesen zeigten die Abszeßhöhlen rasche Reinigungstendenz, Einwachsen von Granulationsgewebe und schließlich Heilung (Tabelle 2). Bei 64% der Patienten waren weniger als 5 Fibrinbehandlungen nötig, um den Patienten klinisch zu stabilisieren und nachfolgend den Verschluß der Insuffizienzen durch Einwachsen von Granulationsgewebe herbeizuführen.

Tabelle 2. Ergebnisse der Fibrinklebung (Dezember 1985 – November 1993)

Oberer GIT (n = 51)	n	[%]	Unterer GIT (n = 33)	n	[%]
Letalität infolge Sepsis	7	14	Letalität	0	0
Heilung	42	82	Heilung		
Persistierende Fistel	2	4	bei Anastomoseninsuffizienz	11	34
			bei kolorektalen Fisteln	5	15
			bei rektovaginalen Fisteln	4	12
			Persistenz		
			bei Insuffizienz	3	9
			bei kolorektalen Fisteln	8	24
			bei rektovaginalen Fisteln	2	6

Die vielversprechenden Ergebnisse der ersten Behandlungen ermutigten uns im weiteren Verlauf, Insuffizienzhöhlen mit 10 cm und mehr im Durchmesser zu behandeln, was mit einer größeren Zahl von Behandlungen und höherem Fibrinverbrauch einherging.

Bei 9 Patienten mit gutem therapeutischem Ergebnis bezüglich des Fistelverschlusses entwickelten sich Anastomosenstenosen, die weitere Behandlungen im Sinne von Dilatationen bzw. endoskopischen Kauterisierungen erforderlich machten; 7 Patienten starben infolge der bei Behandlungsbeginn bereits bestehenden septischen Komplikationen; 2 Patienten zeigten keinen vollständigen Heilungserfolg trotz intensiver Reinigung und Fibrinapplikation – die fortbestehenden Fisteln wurden nach klinischer Stabilisierung der Patienten schließlich chirurgisch saniert.

Im unteren Gastrointestinaltrakt war dieses Therapieregime bei 20 Patienten (61%) erfolgreich (Tabelle 2): 11 der 14 Anastomoseninsuffizienzen (79%) konnten dauerhaft verschlossen werden. Es sprachen allerdings nur 5 der 13 kolorektalen (38%) und 4 der 6 rektovaginalen Fisteln dauerhaft auf die Klebung an. In der Regel handelte es sich hierbei um Patienten mit lange vorbestehender Fistelung und chronischen Infektionen.

Die Behandlungsdauer (bis zu 16 Wochen) und die Frequenz der Behandlungssitzungen liegt im unteren deutlich höher als im oberen Gastrointestinaltrakt.

Diskussion

Die endoskopische Applikation von Fibrinkleber vermeidet eine weitere Traumatisierung des Patienten, wie dies z. B. bei einer Rethorakotomie oder Relaparotomie der Fall wäre, und erfüllt dabei doch die Prinzipien der septischen Chirurgie (Eröffnung, Reinigung und Drainage). Im Gegensatz zur chirurgischen Reoperation, bei der gesundes Gewebe mitgeschädigt und häufig auch kontaminiert wird, beeinträchtigt die endoskopische Vorgehensweise die Umgebungsstrukturen nicht. Die Gesamtbelastung des häufig durch septische Komplikationen geschwächten Patienten wird durch kurze, wenig belastende endoskopische Behandlungen gering gehalten. Bei instabilen Patienten ist kein Transfer von der Intensivstation zu einer Behandlungseinheit erforderlich. Räumliche (Operationssäle) und auch personelle Resourcen (Endoskopiker und Assistenz im Gegensatz zu beispielsweise OP-Team, Anästhesie und Intensivteam) werden wenig belastet. Nach entsprechend erfolgreichem stationären Behandlungsbeginn kann eine weitere, häufig frühzeitige ambulante Betreuung der Patienten erfolgen.

Die Behandlung von postoperativ aufgetretenen Anastomoseninsuffizienzen ist in hohem Maße erfolgreich. Demgegenüber stehen die relativ kontroversen Ergebnisse bei der Therapie chronischer Läsionen insbesondere im unteren GIT. Neben vielversprechenden einzelnen Erfolgen finden sich Patienten mit langfristig frustranen Verläufen. Hier muß das Vorgehen sicher jeweils im Einzelfall erwogen werden, wobei die geringe Belastung durch die Fibrinbehandlung unter

Umständen einem operativen Vorgehen mit ebenfalls oft unwägbarem Resultat vorzuziehen wäre.

Zusammenfassung

In der Zusammenfassung unserer Ergebnisse sehen wir 3 wesentliche Vorteile:

1) Die endoskopische Behandlung macht eine effektive Drainage von mediastinalen oder pararektalen Abszessen nach Anastomoseninsuffizienzen möglich. Septische Komplikationen können bei frühzeitigem Behandlungsbeginn häufig vermieden werden.
2) Die Applikation von Fibrinkleber unterstützt die lokale Reinigung und fördert den Heilungsprozeß durch Stimulation der Ausbildung von Granulationsgewebe, so daß sich auch sehr voluminöse Läsionen sicher verschließen lassen.
3) Endoskopische Diagnostik erlaubt meist zuverlässiger als z.B. radiologische Verfahren den Nachweis von Läsionen der genannten Art im Gastrointestinaltrakt eine Einleitung der Behandlung ist bereits in gleicher Sitzung möglich.

Literatur

Despang F (1992) Endoskopischer Fistelverschluß postoperativer Anastomoseninsuffizienzen im Gastrointestinaltrakt durch Fibrinklebung. In: Gebhardt C (Hrsg) Fibrinklebung in der Allgemein- und Unfallchirurgie, Orthopädie, Kinder- und Thoraxchirurgie. Springer, Berlin Heidelberg New York Tokyo, S 75–77

Eimiller A (1988) Behandlung von Fisteln bei M. Crohn durch Fibrinklebung. In: Manegold BC, Jung M (Hrsg) Fibrinklebung in der Endoskopie. Springer, Berlin Heidelberg New York Tokyo, S 147–151

Groitl H, Scheele J (1987) Erste Erfahrungen mit der endoskopischen Anwendung eines Fibrinklebers am oberen Gastrointestinaltrakt. Z Herz Thor Gefäßchir [Suppl 1]

Groitl H, Scheele J (1987) First experiences with endoscopic application of fibrin tissue adhesive in the upper gastrointestinal tract. Surg Endoscopy 1:93–97

Jung M (1988) Verklebung von Fisteln am Ösophagus. In: Manegold BC, Jung M (Hrsg) Fibrinklebung in der Endoskopie. Springer, Berlin Heidelberg New York Tokyo, S 47–54

Jung M, Brands W, Manegold BC (1987) Endoskopische Fibrinklebung. Z Herz Thor Gefäßchir 1 [Suppl 1]:79–83

Lange V (1988) Endoskopischer Verschluß gastrointestinaler Fisteln. In: Manegold BC, Jung M (Hrsg) Fibrinklebung in der Endoskopie. Springer, Berlin Heidelberg New York Tokyo, S 125–160

Lange V, Meyer G (1990) Fistuloscopy – an adjuvant technique for sealing gastrointestinal fistulae. Surg Endoscopy 4:212–216

Lange V, Meyer G, Rau H, Mewes A (1992) Endoskopische Intervention bei postoperativen Fisteln. In: Gebhardt C (Hrsg) Fibrinklebung in der Allgemein- und Unfallchirurgie, Orthopädie, Kinder- und Thoraxchirurgie. Springer, Berlin Heidelberg New York Tokyo, S 99–106

Lange V, Meyer G, Rau H, Schildberg FW (1992) Endoskopische Therapie gastrointestinaler Fisteln. Chir Gastroenterol 8:344–349

Papadopoulos I, Schnapka B, Kelami A (1987) Verschluß von Blasen-Scheiden-Fisteln im Experiment und in der Klinik mit Hilfe von Humanfibrinkleber. In: Kubli F, Schmidt W, Gauwerky J (Hrsg) Fibrinklebung in der Frauenheilkunde und Geburtshilfe. Springer, Berlin Heidelberg New York Tokyo, S 146–151

Waclawiczek H-W, Heinermann M, Meiser G, Lexer G (1992) Verhütung bzw. Behandlung postoperativer Fisteln. Neue Indikationen für die Fibrinklebung. Wien Klin Wochenschr 104:474–481

Wenzel M (1985) Fistelverschluß mit Fibrinkleber. Chir Prax 34:267–272

Widmaier G (1987) Anwendung von Fibrinkleber bei der Behandlung von Vesicovaginalfisteln. In: Kubli F, Schmidt W, Gauwerky J (Hrsg) Fibrinklebung in der Frauenheilkunde und Geburtshilfe. Springer, Berlin Heidelberg New York Tokyo, S 152–153

Wolf N (1988) Indikationen zur Fibrinklebung in der Proktologie. In: Manegold BC, Jung M (Hrsg) Fibrinklebung in der Endoskopie. Springer, Berlin Heidelberg New York Tokyo, S 161–163

Nahtinsuffizienz nach operativen Eingriffen an Kolon und Rektum

F. J. Despang

Seit über 10 Jahren ist die Fibrinklebung ein fester Bestandteil der chirurgischen Therapie. Nach ihrem primären Einsatz in der Allgemeinchirurgie bei der Klebung und Abdichtung traumatisierter, parenchymatöser Organe bzw. der Versiegelung von Wundflächen oder der zusätzlichen Sicherung von Anastomosen, erhält die Fibrinklebung in der minimal-invasiven Chirurgie, speziell der endoskopischen Chirurgie, ein immer größeres Einsatzgebiet aufgrund ihrer physiologischen Grundlage.

Der Klebevorgang stellt eine Imitation der Endphase der plasmatischen Gerinnung durch einen Zweikomponentenfibrinkleber (Tissucol) bei 25fach höher dosiertem Fibrinogengehalt als im menschlichen Serum dar. Ein variabler Aprotininzusatz dient der Fibrinolysehemmung.

Ein neues Indikationsgebiet in der minimal-invasiven Chirurgie ist der endoskopische Fistelverschluß mittels Fibrinkleber. Hierdurch können postoperativ entstandene Anastomoseninsuffizienzen und Fisteln nach resezierenden Eingriffen im unteren Gastrointestinaltrakt unter Vermeidung eines Operationstraumas, z. B. durch Nachresektionen, geschlossen werden.

Indikation

Die Indikation zur endoskopischen Fibrinklebung bei postoperativ entstandenen Fisteln durch Nahtinsuffizienzen ist gegeben bei Patienten mit erhöhtem Operations- und Narkoserisiko z. B. Intensivtherapiepatienten, weiterhin bei Patienten, die sich bereits mehrfachen Voroperationen unterziehen mußten sowie bei operativ schwer zugänglichen Fistelsystemen, bei denen kein anatomischer Operationssitus zu erwarten wäre.

Ein weiteres Kollektiv stellt die Patientengruppe dar, die sich bereits erfolglosen Versuchen einer konservativen Fisteltherapie, z. B. durch langfristige totale parenterale Ernährung unterzogen hat. Ebenso ist bei Patienten mit Anlage eines vorgeschalteten Entlastungsstomas eine minimal-invasive endoskopische Fisteltherapie indiziert.

Indikationen zur endoskopischen Fistelklebung:
1. Patienten mit erhöhtem Operations- und Narkoserisiko, z. B. Intensivtherapiepatienten,
2. operativ schwer zugängliche Fistelsysteme,
3. Patienten nach mehrfachen Voroperationen,
4. Zustand nach erfolgloser konservativer Fisteltherapie,
5. Zustand nach erfolglosem Entlastungsstoma.

Kontraindikation

Bei Patienten, die lokale Tumorrezidive erlitten haben, ist der endoskopische Fistelverschluß kontraindiziert. Ebenfalls sind Patienten mit entzündlichen Darmerkrankungen, wie M. Crohn oder Colitis ulcerosa von der endoskopischen Fistelklebung mittels Fibrinkleber ausgeschlossen. Fisteln mit einem Durchmesser über 15 mm sowie Fisteln mit einer Länge unter 1 cm bei einem Durchmesser von über 10 mm sollten ebenfalls nicht mit dieser Methode behandelt werden. Weiterhin muß sichergestellt sein, daß im aboralen Anteil des Darmabschnittes (Bezugspunkt innere Fistelöffnung) keine Stenose vorliegt. Diese würde zu einer prästenotischen Druckerhöhung und zum Auspressen des Fibringerinnsels aus der Fistel führen.

Kontraindikationen:
1. Lokales Tumorrezidiv,
2. entzündliche Darmerkrankungen, z. B. M. Crohn oder Colitis ulcerosa,
3. Fistellumen über 15 mm,
4. Fistellänge unter 10 mm, Lumen über 10 mm,
5. postfistuläre Lumenstenose.

Technik

Patientenvorbereitung

Einen Tag vor geplanter endoskopischer Fistelklebung mittels Fibrinkleber wird dem Patienten ein zentraler Venenkatheter plaziert. Neben Nulldiät und totaler parenteraler Ernährung wird eine Darmlavage mit ca. 6 l Golytely-Lösung, ähnlich der Vorbereitung einer Dickdarmoperation, durchgeführt. Periendoskopische Antibiotikaprophylaxe ist obligat.

An präoperativen Laborkontrollen werden folgende Parameter überprüft: Kleines Blutbild, Serumelektrolyte nach Darmlavage, Harnstoff, Kreatinin sowie die Gerinnungsparameter.

Bei Intensivtherapiepatienten ist die Substitution von Faktor XIII nach Laborkontrolle ab einem Wert von 40% obligat.

Fistelvorbereitung

Die Fistel wird chemisch und mechanisch 3 Tage vor der geplanten Fistelklebung präpariert. Der Fistelkanal wird mit einer Polyvidonjod-Nebacetin-Lösung 2mal täglich über 3 Tage angespült. Nach jeder Polyvidonjod-Nebacetin-Spülung wird der Fistelkanal mit einem Gemisch von Streptodornase- und Streptokinase (Varidase) aufgefüllt. Die Instillation der Lösung erfolgt über Knopfsonden oder über Drainagekatheter, die in die äußere Fistelöffnung eingeführt werden.

An mechanischen Maßnahmen wird die Fistel direkt vor der geplanten Fibrinklebung mit einem scharfen Löffel von außen so weit als möglich kürettiert. Zusätzlich wird nach Plazierung des Endoskops über den Biopsiekanal eine Reinigungsbürste vorgeschoben, die darmseitige Fistelöffnung hiermit intubiert und so weit wie möglich angerauht (Abb. 1). Zusätzlich wird die innere Fistelöffnung durch Elektrokoagulation angefrischt. Diese Maßnahmen dienen der Deepithelisierung des Fistelkanals und schaffen einen frischen Wundgrund mit Blutaustritten im kapillären Bereich.

Zur Plazierung des Fibrinklebers können verschiedene Sondensysteme benutzt werden: Praktisch ist ein 2lumiger Instillationskatheter, bei dem sich beide Komponenten erst nach Einführen des Katheters in dem Fistelgang vor Ort vermischen. Hierdurch wird ein frühzeitiges Ausclotten des Fibrinklebers im Applikationskatheter vermieden. Einfach und ebenso praktikabel sowie preiswerter ist die Anwendung der handelsüblichen Infusomatschläuche sowie Perfusorverlängerungen, die den Biopsiekanal eines Endoskops passieren können. Sie müssen je-

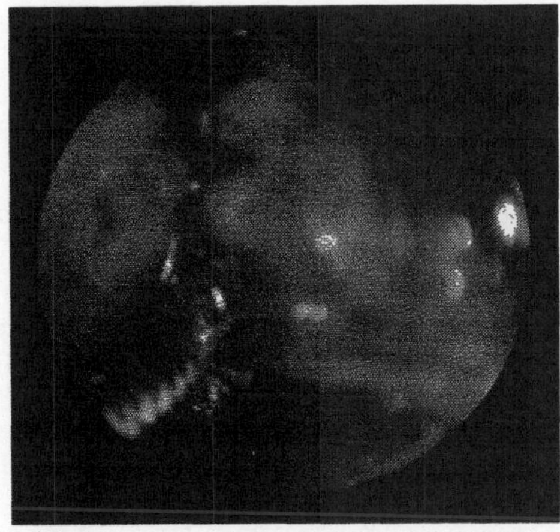

Abb. 1. Anfrischen der inneren Fistelöffnung mittels Reinigungsbürste

doch vorher außen mit einem Silikongleitmittel benetzt werden. Die Spitze des Schlauchsystems soll angeschrägt werden, um die Intubation der Fistelöffnung zu erleichtern.

Vor der Fistelpräparation muß ausreichend erfahrenes Assistenzpersonal zur Verfügung stehen, um die Materialien entsprechend zügig anreichen zu können. Der Fibrinkleber muß entsprechend den Herstellervorschriften präpariert sein sowie die ausreichende Verarbeitungstemperatur erreicht haben.

Eine Besonderheit der Fibrinkleberpräparation besteht darin, daß zusätzlich zu dem bereits herstellerseits zugemischten Aprotinin die Aprotininkonzentration im Fibrinkleber auf 5000 IE erhöht wird durch Zusatz von Aprotininlösung zum Lösungsmittel des Thrombins. Wir verwenden nicht den gefriergetrockneten, sondern den tiefgefrorenen Fibrinogenanteil und zur Herstellung der Thrombinkomponente das Applikationsset der Fa. Immuno. Dieses bietet die Möglichkeit, die Zumischung von Aprotinin zur schon fertig gelieferten Kalziumchloridlösung variabel zu halten, um mit diesem Lösungsmittel die gefriergetrocknete Thrombinkomponente aufzulösen. So stehen zum Fistelverschluß 2 unterschiedliche Thrombinkomponenten zur Verfügung: Einmal eine schnelle Kleberkomponente mit 500 IE Thrombin sowie eine langsame Kleberkomponente mit 4 IE Thrombin.

Sowohl bei Verwendung des 2lumigen Klebekatheters als auch bei Verwendung von einlumigen Kathetersystemen sind beide Komponenten zusammen zu applizieren. Bei Applikation durch den 2lumigen Klebekatheter entfällt jedoch das Nachspülen mit 1 ml einer 0,9%igen Kochsalzlösung, da beide Komponenten sich erst an der Katheterspitze vermischen. Bei Verwendung eines einlumigen Klebesystems ist jedoch das Nachspülen notwendig, um ein Ausclotten des Fibrinklebers im Applikationskatheter zu vermeiden. Dann kann dieser zu einer erneuten Kleberapplikation verwendet werden.

Ein aufeinanderfolgendes Applizieren zunächst der Fibrinkomponente und danach der Thrombinkomponente ist jedoch bei der Fistelklebung zu vermeiden, im Gegensatz zur Applikation bei Unterspritzung einer gastrointestinalen Blutung. Innerhalb eines Fistelgangs würde keine ausreichende Vermischung beider Komponenten erfolgen.

Fistelklebung

Es bestehen prinzipiell 2 Möglichkeiten der Fistelklebung:

1. Die Plazierung des Klebekatheters durch die äußere Fistelöffnung unter endoskopischer Sicht auf das innere Fistellumen in die innere Fistelöffnung (s. Abb. 2).
2. Die Intubation der inneren Fistelöffnung mittels eines über den Biopsiekanal des Endoskops vorgeschobenen Applikationskatheters (s. Abb. 3).

Die erste Möglichkeit ist erfolgversprechend bei relativ gradlinigen und kurzstreckigen Fisteln. Die zweite Möglichkeit hat sich bewährt bei verzweigten Fistelgangsystemen.

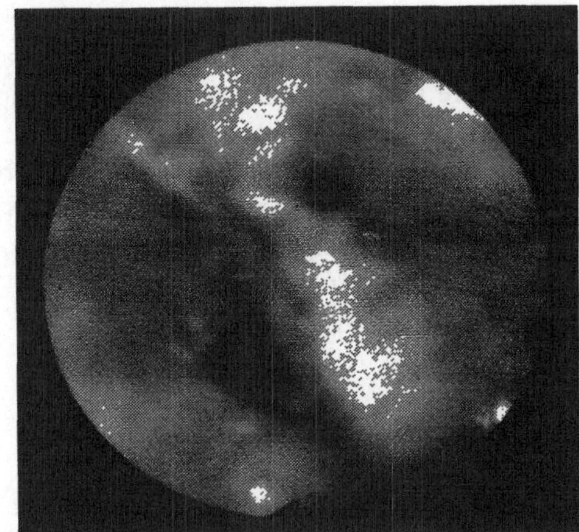

Abb. 2. Über die kutane Fistelöffnung in die innere Fistelmündung plazierter Klebekatheter

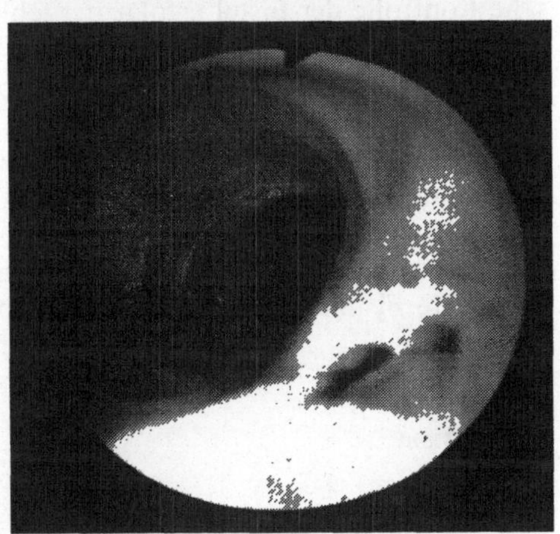

Abb. 3. Intubation der inneren Fistelmündung mittels einlumigen Klebekatheters

1) Die Plazierung des Klebekatheters erfolgt über die äußere Fistelöffnung zur darmseitigen Fistelöffnung unter koloskopischer Sicht. Sobald der Klebekatheter in der inneren Fistelöffnung erscheint, wird er um 0,5 cm zurückgezogen und ein Fibrinclot mit der schnellen Klebekomponente (500 IE Thrombin) appliziert, um so das darmseitige Fistellumen zu verschließen (s. Abb. 5). Anschließend wird der Applikationskatheter kontinuierlich zurückgezogen und Fibrinkleber der langsamen Klebung (4 IE Thrombin) instilliert, bis das Fistellumen komplett aufgefüllt ist.
2) Bei komplexen Fistelsystemen ist es vorteilhaft, den Fibrinkleber nach Intubation der inneren, darmseitigen Fistelöffnung über das 2lumige Schlauchsystem in das Fistelsystem einzufüllen. Hierzu wird ausschließlich Fibrinkleber der langsamen Klebung (4 IE Thrombin) verwendet. Eine zusätzliche Hilfestellung bietet die Lagerung des Patienten auf die Körperseite, an der die äußere Fistelöffnung austritt, um den Fibrinkleber in das Gangsystem fließen zu lassen.

Sobald genügend Fibrinkleber verfüllt ist, so daß dieser aus der äußeren Fistelöffnung austritt, kann der Klebevorgang beendet werden. Zum Abschluß wird in die innere Fistelöffnung noch ein Fibrinclot mit der schnellen Klebekomponente (500 IE Thrombin) eingepaßt.

Die früher übliche Anwendung des Fibrinklebers mittels eines 4lumigen Tissumat-Schlauchsystems unter Druckanwendung und Versprühung des Fistelklebers im Fistelsystem zeigte bei verschiedenen Anwendungen Komplikationen, z. T. mit tödlichem Ausgang durch Luftembolie. Die Anwendung des Tissumat-Schlauchsystems sollte ausschließlich erfahrenen Anwendern vorbehalten sein.

Nachbehandlung

Für eine Woche erfolgt bei Nulldiät die totale parenterale Ernährung, dann erfolgt bei klinisch unauffälligem Verlauf der Kostaufbau. Die früheste radiologische Kontrolle der Fistel erfolgt bei fehlendem Anhalt für ein Fistelrezidiv nach 3 Wochen mit Gastrografindarstellung des unteren Gastrointestinaltraktes, ansonsten erfolgt sie direkt über eine verbliebene äußere Fistelöffnung.

Nachbehandlung:
1. Parenterale Ernährung (5–7 Tage),
2. Kostaufbau nach ca. 1 Woche,
3. radiologische Kontrolle mit Gastrografin-KE nach 3 Wochen,
4. direkte Fisteldarstellung mit wasserlöslichem Kontrastmittel.

Ergebnisse

In dem Zeitraum von März 1988 bis Juni 1991 wurden an der Chirurgischen Universitätsklinik Würzburg 19 Patienten mit Fistelbildung im Darmbereich behandelt (Tabelle 1). Hierbei bestanden 2 Fisteln im Dünndarmbereich, wobei es sich

Tabelle 1. Ergebnisse der Fibrinklebung (März 1988 bis Juni 1991); Erfolgsquote: 63% der behandelten Patienten

Fistellokalisation	Patientenanzahl	Anzahl Klebungen	Verlauf
Dünndarmfistel multipel	2	5	1mal verschlossen 1mal Rezidiv
Anastomosen-insuffizienz nach Dickdarm-resektion	12	6mal 1 3mal 2 2mal 3	11mal verschlossen 1mal Rezidiv
Hohe Rektum-fistel	5	3mal 2 1mal 3 1mal 4	3mal verschlossen 1mal Rezidiv 1mal in Behandlung

in einem Fall um multiple Dünndarmfisteln handelte. Eine Fistel konnte erfolgreich verschlossen werden, im anderen Fall kam es zu mehrfachen Rezidiven. Ebenfalls wurden hohe transsphinktäre Rektumfisteln, die nicht iatrogener Ursache waren, mit der endoskopischen Fibrinklebung behandelt. Hierbei konnte in 3 von 5 Fällen ebenfalls ein Verschluß erzielt werden, wobei in allen Fällen die Fistel durch das Kontinenzorgan verlief.

In 12 von 19 Fällen handelte es sich um eine Fistelbildung durch Nahtinsuffizienz von Anastomosen im Dickdarmbereich. Hierbei lagen 6 Anastomosen im Bereich des unteren Dickdarmabschnittes nach anteriorer Rektumresektion. 1 Anastomose lag im Bereich des rechten Hemikolons, 5 weitere Anastomosen im Bereich des linken Hemikolons. In 11 von 12 Fällen konnte die Fistelbildung mittels Fibrinklebung verschlossen werden, hierbei waren jedoch bis zu 3 Sitzungen notwendig. In jeder Sitzung konnte das Fistellumen verkleinert werden. In einem Fall kam es zu keinem Verschluß des Fistellumens. Die ca. ein Jahr später durchgeführte Sektion zeigte ein Karzinomrezidiv im Bereich der Anastomose.

Insgesamt konnte in 62% der behandelten Fälle ein erfolgreicher Fistelverschluß mittels Fibrinklebung durchgeführt werden.

Im folgenden sollen 2 Kasuistiken den Vorgang der postoperativen Fistelklebung darstellen.

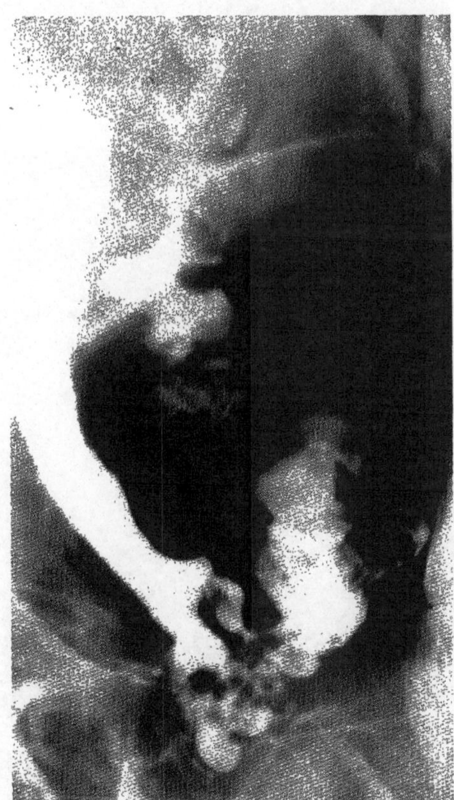

Abb. 4a. Rektum- und Kolonkontrasteinlauf mit Darstellung einer breiten Anastomoseninsuffizienz nach tiefer anteriorer Rektumresektion (T2, N0, M0)

Beobachtung 1: Bei einem 64jährigen männlichen Patienten entwickelte sich nach tiefer anteriorer Rektumresektion bei Adenokarzinom des Rektums in 8 cm Höhe (T2, N0, M0) eine Anastomoseninsuffizienz am 10. postoperativen Tag. Die Dehiszenz umfaßte ein Viertel der Hinterwand bis zur lateralen Zirkumferenz. Es kam zur quantitativen Stuhlentleerung über die breite Leckage (Abb. 4a). Es gelang, den Klebekatheter von außen in die Leckagestelle einzuführen (Abb. 2). Nach 2maliger Klebung war die Fistelöffnung verschlossen. Die Abbildung zeigt den in der inneren Fistelöffnung plazierten Fibrinclot (Abb. 4b). Eine kleine Resthöhle drainierte sich über den Darm. Die Nachuntersuchung nach 15 Monaten durch Endoskopie zeigte unauffällige Anastomosenverhältnisse.

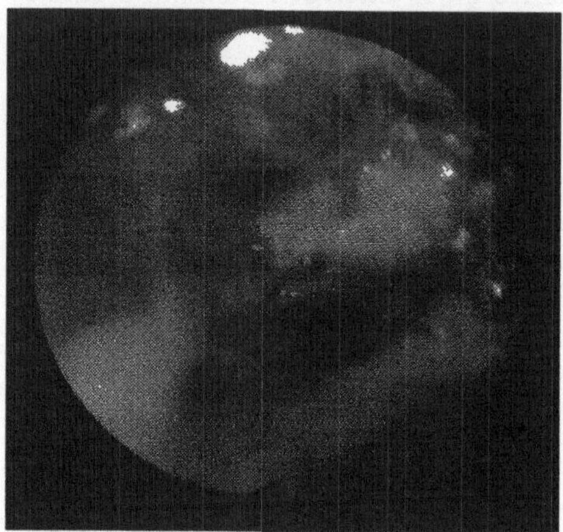

Abb. 4b. Verfestigter Fibrinclot in einer Anastomosenleckage bei tiefer anteriorer Rektumresektion

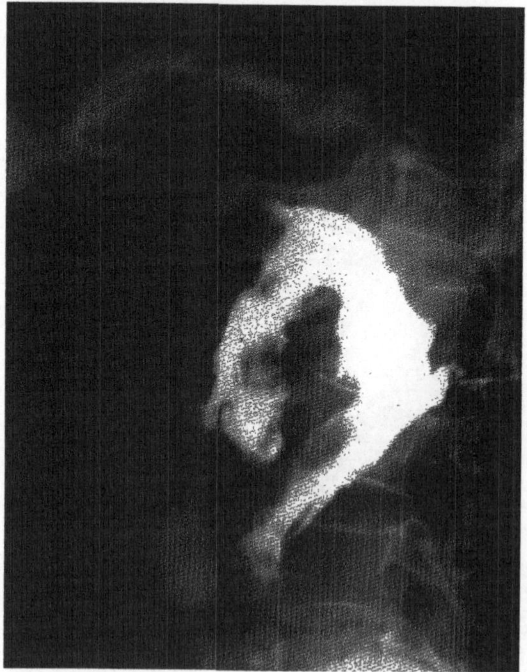

Abb. 5a. Fisteldarstellung einer Kolon-Haut-Fistel bei Kolondivertikulose linke Kolonflexur

Beobachtung 2: Im zweiten Fall, ein 56 Jahre alter männlicher Patient, entwickelte sich bei ausgeprägter Kolondivertikulose nach Tumornephrektomie und Pankreasteilresektion eine Kolonhautfistel. Es entleerte sich täglich über 1 l stark amylasehaltiges Sekret über die äußere Fistelöffnung im Bereich der linken Kolonflexur (Abb. 5 a). Die Darstellung der Fistel bei ausgeprägter Divertikulose erfolgte durch Einspritzen von Methylenblau und Milch in den äußeren Fistelkanal. Hierdurch konnte sicher die innere Fistelöffnung gefunden werden. Die innere Fistelöffnung wurde mit einem damals noch 4lumigen Sprühkatheter intubiert (Abb. 5 b). Es wurde so lange Fibrinkleber mit 4 IE Thrombin in die innere Fistelöffnung instilliert, bis dieser aus der äußeren Fistelöffnung austrat. Anschließend wurde ein Fibrinclot in die innere Fistelöffnung

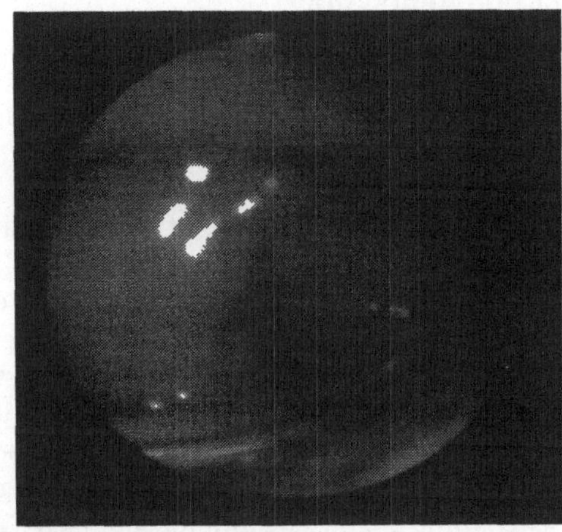

Abb. 5 b. Intubation der darmseitigen Fistelöffnung mittels Sprühkatheter

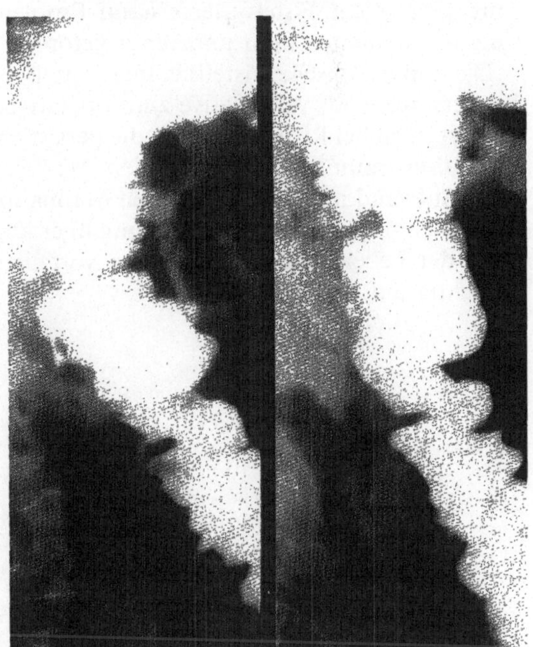

Abb. 5 c. Darstellung der vollständig verschlossenen Darmfistel mittels KE am 10. Tag nach Fibrinklebung

mit 500 IE Thrombin appliziert. Die postoperative Röntgenkontrolle am 10. Tag nach Fibrinklebung zeigte die innere Fistelöffnung verschlossen. Über die äußere Fistelöffnung trat direkt nach Fibrinklebung kein Sekret mehr aus (Abb. 5c).

Durch eine einmalige Fistelklebung konnte somit ein vollständiges Sistieren der Sekretion nach einer insgesamt 4monatigen konservativen Therapie mit Nulldiät und parenteraler Ernährung erreicht werden. Der Patient wurde bei Vollkosternährung nach 2wöchigem Krankenhausaufenthalt entlassen.

Zusammenfassung

Durch die Möglichkeit, postoperative Insuffizienzen im Nahtstellenbereich nach resezierenden operativen Verfahren im unteren Gastrointestinaltrakt mittels Fibrinklebung erfolgreich zu verschließen, ist im Rahmen der minimal-invasiven Chirurgie die Möglichkeit zur nicht operativen Fistelsanierung gegeben. Eine Erfolgsquote von über 60% zeigt eine deutliche Überlegenheit gegenüber konservativen Verfahren bei Vermeidung eines Operationstraumas. Die Indikationen sind dargestellt. Gründe für Rezidive, Therapieversager und Komplikationen liegen größtenteils in einer falschen Indikationsstellung. Patienten mit lokalen Tumorrezidiven oder entzündlichen Darmerkrankungen sind von diesem Verfahren ausgeschlossen. Ebenso ist ein Fisteldurchmesser über 1,5 cm nicht erfolgversprechend behandelbar. Von grundlegender Wichtigkeit ist die akkurate Vorbereitung der Fistel durch chemische und mechanische Vorbereitungsmaßnahmen. Die teilweise schwierige und ungenügende Deepithelisierung des Fistelkanals sowie die Sondierung verzweigter Fistelsysteme kann Probleme schaffen. Eine exakte Vorbereitung des Patienten muß unbedingt gefordert werden.

Die endoskopische Fisteltherapie mittels Fibrinkleber ist eine vom Trend erfolgversprechende Alternative zum operativen Verfahren. Bei einfacher Technik kann speziell bei Risikopatienten die persistierende Fistel ohne Narkoserisiko und Operationstrauma behandelt werden. Vergleicht man den relativ geringen materiellen Aufwand mit einer operativen Maßnahme sowie aufwendiger konservativer Therapie mit parenteraler Ernährung über längere Zeit mit deutlicher Einschränkung der Lebensqualität, liegen die Vorteile der endoskopischen Fibrinklebung eindeutig auf der Hand.

Endoskopische Fibrinklebung zur Behandlung von Fisteln bei Morbus Crohn

A. Eimiller

Die Techniken der endoskopischen Fibrinklebung bei M.-Crohn-Fisteln und bei gastrointestinalen Blutungen wurden 1985 entwickelt und erstmals bei Patienten erfolgreich angewendet [1, 2].

Technik

Die Technik der endoskopischen Fibrinklebung bei Crohn-Fisteln beinhaltet ein Vorgehen in mehreren Schritten:

1. Die Behandlung der Grundkrankheit entsprechend der Entzündungsaktivität.
2. Die Vorbereitung des Patienten für die Fibrinklebung. Es erfolgt dazu eine Darmreinigung wie zur Ileokoloskopie.
3. Die Vorbereitung des Fistelkanals für die Fibrinklebung. Der Fistelkanal wird dafür mechanisch und enzymatisch (Kollagenase, Streptokinase, Streptodornase) gereinigt, das den Fistelkanal umgebende Granulationsgewebe wird vorher durch Kontaktlaser mit der Bare-fibre (Verfahren nach Prof. P. Berlin) zerstört.
4. Die Fibrinklebung. Dazu wird zunächst das darmluminale Ende der Fistel durch Einbringen eines Fibrinclots an das Fistelende und in das umliegende Gewebe verschlossen. Anschließend erfolgt das Ausfüllen des gesamten Fistelkanals in entsprechender Weise. Benützt wird Fibrinkleber folgender Zusammensetzung:

   Komponente I (2 ml):
   Fibrinogen 140–220 mg,
   Fibronektin 4–18 E,
   Gerinnungsfaktor XIII 20–100 E,
   Plasminogen 0,04–0,16 mg.

   Komponente II (2 ml):
   Aprotinin 60000 KIE,
   Thrombin 1000 IE,
   Kalziumchlorid 40 µmol.
5. Nachbehandlung. Diese besteht aus parentaler Ernährung für 10 Tage und der Gabe von Gerinnungsfaktor XIII 1500 IE für 3 Tage und von 7-S-Immunglobulin 5 g für 5 Tage.

Fallbeispiel

Im folgenden wird die erste Patientin, bei der 1985 eine endoskopische Fistelklebung durchgeführt wurde, dargestellt:

Patientin XY., geb. 1962.
Stationäre Aufnahme: 08.09.1985.

Aufnahmebefund:
Stark reduzierter AZ und EZ, Pulsfrequenz 100/min, Druckschmerz im gesamten Unterbauch, Anal-, Damm- und Scheidenvulvabereich massiv gerötet, Kotentleerung aus der Scheide.

Labor:
Hb 6,5 g/dl, Thrombozyten 592/nl, Leukozyten 13,7/nl, Natrium 134 mmol/l, Kalzium 2,02 mmol/l, Laktat 1,54 mmol/l, Gesamteiweiß 5,8 g/dl.

Sonographie:
Multiple erweiterte Darmschlingen.

Gynäkologisches Konsil:
Breite rektovaginale Fistel, evtl. operativer Verschluß falls Besserung der Grunderkrankung, z. Z. keine operative Therapie möglich.

Rektoskopie:
Ausgeprägter Rektumbefall bei M. Crohn mit breiter rektovaginaler Fistel.

Therapie:
Übliche Behandlung der Grundkrankheit, endoskopische Verklebung der rektovaginalen Fistel durch Fibrinklebung.

Verlauf:
Fistel seither verschlossen, Grundkrankheit in Remission. Patientin voll leistungsfähig, seit 1987 verheiratet.

Ergebnisse

Bisher wurden 22 Patienten mit Fisteln bei M. Crohn mittels endoskopischer Fibrinklebung behandelt (Tabelle 1).

In 4 Fällen bestand eine Fuchsbaufistel, eine komplette Sanierung war in keinem dieser Fälle möglich.

Bei allen anderen isolierten Fistelverbindungen konnte ein primärer Fistelverschluß erzielt werden.

Abweichend von der publizierten Technik [2] wurde bei den zuletzt durchgeführten Fibrinklebungen zusätzlich eine Zerstörung des perifistulären Granulationsgewebes mittels Kontaktlaser nach der Technik von Prof. Berlin durchgeführt, Fistelrezidive traten in einem Fall nach 3 Monaten, in einem Fall nach 8 Monaten und in einem Fall nach 1 1/2 Jahren auf. Komplikationen in Form lokaler Abszesse wurden in einem Fall nach 2 Monaten, in einem Fall nach 8 Monaten beobachtet. Diese waren durch Pigtail-Drainage zu beherrschen.

Tabelle 1. Ergebnisse der Fibrinklebung bei M.-Crohn-Fisteln

Art der Fistel	Anzahl	Kompletter Fistelverschluß	Rezidive	Komplikationen
Rektovaginal	6	6	1	1
Enterovesikal	1	1	–	–
Enteroenterisch	2	2	1	1
Enterokutan	9	9	1	–
Fuchsbaufistel	4	–	–	–

Diskussion

Der M. Crohn als transmurale Entzündung des Intestinaltrakts neigt zu Fistelbildungen, vorwiegend im Anorektalbereich und im rechten Unterbauch, auch unter Einbeziehung von Nachbarorganen. Da regelmäßig zum Zeitpunkt des Auftretens von Fisteln eine hohe Aktivität der Grundkrankheit besteht und operative Eingriffe gerade dann ungünstig, mitunter unmöglich sind, ist eine nichtchirurgische Methode insbesondere im Akutstadium wünschenswert.

Mittels der endoskopischen Fibrinklebung konnten in diesem Stadium äußerst günstige Ergebnisse erzielt werden, ebenfalls günstige Ergebnisse wurden mittels Kontaktlasertherapie erzielt (P. Berlin, persönliche Mitteilung). In der eigenen Klinik werden deswegen seit langem die beiden Techniken kombiniert. Da die Therapie ohne wesentliche Gefahr für den Patienten durchgeführt werden kann und die Nebenwirkungen und Komplikationen klinisch nicht bedeutsam sind und keine nachteiligen Folgen der Fibrinklebertherapie für andere Therapieformen entstehen, sollte diese Therapieform den Patienten mit Crohn-Fisteln häufiger angeboten werden.

Literatur

1. Eimiller A, Neuhaus H, Zellmer R, Paul F (1987) Behandlung von Fisteln bei Morbus Crohn durch Fibrinklebung. Z Gastroenterol 25:306–315
2. Eimiller A, Neuhaus H, Paul F (1987) Fibrinkleber – ideales Mittel zur Sklerotherapie. Z Gastroenterol 25:306–315

Periproktitische Fisteln

N. Wolf, K. Thaler

Hohe Anteile der inter- und transsphinktären Fisteln sowie die extrasphinktären und suprasphinktären Analfisteln führen bei der operativen Therapie häufig zu Rezidiven und zum Verlust der vollen Kontinenz. Dasselbe gilt in hohem Maße auch für die rektovaginalen Fisteln. Die anale Manifestation des M. Crohn mit ihren langjährigen Verläufen, der rezidivierenden Entzündung und vor allem den ausgeprägten Wundheilungsstörungen mit nachfolgender Inkontinenz der analen Schließmuskulatur läßt eine aggressive chirurgische Therapie risikoreich werden [2, 3].

Für Pilonidalfisteln ist unserer Meinung nach eine primäre Klebetherapie nicht erfolgversprechend, da eine bestehende Epitheliasierung der Fistelhöhe eine Heilung verhindert. Hier empfehlen wir eine entsprechende Vorbehandlung durchzuführen.

Klebetechnik und adjuvante Therapie

Analfistel

Bei den Analfisteln mit hohen Anteilen sollte nach einer trichterförmigen Exzision des unteren Fistelabschnittes zunächst die Fistel mit einem scharfen Löffel gründlich kürettiert und mit Kochsalzlösung 0,9% gereinigt werden. Anschließend spülen wir nach Sondierung der Fistelöffnung mit einer Knopfkanüle mit Tetrachlordecaoxyd (Oxoferin), welches durch Stimulation der Phagozytose eine bindegewebige Ausheilung fördern soll. Nach Auftauen und Erwärmen auf etwa Raumtemperatur folgt die Instillation des Fibrinklebers mit dem Applikationskatheter 15 bis zur vollständigen Fistelfüllung. Nach 5minütigem Verweilen in Seitenlage zur Aushärtung des Klebers können die Patienten die Sprechstunde verlassen.

So haben wir bei 7 Patienten nach durchschnittlich 4–7 Klebungen einen kompletten Fistelverschluß erzielt (Abb. 1).

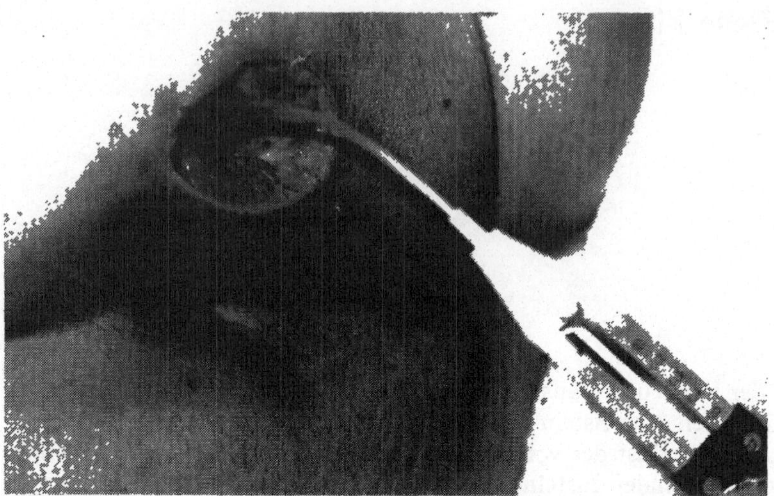

Abb. 1. Fistelklebung bei transsphinktärer Fistel mit hohem Anteil. Die Hautdrainage ist durch eine trichterförmige Exzision geschaffen, und der hohe Anteil wird verklebt

Rektovaginale Fistel

Auch bei den rektovaginalen Fisteln führen wir zunächst Kürettage und Spülung wie vorhin beschrieben vom Analkanal her durch. Anschließend folgt die Klebung mit Fibrin unter Verwendung des Applikationskatheters 15. Gleichzeitig behandeln wir die Patientinnen mit der Gabe von östrogenhaltigen Ovula (Ovestin-Ovula), die nach Erfahrungen aus der Gynäkologie eine Verbesserung der Heilungsqualität bewirken. Zusätzlich zur Lokalbehandlung sollte auch systemisch Östrogen zugeführt werden. Nach der Klebung schließen wir die Fisteln vom Rektum her durch Nahtverschluß mit Vicryl, um ein Eindringen von Stuhl zu vermeiden. Auf diese Weise konnten wir 5 Fisteln nach durchschnittlich 3 Behandlungen verschließen.

M. Crohn – Anale Manifestation

Die schwierige Therapierbarkeit der analen Manifestation des M. Crohn und vor allem die hohe Komplikationsrate der chirurgisch-operativen Therapie haben uns veranlaßt, nach neuen Therapiekonzepten zu suchen.

Wir haben in 8 Fällen von analen Fisteln bei bestehendem M. Crohn die Fistelklebung mit Fibrin angewandt.

Gerade beim M. Crohn scheint uns die Idee einer Verklebung in besonderem Maße sinnvoll, da sich in der Crohn-Fistel im Gegensatz zu anderen Fisteln in der Regel keine Epithelialisierung findet.

Eine systemische Behandlung der Grundkrankheit mit 5-ASA und Kortikoiden, um die lokale Aktivität des M. Crohn zu suprimieren, scheint uns, wie auch bei anderen Autoren zu lesen [1], für einen Heilungserfolg erforderlich.

Bei der überwiegenden Zahl der Patienten war die Stuhlpassage, die eine Entzündung im Analkanal per se begünstigt, durch einen temporären Anus praeter ausgeschaltet.

Zusätzlich verabreichen wir während der Behandlungsphase lokal kortikoidhaltige Präparate, wie Rektalschaum oder Rektalinstillationen.

Nach einer grobmechanischen Reinigung der Fistel durch Kürettage mit einem scharfen Löffel und Spülung mit NaCl 0,9% folgt die Instillation von Tetrachlordecaoxyd (Oxoferin). Mittels Knopfkanüle oder Katheteradapter 15 füllen wir die Fistel mit dem zuvor erwärmten Klebematerial vollständig. Nach 5 min Aushärtungszeit ist die ambulante Behandlung abgeschlossen. In wöchentlichen Abständen wiederholen wir dieses Vorgehen.

In 3 Fällen konnten wir bereits nach der zweiten Klebung mit Fibrin einen kompletten Verschluß erzielen. Bei den anderen stellte sich eine deutliche Verkleinerung ein, jedoch auch zahlreiche weitere Klebungen führten nie zum vollständigen Fistelverschluß.

Pilonidalfistel

Da es sich bei der Pilonidalfistel um eine epithelialisierte Fistelhöhle handelt, haben wir der Klebetherapie von Pilonidalfisteln eine epithelzerstörende Behandlung vorangestellt.

Nach Sondierung der Fistel kürettieren wir zunächst sorgfältig mit einem scharfen Löffel. Im Anschluß an eine Reinigung mit NaCl 0,9% verschließen wir die Fistelhöhle temporär mittels Naht, schützen die Umgebung mit Vaseline und injizieren Phenol 80%. Nach einer Minute spülen wir das Phenol mit Kochsalzlösung vollständig heraus.

Bei einer erneuten ambulanten Vorstellung nach 3 Tagen instillieren wir das Fibrin mittels Applikationskatheter 15 nach einer vorangegangenen Spülung mit zunächst NaCl 0,9% zur Reinigung und dann Tetrachlordecaoxyd (Oxoferin). Nach 5 min Aushärtungszeit können die Patienten die Sprechstunde verlassen.

In 4 Fällen erzielten wir nach je 3 Klebungen eine Ausheilung. Grundsätzlich ist die Ausheilung aber auch ohne Verklebung zu erreichen, der zeitliche Gewinn und damit die Indikation zur Klebung ist wegen des geringen Beschwerdebildes relativ.

Ergebnisse

Bei den verschiedenen periproktitischen Fisteln konnten wir in allen mit der Klebetherapie behandelten Untersuchungsgruppen einige komplette Fistelverschlüsse erzielen. In den übrigen Fällen erreichten wir bereits nach wenigen Klebungen zumindest eine drastische Verkleinerung der Fistelhöhlen. Eine Fistelpersistenz konnten jedoch auch weiter durchgeführte Klebungen nicht beenden. Dies zeigt, daß eine Heilung, d.h. eine komplette Fistelokklusion, entweder ganz rasch, also nach wenigen Klebungen, oder überhaupt nicht eintritt.

Zusammenfassung

Eine Indikation zur Fibrinklebung von periproktitischen Fisteln verschiedener Genese scheint uns grundsätzlich gegeben.

Bei der analen Manifestation des M. Crohn erachten wir eine adäquate systemische und lokale medikamentöse Therapie der Grundkrankheit, nebst der Ausschaltung der Stuhlpassage, als Vorraussetzung für eine erfolgreiche Klebetherapie mit Fibrin für dringend notwendig.

Bei Pilonidalfisteln halten wir grundsätzlich eine entsprechende epithelzerstörende Vorbehandlung für erforderlich, die Indikation bleibt relativ.

Unserer Ansicht nach sollte die Anzahl der Klebungen auf ein vernünftiges Ausmaß beschränkt sein, da bei Persistenz der Fisteln nach 5 Klebungen auch bei weiteren zahlreichen Klebeversuchen in keinem der von uns behandelten Fälle ein Fistelverschluß erreicht werden konnte.

Aufgrund der einfachen Handhabung sowie der Komplikationslosigkeit der Methode halten wir die Fistelokklusion mit Fibrin für eine additive Therapiemöglichkeit zur operativen Chirurgie bei anspruchsvollen und risikoreichen Fisteln im Analbereich.

Literatur

1. Gladisch P (1988) Fibrinklebung von Fisteln bei Morbus Crohn – Kommentar. In: Manegold BC (Hrsg) Fibrinklebung in der Endoskopie. Springer, Berlin Heidelberg New York Tokyo, S 167
2. Stein E (1986) Proktologie-Lehrbuch und Atlas. Springer, Berlin Heidelberg New York Tokyo, S 279–294
3. Tuxen PA, Castro AF (1979) Rectovaginal fistula in Crohn's disease. Dis Colon Rectum 22:58–62

III. Blutstillungsverfahren

A. Verfahren bei peptischen Ulzera

Klinische Ergebnisse der Injektionsmethode

K.-H. Fuchs, S.M. Freys, J. Heimbucher, A. Thiede

Endoskopisch-chirurgisches Behandlungskonzept

Die gastroduodenale Ulkusblutung stellt in einem chirurgisch-gastroenterologischen Patientengut eine der häufigsten Notfallsituationen dar [5]. Die endoskopische Blutstillung ist zwar eine wesentliche Komponente in der Behandlung dieser Erkrankung, aber keineswegs die einzige. Die Injektionsmethode, wie jede andere endoskopische Blutstillungsmethode und ihre Erfolgsraten sollten immer im Rahmen des notwendigen endoskopisch-chirurgischen Gesamtkonzeptes gesehen werden [9]. Mit Einführung der Notfallendoskopie hat sich das diagnostische und therapeutische Konzept bei der Ulkusblutung in den letzten 10 Jahren entscheidend gewandelt. Obwohl der Nutzen für den Patienten lange bezweifelt wurde, hat die Entwicklung der endoskopischen Blutstillungsverfahren zur Verbesserung der Behandlungsmöglichkeiten und schließlich auch zu einer Senkung der Letalität der Patienten mit Ulkusblutung geführt [5, 20–22]. Während in der Präendoskopieära mit einer Letalität von 20–30% bei der oberen gastrointestinalen Blutung zu rechnen war, lassen sich heute Letalitätsraten von 5% bei der gastroduodenalen Ulkusblutung erreichen. Dieser Fortschritt und Erfolg läßt sich auf 2 wesentliche Komponenten zurückführen, einerseits die Einführung einer erfolgreichen endoskopischen Blutstillung und andererseits die Selektion nur der Patienten für eine Operation, die ein besonders hohes Risiko zum Blutungsrezidiv tragen [5, 20, 21]. Diese Selektion wird durch eine Reihe von endoskopischen Kriterien ermöglicht, die zum Zeitpunkt der Klinikaufnahme und der Notfallendoskopie beim Patienten festgestellt werden können und dadurch eine sofortige Entscheidung zur konservativ-endoskopischen Therapie oder zur frühelektiven, operativen Therapie erlauben. Diese Kriterien sind ein großes sichtbares Gefäß im Ulkus (Durchmesser >1 mm, mit Injektionsnadel gut überprüfbar), ein großes Ulkus (Durchmesser >1 cm), die Ulkuslokalisation auf der Hinterwand des Bulbus duodeni oder des Magens sowie andere Risikofaktoren (schlechter Allgemeinzustand, hohes Alter, multiple Begleiterkrankungen) [3, 12, 18, 19, 22]. Demzufolge kann man bei Patienten mit akuter Ulkusblutung folgendes Behandlungskonzept durchführen:

Eine Notoperation ist nur im seltenen Falle einer massiven Blutung notwendig, wenn die endoskopischen Blutstillungsmaßnahmen nicht erfolgreich sind, d.h.

meistens in weniger als 5% der Fälle. Bei allen aktiv sickernden und spritzenden Blutungen aus großen und kleinen Gefäßen eines Geschwüres muß während der Notfallendoskopie eine endoskopische Blutstillung versucht und durchgeführt werden. Nach der erfolgreichen primären endoskopischen Blutstillung muß anhand der endoskopisch sichtbaren Kriterien entschieden werden, ob es sich bei diesen Patienten um ein hohes Blutungsrezidivrisiko handelt. Im letzteren Fall sollte eine frühelektive Operation nach Besserung des Allgemeinzustandes und entsprechender Intensivtherapie angestrebt werden, um dem Blutungsrezidiv und den damit verbundenen Problemen zuvorzukommen. Liegen bei dem Patienten keine Kriterien vor, die ein hohes Blutungsrezidivrisiko vermuten lassen, so kann auf den Erfolg der endoskopischen Blutstillung vertraut werden und auch mittelfristig nach mehreren Blutungsrezidiven mit endoskopischer Blutstillung therapiert werden, die in den meisten Fällen erfolgreich sein wird. Über dieses Grundkonzept ist man sich inzwischen in vielen Arbeitsgruppen einig und es wird mit Erfolg durchgeführt [9]. Uneinigkeit besteht noch in der Wahl der endoskopischen Blutstillungstechnik und der genaueren Definition der hier angesprochenen Risikogruppen.

Technik der Injektionsmethode

Das im deutschsprachigen Raum erfolgreichste endoskopische Blutstillungsverfahren ist die Injektionsmethode [16, 17]. Die Technik besteht in einer Injektion von Flüssigkeit in die unmittelbare Umgebung um das blutende Geschwür oder um das blutende Gefäß (Abb. 1). Die Handhabung der Instrumente für die Injektionsmethode ist relativ einfach und schnell erlernbar. In der Notfallsituation, besonders bei massiver Blutung, bedarf es jedoch für einen reibungslosen Ablauf eines eingespielten Teams. Handhabungstechnisch kann man zwischen der Injektion von reinem wäßrigen Injektionsmittel einerseits und andererseits der Fibrin-

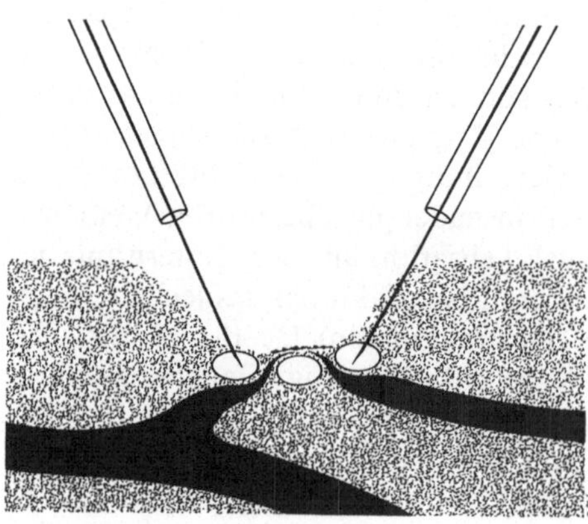

Abb. 1. Prinzip der Blutstillung mit der Injektionsmethode: Durch Injektion von Flüssigkeit in das Gewebe um das blutende Gefäß entstehen Flüssigkeitsquaddeln, die das Gefäß komprimieren

klebung mit zwei verschiedenen Injektionsmittelkomponenten unterscheiden. Die wässerigen Injektionsmittel können in einer handelsüblichen Spritze abgezogen werden und dann über den Injektionskatheter am Geschwür appliziert werden. Technisch aufwendiger ist die Vorbereitung und Applikation des Fibrinklebers, der tiefgefroren gelagert wird (Abb. 2). Bei der Notfallendoskopie wegen einer intestinalen Blutung sollte deshalb rechtzeitig mit dem Auftauen des Klebers begonnen werden, um nach einwandfreier Lokalisation der Blutungsquelle und ggf. Freispülen des Geschwürs sofort mit der Injektion beginnen zu können. Vor Aufsetzen der Fibrinkleberspritzen auf die doppellumige Injektionskanüle sollte der Schlauch mit physiologischer Kochsalzlösung vorgefüllt werden. Das Assistenzpersonal sollte unbedingt darauf achten, nicht bereits vor der eigentlichen Injektion durch leichten Druck auf den Spritzenkolben Fibrinogen und Thrombin in die Lumina des Katheters vorzuspritzen. Dies würde die Verstopfungsgefahr dieser Katheter erhöhen. Nach Injektion der gewünschten Menge in das Geschwür muß der Rest des Klebers innerhalb weniger Sekunden in den nächsten Injektionsort in der Umgebung des Geschwüres appliziert werden, oder die Spritze muß abgesetzt werden und die in den Lumina befindlichen Fibrinogen- und Thrombinmengen durch Kochsalzlösung leergespült werden, um ein Verstopfen der Katheter zu vermeiden.

Durch die große doppellumige Injektionsnadel ist auch die Handhabung des Endoskopes, besonders wenn in Inversion gearbeitet werden muß, schwierig. Auch bei einer Ulkuslokalisation im Bulbus duodeni kann die optimale Plazie-

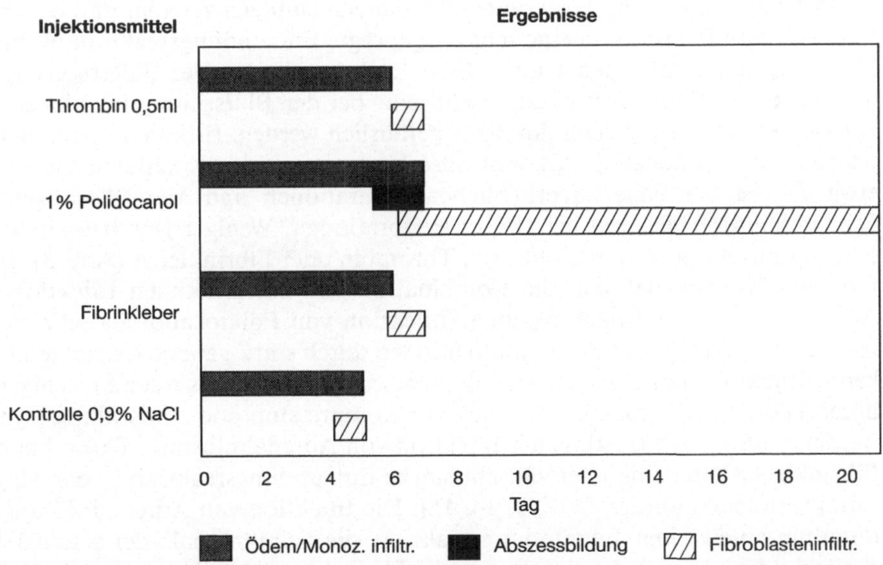

Abb. 2. Experimentelle Ergebnisse zur Überprüfung der verschiedenen Injektionsmittel: Nur nach Injektion von Pilodocanol entsteht eine Abszeßbildung. Alle anderen Injektionsmittel wie Thrombin, Fibrinkleber und 0,9%ige Kochsalzlösung (Kontrollgruppe) zeigen nach der Entzündungsreaktion ab dem 5. Tag eine Vernarbung

rung der Injektionsnadel am Gefäßstumpf unmöglich sein, da die Manövrierfähigkeit des distalen Endoskopendes durch die Steife und Größe des doppellumigen Katheters reduziert ist. So bleiben bei der Injektion des Fibrinklebers handhabungstechnisch einige Schwierigkeiten zu beachten, wenn auch die Anwendung bei den meisten blutenden Läsionen grundsätzlich möglich ist. Besonders erfolgreich erweist sich die Anwendung des Fibrinklebers bei blutenden Läsionen, bei denen wäßrige Injektionsmittel durch die Brüchigkeit der Schleimhaut oder durch Schnittflächen bei Anastomosenblutungen abfließen können und zu keiner guten Kompression führen. In diesen Fällen hat der nach der Injektion ortsständig verbleibende Fibrinkleber deutliche Vorteile gegenüber den wasserlöslichen Injektionsmitteln.

Die Flüssigkeitsquaddeln von 1–3 ml werden so injiziert, daß durch ihre räumliche Ausdehnung das blutende Gefäß komprimiert wird. Hierdurch wird eine initiale Blutstillung erreicht. Der blutstillende Effekt kann durch die Injektion von vasokonstriktiven Substanzen, z. B. Vasopressin oder Adrenalin, verstärkt werden. Die danach folgende Entzündungsreaktion am Injektionsort hängt entscheidend vom Injektionsmittel ab.

Injektionsmittel

Die Wahl des optimalen Injektionsmittels ist nach wie vor Gegenstand kontrovers geführter Diskussionen. Experimentelle Untersuchungen zeigten, daß durch die Injektion von Polidocanol eine sehr ausgeprägte Entzündungsreaktion bis hin zu Mikroabszessen entstehen kann. Diese Reaktion ist bei der Sklerosierungsbehandlung von Ösphagusvarizen erwünscht, bei der Blutstillung im Magen und Duodenum kann sie jedoch durchaus gefährlich werden. Es kommt nach der Injektion von Polidocanol, Alkohol oder hochprozentigen Kochsalzlösungen bei etwa 5–7% der Fälle zu erheblichen Ulzerationen und Vergrößerungen des Schleimhautdefektes und bei 1% zu Perforationen. Weniger gewebetoxische Injektionsmittel sind Adrenalinlösung, Thrombin oder Fibrinkleber (Abb. 3). In erfahrenen Händen hat sich die Kombination von einer initialen Injektion von Adrenalinlösung und nachfolgender Injektion von Polidocanol als sehr erfolgreich erwiesen [17]. Auf die Komplikationen durch stark gewebedestruierend wirkende Injektionsmittel wurde jedoch hingewiesen, besonders wenn in weniger geübten Händen ein größeres Volumen zur Kompression und Blutstillung injiziert werden muß [1, 7, 13, 14]. Nach Injektion von Adrenalinlösung, Thrombin oder Fibrinkleber kann eine unerwünscht starke Entzündungsreaktion in der Magenwand vermieden werden [2, 7, 9, 14, 15]. Die Injektion von Adrenalinlösung bedingt nur eine geringe Entzündungsreaktion, die sich innerhalb der ersten 3 Tage zurückbildet (Abb. 3). Bei Injektion von Thrombin bildet sich durch die Kombination mit dem gewebeeigenen Fibrinogen ein histologisch bis 5 Tage nach Injektion nachweisbares Fibrinnetz, das zur Kompression und Blutstillung des blutenden Gefäßes beiträgt [7]. Nach Fibrinkleberinjektion entsteht eine umschriebene

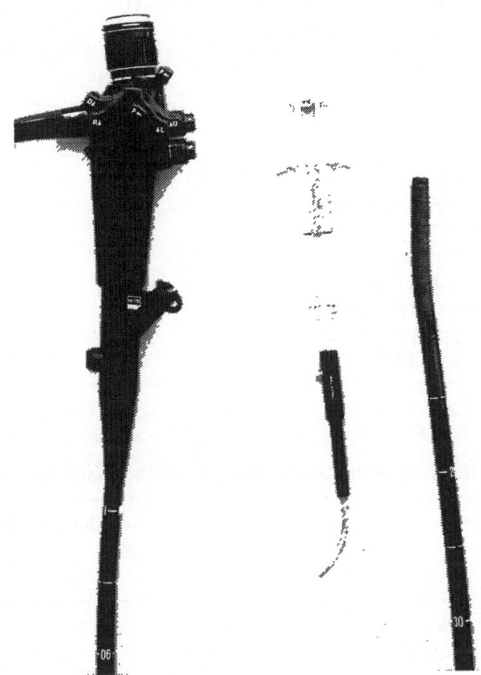

Abb. 3. Doppellumige Injektionssonde, die über den Arbeitskanal des Endoskops in das Magenlumen eingebracht werden kann. Der Fibrinkleber wird in 2 Komponenten nach dem Auftauen in dieser handlichen Applikationsform injiziert

Fibrinklebervakuole um das blutende Gefäß herum. Auch hier ist die nachfolgende Entzündungsreaktion sehr begrenzt und es treten keine gewebezerstörenden Veränderungen auf.

Klinische Ergebnisse

Von unserer Arbeitsgruppe wurden sowohl die wäßrigen Substanzen wie Ornipressin, Adrenalin, Polidocanol und Thrombin als auch der visköse Fibrinkleber zur Blutstillung beim Ulkus eingesetzt. Die größte Erfahrung konnte mit Thrombin gesammelt werden, das nach der Injektion mit dem körpereigenen Fibrinogen ein Fibrinnetz um das blutende Gefäß bildet [10]. In einer prospektiven Studie bei 655 Patienten mit akuter oberer GI-Blutung konnte im eigenen Patientengut die Effizienz und Ungefährlichkeit der Injektion von Thrombin nachgewiesen werden. Tabelle 1 zeigt die Erfolgsrate bei den verschiedenen Läsionen. Aktive Blutungen aus Ösophagitiden, Gastritiden und Mallory-Weiss-Einrissen, postoperative Nachblutungen und Blutungen aus Malignomen sind eine Domäne der Injektionsmethode; es gelang in allen Fällen eine initiale Blutstillung zu erreichen. Blutungsrezidive traten in 10% auf und nur in 4% der Fälle war eine Ope-

Tabelle 1. Ergebnisse der endoskopischen Blutstillung und frühelektiver Operation der Risikogruppe (prospektive Studie)

	(n)	Initiale Hämostase [%]	Blutungsrezidive [%]	Operation [%]	Letalität [%]
Aktiv blutende Läsionen exklusive Ulzera und Varizen	50	100	18	4	3
Aktiv blutende Ulzera	148	90	31	36	7
Hochrisikogruppe (großes Gefäß: ∅ 1 mm)	67	–	–	84	12
Niedrigrisikogruppe (kleines Gefäß)	216	–	–	14	3

Tabelle 2. Ergebnisse der endoskopischen Injektionsmethode zur Blutstillung

Methode	Autor	Jahr	Kontrolle	n	Initiale Hämostase [%]	Definitive Hämostase [%]
Adrenalin + Polidocanol	Soehendra et al.	1985	–	102	100	99
	Panes et al.	1987	+	55	94	–
	Balanzo et al.	1990	+	30	100	80
	Rutgeerts et al.	1986	+	140	93	83
Adrenalin	Chung et al.	1988	+	68	97	88
Äthanol	Asaki et al.	1988	–	627	99	95
Thrombin	Hamelmann u. Fuchs	1988	–	365	92	84
Fibrinkleber	Salm et al.	1988	–	12	100	92
	Eimiller	1988	–	24	100	100
	Fuchs et al.	1992	–	46	96	85

ration notwendig. Bei der gefährlicheren Gruppe, den aktiv blutenden gastroduodenalen Ulzera, war bei 148 Patienten eine initiale Blutstillung von 90% erreicht worden. Immerhin traten noch in 31% Blutungsrezidive auf, was die Bedeutung und die Notwendigkeit einer Selektion der Patienten mit hohem Blutungsrezidivrisiko für eine frühelektive Operation unterstreicht.

Gegenwärtig findet die endoskopische Injektion des Fibrinklebers zur Blutstillung zunehmende Verbreitung [6, 8, 15]. Auch hier liegen die ersten Studien mit einer initialen Blutstillungsrate von 92% vor. Nach den Erfahrungen mit der Fibrinkleberinjektion zeigt sich, daß hohe initiale sowie definitive Blutstillungsraten erreicht werden können. Der Umgang mit dieser Technik stellt aber Ansprüche an die Erfahrung sowohl des Endoskopikers als auch des assistierenden Pflegepersonals. Tabelle 2 demonstriert den Erfolg der verschiedenen Injektionsmittel bei der endoskopischen Blutstillung. Hohe initiale Blutstillungsraten von 90–100% zeigen deutlich die Leistung dieser Methode. Andererseits muß nochmals darauf hingewiesen werden, daß diese Ergebnisse nur im Zusammenhang mit der Gesamtletalität der gastroduodenalen Ulkusblutung, d.h. endoskopischer und chirurgischer Blutstillung *aller* Fälle, gewertet werden dürfen.

Zusammenfassung

Seit den bescheidenen Anfängen der endoskopischen Blutstillung in den 70er Jahren hat sich auf diesem Gebiet eine enorme Entwicklung vollzogen. Mit den verschiedenen Blutstillungstechniken lassen sich initiale Blutstillungsraten von über 90% erreichen. Prüft man die Blutstillungsraten der einzelnen Techniken bezüglich ihrer therapeutischen Effizienz, der Sicherheit für den Patienten, der einfachen praktischen Anwendung und ihres Preises, so muß man zu der Schlußfolgerung kommen, daß die Erfolgsraten der verschiedenen endoskopischen Blutstillungstechniken in geübten Händen ähnlich gut und vergleichbar sind. Die Injektionsmethode scheint aber das günstigste Kosten-Nutzen-Verhältnis zu bieten. Eine Gefahr dieser Methode besteht in ihrer unkritischen, alleinigen Anwendung, besonders beim blutenden gastroduodenalen Ulkus, ohne die besonders blutungsrezidivgefährdeten Patienten einer frühzeitigen Operation zuzuführen. Die Anwendung der endoskopischen Blutstillung sollte deswegen in ein klares therapeutisches Konzept eingebunden sein mit einem definierten Indikationsbereich.

Zusammenfassend erlaubt die Notfallendoskopie bei der gastroduodenalen Ulkusblutung neben einer suffizienten endoskopischen Blutstillung auch die Selektion der Patienten, für die eine chirurgische Behandlung Vorteile bringt. Dieses Konzept setzt einen endoskopisch aktiven Chirurgen voraus, der sowohl die Notfallendoskopie mit endoskopischer Blutstillung als auch die operative Versorgung des blutenden Ulkus beherrscht.

Literatur

1. Asaki S, Nishimura T, Sato A, Hongo M, Ohara S, Shibuya D, Ohara M (1988) Efficacy of endoscopic hemostatic method with absolute ethanol injection for UGI bleedings. Endoscopy 20 [Suppl]:24
2. Balanzo J, Villamesa C, Sainz S, Espinós JC, Mendez C, Guarner C, Vilardell (1990) Injection therapy of bleeding peptic ulcer. A prospective, randomized trial using epinephrine and thrombin. Endoscopy 22:157–159
3. Branicki FJ, Boey J, Fok PI et al (1990) A prospective evaluation of risk factors for rebleeding and death. Ann Surg 211:411–418
4. Chung SCS, Leung JWC, Steele RJC, Crofts TJ, Li AKC (1988) Endoscopic injection of adrenaline for actively bleeding ulcers: a randomized trial. Br Med J 296:1631–1633
5. De Dombal FT, Clarke JR, Clamp SE, Malizia G, Kotwal MR, Morgan AG (1986) Prognostic factors in upper G.I. bleeding. Endoscopy 18:6–10

6. Eimiller A (1988) Fibrinkleber als Sklerosierungsmittel bei blutenden Läsionen im Gastrointestinaltrakt. In: Manegold BC (Hrsg) Fibrinklebung in der Endoskopie. Springer, Berlin Heidelberg New York Tokyo, S 79–84
7. Fuchs K-H, Wirtz HJ, Schaube H, Elfeldt F (1986) Initial experience with thrombin as injection agent for bleeding gastroduodenal lesions. Endoscopy 18:146–148
8. Fuchs K-H, Schaube H, Hamelmann H (1990) Die endoskopische Blutstillung mit der Injektionsmethode. In: Häring R (Hrsg) Gastrointestinale Blutung. Blackwell Ueberreuter, Berlin, 1990, S 89–96 (auch in: Endoscopy 18:146–148)
9. Fuchs K-H, Wirtz HJ, Schaube H (1992) Die endoskopisch-chirurgische Blutstillung im Gastrointestinaltrakt. In: Fuchs K-H, Hamelmann H, Manegold BC (Hrsg) Chirurgische Endoskopie im Abdomen. Blackwell Ueberreuter, Berlin, S 47–68
10. Hamelmann H, Fuchs K-H (1988) Diagnostik und Therapie der gastrointestinalen Blutung. Helv Chir Acta 55:807–821
11. Panes J, Forme M, Marco C, Viber J, Garcia-Olivares E, Garau J (1987) Controlled trial of endoscopic sclerosis in bleeding peptic ulcers. Lancet II:1292–1294
12. Pimpl W, Boeckl O, Heinermann M, Dapunt O (1989) Emergency endoscopy: a basis for therapeutic decisions in the treatment of severe gastroduodenal bleeding. World J Surg 13:592
13. Randall GM, Jensen DM, Hirabayashi K, Machiacado GA (1989) Controlled study of different sclerosing agents for coagulation of canine gut arteries. Gastroenterology 86:1274
14. Rutgeerts P, Gebos K, Vantrappen G (1986) Tissue damage produced by hemostatic injections. Gastrointest Endosc 32:179
15. Salm R, Sontheimer I, Laaff H (1988) Gewebereaktion und Blutstillungseigenschaften von Fibrinkleber versus Polidocanol. In: Manegold BC (Hrsg) Fibrinklebung in der Endoskopie. Springer, Berlin Heidelberg New York Toyko, S 103–109
16. Soehendra N, Kniper A (1982) Endoskopische Unterspritzung zur Blutstillung im Verdauungstrakt. Dtsch Med Wochenschr 102:1688–1690
17. Soehendra N, Grimm H, Stenzel M (1985) Injection of non variceal bleeding lesions of the upper gastrointestinal tract. Endoscopy 17:129–132
18. Swain CP, Forrest JA (1986) Bleeding: indications for treatment and results of laser therapy. Endoscopy 18:14–16
19. Swain CP, Storey DW, Brown SG et al (1986) Nature of the bleeding vessel in recurrently bleeding gastric ulcers. Gastroenterology 90:595–608
20. Thon K, Röher HD (1985) Das blutende Ulcus pepticum – Therapie? Wann? Welche? Langenbecks Arch Chir (Kongreßbericht) 366:99
21. Troidl H, Vestweber KH, Kusche J, Bouillon B (1986) Die Blutung beim peptischen Gastroduodenalulcus: Daten als Entscheidungshilfen für ein chirurgisches Therapiekonzept. Chirurg 57:272–380
22. Wirtz HJ, Fuchs K-H, Bauer E, Hamelmann H (1984) Operation oder konservative Therapie? Neue Gesichtspunkte durch weitere Differenzierung des notfallendoskopischen Befundes bei Blutungen gastroduodenaler Ulcera. Chirurg 55:444–447

Injektionsmethoden. Klinische Ergebnisse einer prospektiv-randomisierten Studie in Freiburg

R. Salm

Massive Blutungen aus peptischen Ulzera stellen eine lebensbedrohliche Situation dar. Die Prognose der Ulkusblutung hängt von verschiedenen Einzelfaktoren (z. B. Schockindex, Blutungsaktivität, Alter) vor allem jedoch von der Rezidivblutungsrate ab [3].

Bei der Notfallendoskopie wird die Blutungsaktivität meist in Anlehnung an die Forrest-Klassifikation (F) eingeteilt (Abb. 1 a–f) [6]. Dabei gelten die Stadien F I a (spritzende Blutung) und F II a (sichtbarer Gefäßstumpf) als besonders rezidivblutungsgefährdet [20]. Die endoskopische Dopplersonographie kann den gesehenen Befund und damit das Rezidivblutungsrisiko objektivieren [7].

Endoskopische Blutstillungsmethoden

Durch Einführung endoskopischer Blutstillungsmethoden konnte die Rate der Rezidivblutungen, der Notfalloperationen sowie die Letalität gesenkt werden. Dies wurde in kontrollierten klinischen Studien für verschiedene endoskopische Blutstillungsmethoden gezeigt [4]. Dabei hat neben den thermischen Methoden vor allem die Injektionstherapie weite Verbreitung gefunden. Sie ist leicht erlernbar und hat bei gutem Blutstillungserfolg den Vorteil, daß keine aufwendigen Geräte erforderlich sind.

Wirkungsweise der endoskopischen Injektionstherapie

Im klinischen Einsatz werden Sklerosierungsulzera bei der Verödungstherapie von Ösophagusvarizen häufig beobachtet [8]. In Einzelfällen wurde über ausgedehnte Schleimhautnekrosen nach endoskopischer Blutstillung mit Polidocanol berichtet [5].

Die Wirkungen gebräuchlicher Injektionstherapeutika wurden experimentell wie folgt dargestellt: allen Injektionstherapeutika gemeinsam ist eine lokale Kompressionswirkung durch das injizierte Volumen, Adrenalin und Polidocanol bewirken zusätzlich eine Arteriolenkonstriktion, bei Polidocanol wurde außerdem

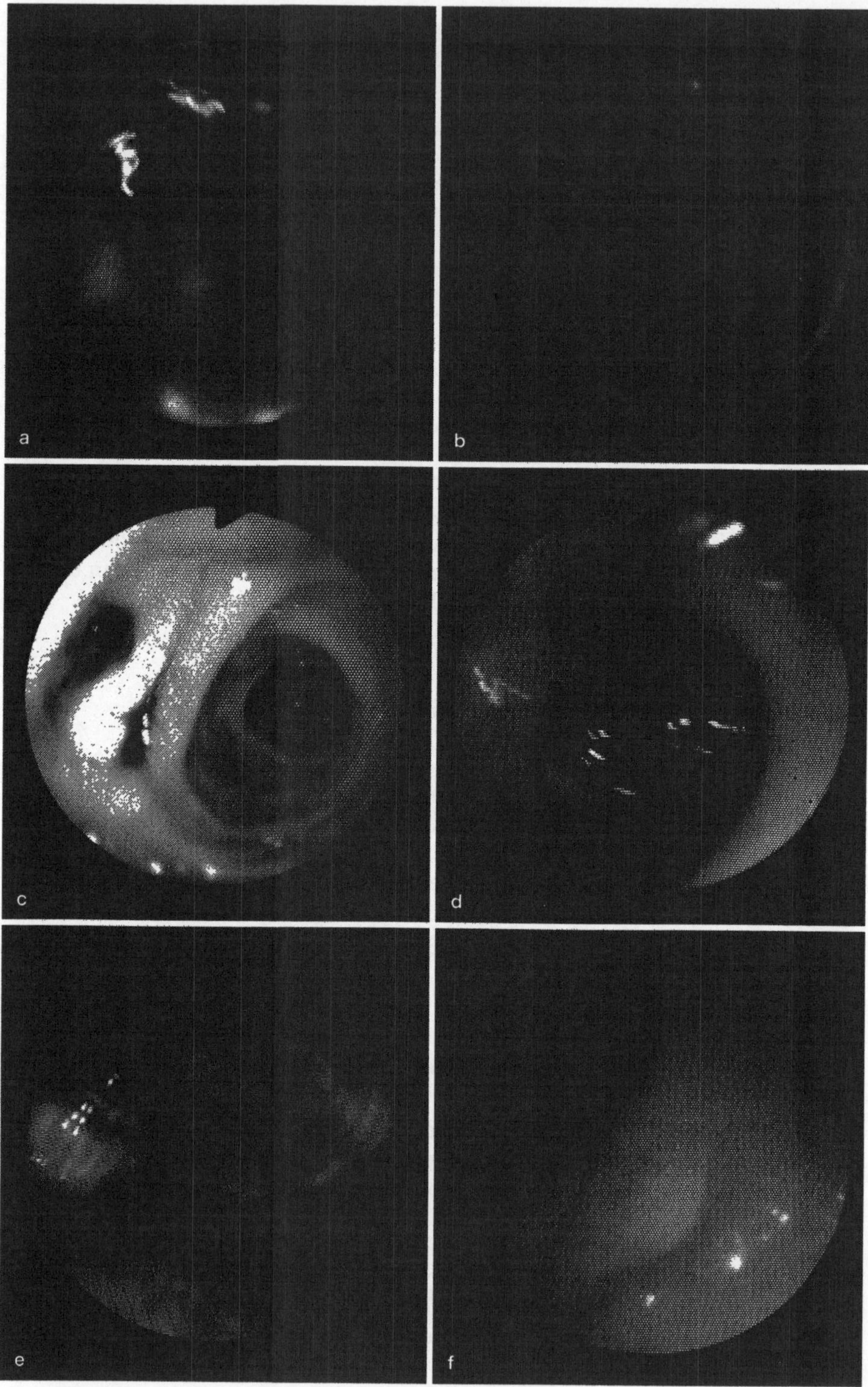
a
b
c
d
e
f

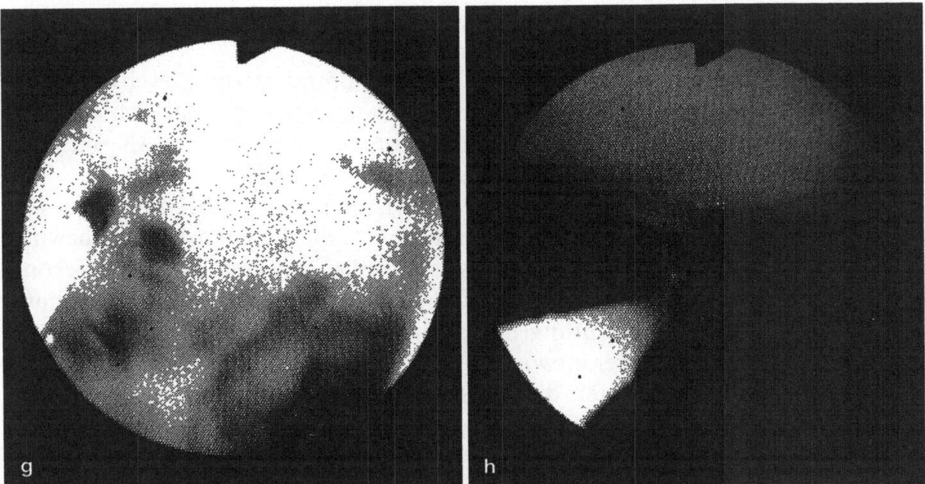

Abb. 1a–h. Endoskopischer Aspekt einer Ulkusblutung – verschiedene Forrest-Stadien. **a** F Ia: arteriell spritzende Blutung aus einem Duodenalulkus; **b** F Ib: Sickerblutung aus einem hämatinbelegten Ulkus; **c** F IIa: „sichtbarer Gefäßstumpf", hier noch mit kleinem Koagel bedeckt; **d** F IIb: adhärentes Koagel im Ulkusgrund; **e** F IIc: Ulkus mit „dunklem Grund"; **f** F III: Ulkus ohne Zeichen einer stattgehabten Blutung bei Blutungsanamnese. **g** Absuchen des Ulkusgrundes mit der Dopplersonde. **h** Lokale Auftreibung der Ulkusregion unter der Fibrinkleberinjektion

ein Spasmus der glatten Muskulatur des Verdauungstraktes beobachtet, absoluter Alkohol führt zur in situ Fixierung des Gewebes [12]. In dieser Untersuchung [12] führte Adrenalin (1 : 10000) zwar zu Schleimhautnekrosen, jedoch ebensowenig zur Koagelbildung in den Gefäßen wie hypertone (7,2%ig und 3,6%ig) oder physiologische Kochsalzlösung. Die nach Injektion von Polidocanol oder Alkohol entstehenden Gewebsschäden (Ödem, Nekrosen) sind abhängig von Konzentration und Menge [15]. Bei Verwendung von Katecholaminen ist eine Resorption mit möglichen kardialen Nebenwirkungen zu bedenken [2].

Problem endoskopischer Blutstillungsmethoden: Rezidivblutung

Trotz erfolgreicher initialer endoskopischer Blutstillung von ca. 90% werden hohe Rezidivquoten von durchschnittlich 25% beobachtet. Für F Ia-/F IIa-Stadien wurden bis zu 60% Rezidivblutungen berichtet [19]. Problematisch für eine dauerhafte endoskopische Blutstillung scheinen vor allem Ulzera in Regionen großer Blutgefäße (z. B. duodenale Hinterwand) zu sein.

Warum Fibrinkleber zur endoskopischen Blutstillung?

Zur Injektionstherapie kamen bisher vor allem verschiedene Alkoholderivate zum Einsatz, die zur Verödungstherapie von Varizen oder Organzysten verwendet wurden. Das Prinzip basiert darauf, das Gefäßendothel zu schädigen und dadurch eine narbige Obliteration zu erreichen [18].

Bei der Applikation von thermischer Energie kommt es zur Gewebsverschorfung mit Nekrosenbildung [13]. Experimentell wurde gezeigt, daß sich die Ausdehnung einer mit verschiedenen Koagulationsmethoden gesetzten thermischen Nekrose im Verlauf von Tagen noch deutlich vergrößert [9].

Bei der Ulkusblutung bestehen andere Voraussetzungen als bei gesundem Gewebe. Durch das Überwiegen „aggresiver Faktoren", die die Ulkusbildung bewirkt haben, ist es im Bereich der Ulkusnekrose schließlich zur Gefäßarrosion gekommen. Zusätzliche gewebsdestruierende Maßnahmen zum Zwecke der Blutstillung sind deshalb bei der Ulkusblutung nicht sinnvoll und dürften für das Auftreten von Rezidivblutungen mitverantwortlich sein.

Im Gegensatz dazu könnten die blutstillenden und wundheilungsfördernden Eigenschaften des Fibrinklebers bei der endoskopischen Blutstillung vorteilhaft sein.

Technik der endoskopischen Blutstillung mit Fibrinkleber

Sprühtechnik oder Injektionstechnik?

Beim Aufsprühen des Klebers auf eine blutende Läsion ist mit ungenügender Wirkung zu rechnen, da die Substanz noch vor dem Aushärtungsvorgang abgespült wird. Durch in vitro Untersuchungen ist bekannt, daß ein Fibrinclot im sauren und peptischen Milieu des oberen Verdauungstraktes nach ca. 60 min aufgelöst ist [22]. Damit kommt als Applikationsart des Fibrinklebers beim blutenden Ulkus nur die lokale Injektion in Frage.

Doppelkanülen – einlumige Kanülen

Die beiden Komponenten des Fibrinklebers (Fibrinogen, Thrombin) müssen getrennt zum Wirkort gebracht werden, um nicht vorzeitig in der Kanüle auszuhärten und diese unbrauchbar zu machen. Hierzu gibt es Doppelkanülen in unterschiedlichen Ausführungen (Abb. 2a–e). Wichtig ist eine gut angeschliffene Kanülenspitze, da die großkalibrigen Doppelkanülen nur schwer in einen derben Ulkusgrund eingestochen werden können (Abb. 2g). In diesen Fällen benutzt man besser eine einlumige Kanüle (Abb. 2). Dabei werden Fibrinogen und Thrombin nacheinander in gleicher Position injiziert. Dazwischen muß die Kanüle unbedingt mit physiologischer Kochsalzlösung durchgespült werden, da sie andernfalls irreversibel verklebt. Im Handel sind preisgünstige Einzelkanülen als Einmalartikel.

Vorbereitung und Durchführung der Notfallendoskopie bei Blutungsverdacht

Vor Untersuchungsbeginn werden 2-ml-Spritzen mit physiologischer Kochsalzlösung zum Durchspülen der Injektionskanüle in ausreichender Zahl sowie eine 10-ml-Spritze mit einer Ampulle verdünnter Adrenalinlösung (1 : 10000 oder 1 : 100000) vorbereitet. Weiterhin wird die Injektionskanüle mit physiologischer Kochsalzlösung gefüllt und ihre Funktion geprüft.

Wir führen die Notfall-Endoskopie nach Einleitung kreislaufstabilisierender Maßnahmen unter Blutdruck/Puls/pO_2-Monitoring durch. Strenge Linksseitenlage, Bereithalten eines 2. Saugers sowie Verzicht auf Rachenanästhesie und Sedierung können die Aspirationsgefahr mindern. Erforderlich sind großkalibrige oder doppelkanalige Endoskopie [z. B. Olympus GIF-1T20, GIF-2T20 oder XGIF-WT2 (Prototyp)], um bei massiver Blutung oder Koageln ausreichend rasch Übersicht zu bekommen. Nur ausnahmsweise ist eine Spülung mit einem großlumigen Magenschlauch notwendig. Bei Blutungsquellen an der großen Kurvatur oder im Fundus kann die Umlagerung des Patienten hilfreich sein. Bewährt hat sich bei uns der Einsatz einer Spülpumpe, mit der Koagel abgespült oder auch der Absaugkanal des Endoskopes „mittels Knopfdruck" wieder gängig gemacht werden kann [17].

Ist die Blutungsquelle als spritzende Ulkusblutung (F I a) identifiziert, injizieren wir zunächst verdünnte Adrenalinlösung, um die Blutungsstärke zu mindern, die Übersicht zu behalten und Zeit für die Vorbereitung des Fibrinklebers zu gewinnen. So kann Fibrinkleber eingespart werden, weil die Injektionen genauer plaziert werden können. Bei Sickerblutung (F I b) oder nicht blutendem Gefäßstumpf (F II a) führen wir keine vorausgehende Adrenalininjektion durch.

Vorbereitung des Fibrinklebers

Als vorteilhaft hat sich die handelsübliche, tiefgefrorene Kleberzubereitung (Tissucol Duo S) erwiesen, da diese auch von einem Helfer ohne spezielle Kenntnisse rasch bereitgestellt werden kann. Dazu werden die Fertigspritzen (ohne Führungsteil) kurzfristig in ein ca. 37 ° warmes Wasserbad gelegt. Der abgeschlossene Auftauvorgang ist daran erkennbar, daß eine Luftblase in der senkrecht gehaltenen Spritze aufsteigt. Bei etwas Übung kann jedoch auch die Zubereitung des lyophilisierten Klebers innerhalb von 3 – 5 min erfolgen.

Injektionstechnik des Fibrinklebers

Die Kanüle wird senkrecht oder schräg in mehreren Positionen (ca. 4- bis 6mal) in den Ulkusgrund eingestochen. Dabei werden jeweils 0,5 – 1,0 ml Fibrinkleber injiziert. Während des Injektionsvorganges wird die Kanüle langsam zurückgezogen bis ein geringer Kleberest eben aus der Injektionsstelle quillt und diese verschließt. Zum Abschluß werden die in der Kanüle befindlichen Kleberreste (je nach Kanülenmodell ca. 0,5 – 0,8 – 1,0 ml) bei eingestochener Kanüle durch Nachspritzen von physiologischer Kochsalzlösung vollständig ausgenutzt.

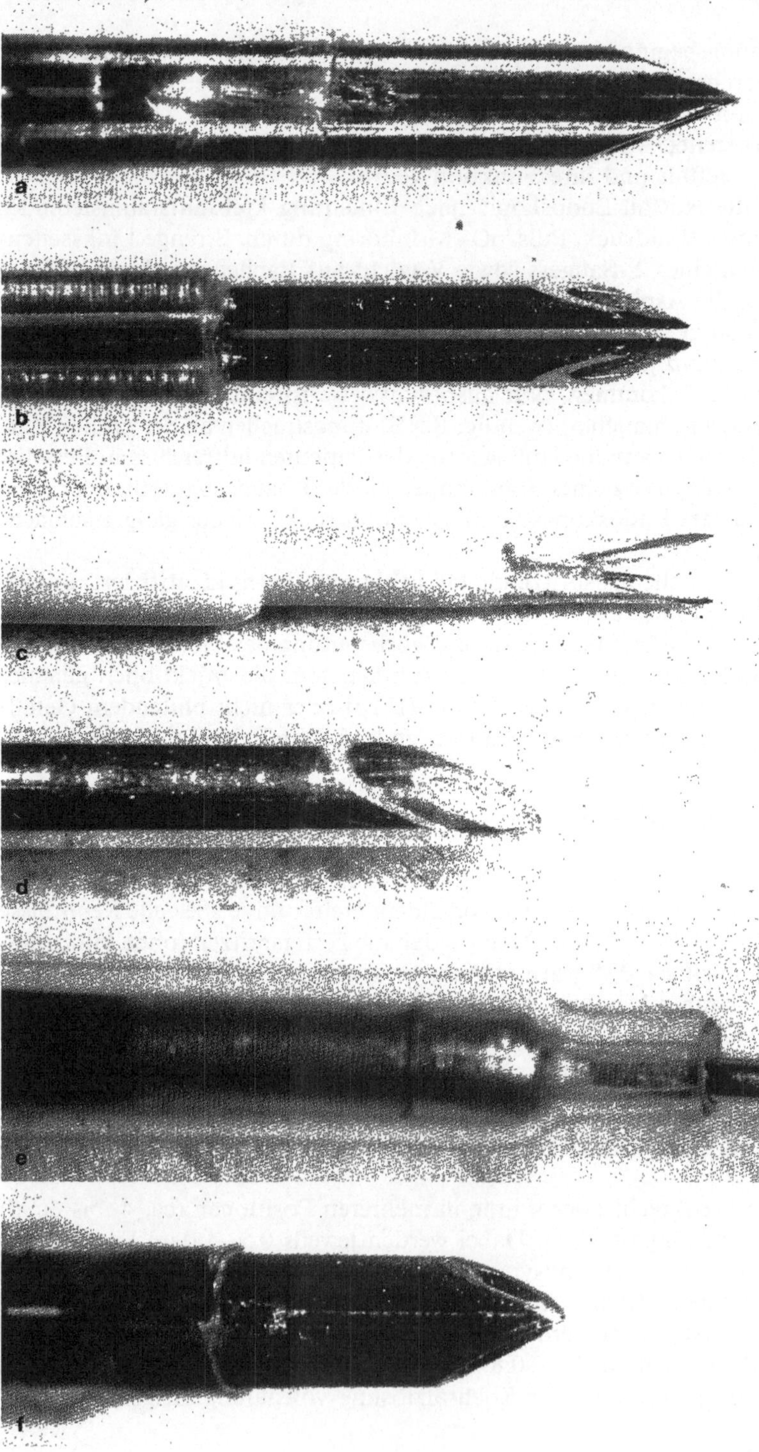
a
b
c
d
e
f

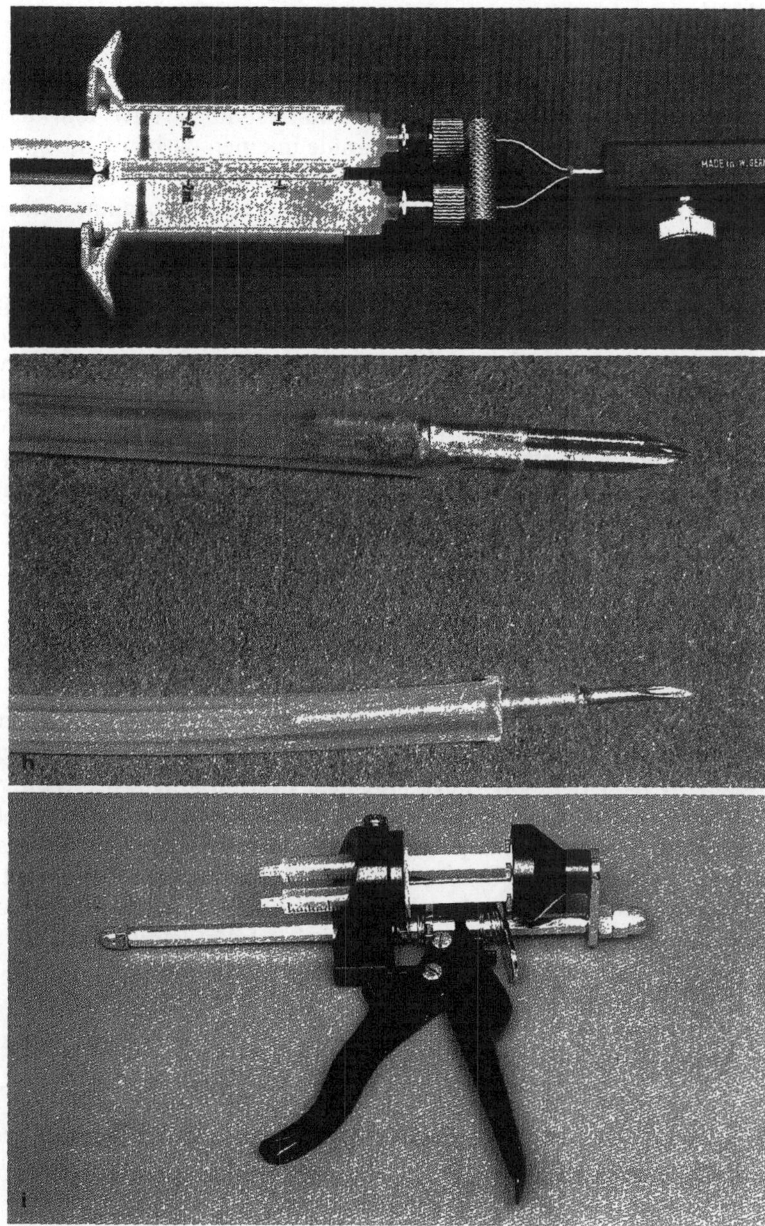

Abb. 2a–i. Verschiedene Doppelkanülenmodelle (mit Hinweisen auf Hersteller/Vertreiber). **a** Doppelkanüle (Fa. Endoflex, D-46562 Voerde), **b** Doppelkanüle (Fa. Mandel & Rupp, D-40699 Erkrath), **c** Doppelkanüle (Prototyp; Fa. Angiomed, D-76227 Karlsruhe), **d** koaxiale Doppelkanüle (Prototyp) (Fa. GIP, D-80538 München), **e** doppelte Führung mit Einzelkanüle (Fa. EMT, D-82282 Unterschweinbach; Fa. Pauldrach, D-30827 Garbsen). **f** Nicht geeignte stumpfe Doppelkanülen. **g** Farblich markierte Spritzen und Spritzenansätze. **h** Größenvergleich Doppelkanüle zu Einzelkanüle (Einmalkanüle; Fa. EMT, D-82282 Unterschweinbach); **i** Injektionshilfe (Fa. Endoflex, D-46562 Voerde)

Bei Verwendung einer Doppelkanüle muß darauf geachtet werden, daß bei wiederholtem Ansetzen der Fibrinogen/Thrombin-Spritzen diese nicht versehentlich vertauscht werden, was unweigerlich zur Verklebung führt. Spritzen und die Spritzenansätze der Doppelkanülen sind deshalb farblich markiert (Abb. 2g).

Gelingt es nicht mit der Doppelkanüle in einen derben Ulkusgrund einzudringen, ist eine konsekutive Injektion der Einzelkomponenten des Fibrinklebers über eine einlumige Kanüle ebenfalls möglich. Wir beginnen dabei jeweils mit dem visköseren Fibrinogen (zwischen beiden Komponenten Kanüle unbedingt mit physiologischer Kochsalzlösung spülen!).

Ist der Ulkusgrund nicht zu derb, kann man ein deutliches „Aufquellen" durch den injizierten Fibrinkleber beobachten (Abb. 1h). Bei kleinen Ulzera bewirkt die Injektion ein weitgehendes „Zuschwellen" der eigentlichen Ulkusnekrose durch Auftreibung der umgebenden Schleimhaut. Wir beenden den Klebevorgang, wenn je nach Ulkuskonfiguration eines der genannten „Qualitätsmerkmale" des Klebevorganges sichtbar ist. Erst dann ist nach unserer Erfahrung bei anschließender Doppleruntersuchung des Ulkusgrundes damit zu rechnen, daß ein vor der Injektions nachweisbares oberflächliches, arterielles Strömungsgeräusch verschwunden ist.

Wichtige Voraussetzungen

Ein gutes Zusammenspiel zwischen Untersucher und Pflegepersonal ist bei der endoskopischen Blutstillung unbedingt erforderlich. Für die Pflegekraft sollte möglichst „Blickkontakt" über Video zur Blutungsquelle bestehen. Aus- und Einfahren der Kanülenspitze sowie der Injektionsvorgang (Substanz, Beginn, Ende und Menge) müssen entsprechend der Aufforderung des Untersuchers „synchron" erfolgen und sollten durch die Pflegekraft verbal bestätigt werden.

Der Injektionsvorgang des viskösen Fibrinogens kann gelegentlich nicht unerhebliche Kräfte erfordern: eine Injektionshilfe kann Erleichterung schaffen (Abb. 2i). Technisch verbesserungswürdig ist die Verbindung zwischen Kanülen und Spritzen, gelegentlich erweist sich auch der Spritzenstempel als zu flexibel.

Ergebnisse der endoskopischen Blutstillung mit Fibrinkleber bei der Ulkusblutung

Vom 01.02.1988 bis 31.01.1991 wurden 127 Patienten mit gastroduodenaler Ulkusblutung im Forrest-Stadium Ia, Ib oder IIa durch endoskopische Fibrinkleberinjektion therapiert und in eine prospektive Studie aufgenommen. Das Stadium F IIa wurde durch Doppleruntersuchung verifiziert: arterielles Strömungsgeräusch in bis zu einem Millimeter Tiefe im Ulkusgrund (Abb. 1g). In Tabelle 1 sind Ulkuslokalisation und Forrest-Stadien bei der initialen Endoskopie darge-

Tabelle 1. Aufnahmestatus: Ulkuslokalisation und Forrest-Stadien (Endoskopische Injektionstherapie mit Fibrinkleber bei akuter Ulkusblutung; n = 127)

Forrest-Stadium	Ulcus ventriculi	Ulcus duodeni	Ulcus pepticum jejuni	Gesamt
I a	11	20	2	33
I b	14	25	1	40
II a	20	34	0	54
Gesamt	45	79	3	127

stellt. Abb. 3 zeigt die Alters- und Geschlechtsverteilung der Patienten. Nicht aufgenommen wurden F-II b-, F-II c- und F-III-Stadien, da diese nur selten zu Rezidivblutungen neigen. Bei 8 weiteren Patienten waren endoskopische Blutstillungsmaßnahmen nicht möglich oder nicht erfolgreich, sie mußten der sofortigen Operation zugeführt werden. Gründe waren Kreislaufinstabilität, ungenügende Übersicht oder gerätetechnische Probleme.

Alle Patienten wurden nach der endoskopischen Blutstillung auf der Intensivstation überwacht. Sie erhielten eine Infusions-/Transfusionstherapie sowie H_2-Blocker resp. Omeprazol und Sucralfat. Bei klinischen Zeichen einer Rezidivblutung wurde sofort erneut endoskopiert. Im Falle einer Rezidivblutung wurde eine nochmalige Injektionsbehandlung versucht, bei Versagen wurde operiert. Die Patienten wurden jeweils 24 h nach Injektionstherapie sowie nach einem festen Zeitplan im weiteren Verlauf kontrollendoskopiert.

Die Verlaufsdaten sind in Tabelle 2 dargestellt. Bei 19 Patienten (14,5%) trat eine erneute Blutung auf. Dabei wurde als Rezidiv gewertet, wenn bei der sofort durchgeführten Endoskopie eine laufende Blutung bestand oder Blut-/Hämatinspuren auf eine erneute Blutung hinwiesen. Bei 8 dieser Patienten wurde durch

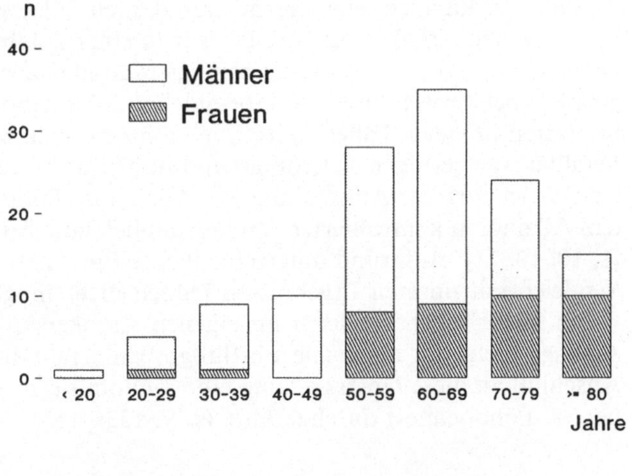

Abb. 3. Endoskopische Injektionstherapie bei 127 Patienten mit gastroduodenaler Ulkusblutung: Alters- und Geschlechtsverteilung

Tabelle 2. Ergebnisse (Endoskopische Injektionstherapie mit Fibrinkleber bei akuter Ulkusblutung; n = 127)

Forrest-Stadium	n	Rezidiv	2. Blutstillung erfolgreich	Definitive endoskopische Blutstillung	Operation zur Blutstillung
Ia	33	10	5	28	5
Ib	40	3	1	38	2
IIa	54	6	2	50	4
Gesamt	45	19	8	116	11

nochmalige Injektionstherapie eine dauerhafte Blutstillung erreicht. 11 Patienten (8,7%) wurden operiert. Acht Patienten (6,3%) verstarben im Rahmen des erlittenen Blutungsereignisses.

Diskussion

Rezidivblutungen nach gelungener endoskopischer Blutstillung treten meist innerhalb der ersten 3 Tage auf [11]. Zu diesem Zeitpunkt sind die Heilungsvorgänge noch in einem frühen Stadium und werden durch die Einwirkung sklerosierender Substanzen oder thermischer Blutstillungsmethoden verzögert. Diese gewebsschädigende Einflüsse trugen möglicherweise zu den nicht seltenen Blutungsrezidiven bei, eine Vermutung, die schon früher geäußert wurde [14].

Das physiologische Wirkprinzip des Fibrinklebers eliminiert gewebsschädigende Einflüsse bei der endoskopischem Blutstillung.

Bei sicherem endoskopischem Blutstillungserfolg könnten risikoreiche Notfalloperationen und frühelektive Operationen vermieden werden. Es müßten nur noch diejenigen Patienten einer elektiven Operation zugeführt werden, die ein Blutungsereignis im Rahmen einer therapierefraktären Ulkuskrankheit erlitten haben.

Im eigenen Krankengut konnten wir in einer 3 Jahre dauernden prospektiven Untersuchung bei 127 Patienten mit gastroduodenaler Ulkusblutung günstige Ergebnisse bei Verwendung von Fibrinkleber dokumentieren. Im Gegensatz zu früher waren in vielen Fällen Notfalloperationen nicht mehr erforderlich, auch die Letalität war geringer. Allerdings sind in den letzten Jahren von erfahrenen Untersuchern auch bei Anwendung von Adrenalin, Polidocanol, Laser oder absolutem Alkohol in kontrollierten Studien ähnlich gute Ergebnisse präsentiert worden [1, 10, 16, 21]. Aufgrund unterschiedlicher Eingangsbedingungen ist ein direkter Vergleich mit unseren Ergebnissen jedoch nicht möglich.

Ein historischer Vergleich im eigenen Krankengut genügt für eine fundierte Aussage nicht, da nicht alle Einflußgrößen erfaßt sind. Deshalb haben wir im Anschluß an diese Untersuchung eine randomisierte Vergleichsstudie (Fibrinkleber vs. Polidocanol) durchgeführt (s. S. 153–158).

Zusammenfassung

Nach endoskopischer Blutstillung durch Injektion sklerosierender Substanzen oder thermischer Koagulation kommt es zu ausgeprägten lokalen Gewebsdestruktionen, wie tierexperimentell gezeigt werden konnte. Werden diese Methoden bei der gastroduodenalen Ulkusblutung eingesetzt, so beobachtet man trotz guter initialer Blutstillungsraten relativ häufig prognoserelevante Rezidive.

Im Gegensatz dazu können die Heilungsvorgänge nach Applikation von Fibrinkleber ungestört ablaufen. Dadurch könnte die Gefahr von Rezidivblutungen vermindert und die Rate definitiver endoskopischer Blutstillung verbessert werden.

In einem 3-Jahreszeitraum wurde bei 127 Patienten mit gastroduodenaler Ulkusblutung Fibrinkleber zur lokalen Injektionstherapie eingesetzt. Bei 19 Patienten (14,9%) trat eine Rezidivblutung auf. Durch erneute Injektionstherapie konnte eine definitive endoskopische Blutstillung bei 116 von 127 Patienten (91,3%) erreicht werden. 11 Patienten mußten zur Blutstillung operiert werden (8,7%). Die Letalität betrug 6,3% (8 Patienten).

Im eigenen historischen Vergleich waren diese Ergebnisse deutlich unseren früheren Blutstillungsergebnissen mit Polidocanol überlegen. Zur rationalen Klärung wurde eine prospektiv randomisierte Vergleichsstudie gemeinsam mit der Chirurgischen Universitätsklinik durchgeführt (s. S. 153–158).

Literatur

1. Chung SC, Leung JW, Steele RJ, Crofts TJ, Li AK (1988) Endoscopic injection of adrenaline for actively bleeding ulcers: a randomized trial. Br Med J 296:1631–1633
2. Chung SC, Low JM, Cocks R (1991) Systemic absorption of epinephrine after endoscopic submucosal injection in patients with bleeding peptic ulcers. Gastrointest Endosc 37:A234
3. Clason A, MacLeod D, Elton R (1986) Clinical factors in the prediction of further hemorrhage or mortality in acute gastrointestinal hemorrhage. Br J Surg 73, 985–987
4. Cook DJ, Guyatt GH, Salena BJ, Laine LA (1992) Endoscopic therapy for acute nonvariceal upper gastrointestinal hemorrhage: a meta-analysis. Gastroenterology 102:139–148
5. Eimiller A (1988) Fibrinkleber als Sklerosierungsmittel bei blutenden Läsionen im Gastrointestinaltrakt. In: Manegold BC, Jung M (Hrsg) Fibrinklebung in der Endoskopie. Springer, Berlin Heidelberg New York Tokyo, S 79–84
6. Forrest JA, Finlayson ND, Shearman DJ (1974) Endoscopy in gastrointestinal bleeding. Lancet II:394–397
7. Kohler B, Riemann JF (1991) The endoscopic Doppler: its value in evaluating gastroduodenal ulcers after hemorrhage and as an instrument of control of endoscopic injection therapy. Scand J Gastroenterol 26:471–476
8. Larson WA, Cohen H, Zweibohn B (1986) Acute esophageal variceal sclerotherapy. JAMA 255:497–499
9. Matek W, Reidenbach HD, Wittmann A, Beierlein L, Hermanek P (1989) A comparative study of the tissue-destroying effect of the laser and electrocoagulation. Endoscopy 21:31–36

10. Panés J, Forné M, Marco C, Viver J, Garcia-Olivares E, Garau J (1987) Controlled trial of endoscopic sclerosis in bleeding peptic ulcers. Lancet II:1292–1294
11. Pimpl W, Boeckl O, Heinermann M, Dapunt O (1989) Emergency endoscopy: a basis for therapeutic decisions in the treatment of severe gastroduodenal bleeding. World J Surg 13:592–597
12. Randall GM, Jensen DM, Hirabayashi K, Machicado GA (1989) Controlled study of different sclerosing agents for coagulation of canine gut arteries. Gastroenterology 96: 1274–1281
13. Reidenbach HD (1987) Elektrophysiologische Grundlagen der Hochfrequenzdiathermie. In: Lux G, Semm K (Hrsg) Hochfrequenzdiathermie in der Endoskopie. Springer, Berlin Heidelberg New York Tokyo, S 3–14
14. Rutgeerts P, Vantrappen G, Broeckert L, Coremans G, Janssens J, Geboes K (1984) A new and effective technique of YAG laser photocoagulation for severe upper gastrointestinal bleeding. Endoscopy 16:115–117
15. Rutgeerts P, Geboes K, Vantrappen G (1989) Experimental studies of injection therapy for severe nonvariceal bleeding in dogs. Gastroenterology 97:610–621
16. Rutgeerts P, Vantrappen G, Broeckaert L, Coremans G, Janssens J, Hiele M (1989) Comparison of endoscopic polidocanol injection and YAG laser therapy for bleeding peptic ulcers. Lancet I:1164–1167
17. Sontheimer J, Salm R, Cegla M, Reichenbacher D (1989) Technical aid for facilitating emergency endoscopy. Endoscopy 21:283–284
18. Staubesand J, Seydewitz V (1991) Zum morphologischen Substrat der Venensklerosierung im Modellversuch und bei menschlicher Varikose. In: Staubesand J, Schöpf E (Hrsg) Neuere Aspekte der Sklerosierungstherapie, Springer, Berlin Heidelberg New York Tokyo, S 18–39
19. Steele RJ (1989) Endoscopic hemostasis for non-variceal upper gastrointestinal hemorrhage. Br J Surg 76:219–225
20. Storey DW, Bown SG, Swain CP, Samon PR, Kirkham JS, Northfield TC (1981) Endoscopic prediction of recurrent bleeding in peptic ulcers. N Engl J Med 305, 915–916
21. Sugawa C, Fujita Y, Ikeda T, Walt AJ (1986) Endoscopic hemostasis of bleeding of the upper gastrointestinal tract by local injection of ninety-eight per cent dehydrated ethanol. Surg Gynecol Obstet 162:159–163
22. Valenzuela GA, Spotnitz WD, Stone DD (1989) Pepsin fibrinolysis of arteficial clots made from fibrinogen concentrate and bovine thrombin: the effect of pH and epsilon aminocaproic acid. Surg Endosc 3:148–151

Fibrinkleberinjektion zur endoskopischen Blutstillung: Klinische Aspekte beim peptischen Ulkus

K.E. Grund, J. Mellert

Blutende gastrointestinale Ulzera stellen nach wie vor eine therapeutische Herausforderung dar. Nachdem sich in den letzten Jahren die Endoskopie von einer rein diagnostischen Hilfswissenschaft zu einem vielfältigen therapeutischen System gewandelt hat, gelten die positiven Effekte einer endoskopischen therapeutischen Intervention auf Rezidivblutungsrate, Letalität und Krankenhausverweildauer als eindeutig gesichert [2]. Andererseits muß man die guten Ergebnisse der frühelektiven Operation als Standard betrachten [10].

Die bislang verwendeten endoskopischen Blutstillungsverfahren sind in ihrer Effektivität vergleichbar, führen aber durch eine temporäre Durchblutungsminderung (Injektionsmethoden, insbesondere mit Vasokonstriktiva), thermische Noxen (alle Arten der Hochfrequenzkoagulation, Heaterprobe, Laser, Kryotherapie) oder chemische Noxen (Injektion von Polidocanol, absolutem Alkohol oder Sklerosanzien) zu Gewebeschädigungen. Diese sind experimentell eindeutig belegbar [7, 11, 12, 15]. Die Folge dieser Noxen zeigt sich klinisch dann besonders deutlich, wenn konsequent und regelmäßig kurzfristige endoskopische Nachkontrollen erfolgen [7]; hier liegt auch mit Sicherheit ein entscheidender Faktor für das Auftreten von Rezidivblutungen oder Wandnekrosen.

Zur Vermeidung dieser Gewebeschäden wird von mehreren Arbeitsgruppen zunehmend Fibrinkleber als Injektionsmedium zur endoskopischen Blutstillung eingesetzt und empfohlen [1, 3, 4, 6, 16]. Bei der Fibrinklebung wird die Endphase der Gerinnung im Sinne einer Zweikomponentenklebung nachvollzogen. Das extravasale Fibrin wird zunächst zellulär (von neurophilen Granulozyten und Makrophagen) infiltriert, nach einigen Tagen sprossen Kapillaren und Fibroblasten ein, die den Umbau des Fibrinclots zu einem gefäßreichen Granulationsgewebe bewirken [14].

Nachdem sich in der Endoskopie die Applikation des Fibrinklebers durch oberflächliches Aufsprühen oder Auftragen auf die Blutungsquelle als ineffektiv erwiesen hat, gilt hier zur Blutstillung inzwischen die submukös-intramurale Injektionstechnik als Standard [4, 5].

Indikation und Indikationsprobleme

Indikationen zur Fibrinklebung bei peptischen Ulcera ventriculi sive duodeni sind sowohl die akute Blutung mit dem Ziel der primären und meist definitiven Blutstillung als auch das nicht (mehr) blutende, aber „stigmatisierte" Ulkus (F II a, F II b); hier liegt das Ziel in der Blutungsprophylaxe und in der Beschleunigung der Abheilung. Beim bekannt intermittierenden Charakter der gastrointestinalen Blutung gibt es kein rationales Argument, F I- und F II-Blutungen pathophysiologisch zu trennen. Sie unterscheiden sich lediglich im (zufälligen) Zeitpunkt der endoskopischen Inspektion während einer blutenden oder nicht blutenden Phase. Wegen der fehlenden Gewebeschädigung kann die Indikation zur Fibrinklebung weiter gestellt werden als bei Vasokonstriktiva, Sklerosanzien oder thermischer Energie. Schwierigkeiten ergeben sich mit der Klebung bei massiven Blutungen aus nicht identifizierbarer Quelle. Hier muß oft präliminär mit der sofort verfügbaren Injektion von Kochsalzlösung (±Adrenalin) eine Blutstillung durchgeführt werden, bevor die definitive Klebung erfolgen kann. In manchen Fällen ist eine endoskopische Fibrinklebung durch das Fehlen „klebeerfahrenen" Assistenzpersonals problematisch.

Die einzig relevante – seltene – Kontraindikation für die Verwendung des Klebers ist eine bekannte Allergie gegen die Bestandteile der Substanz [13]. Angesichts der Vorteile und guten Ergebnisse spricht lediglich der hohe Preis gegen eine großzügige Verwendung des Klebers bei blutenden oder blutungsgefährdeten peptischen Ulzera.

Technik der Fibrinklebung

Vorbehandlung des Patienten: Die endoskopische Intervention erfolgt nach den anerkannten Kriterien für eine Notfallendoskopie bei Blutung: primäre Schocktherapie, Überwachung der Kreislaufsituation, energisches Freispülen des Magens und evtl. Umlagerung zur Blutungslokalisation. Bei massiver akuter Blutung, kardiorespiratorischer Insuffizienz oder Aspirationsgefahr ist die Indikation zur Intubation großzügig zu stellen. Ansonsten erfolgt die Untersuchung in üblicher Weise (Atropin 0,5 mg i.v.+Midazolam in Titrationsdosis i.v.).

Blutungsquelle, präliminäre Blutstillung

Wichtigste Voraussetzung für eine erfolgreiche endoskopische Blutstillung ist eine exakte Lokalisation der Blutungsquelle. Endoskope mit weitlumigem Instrumentierkanal sowie ein suffizientes (bevorzugt maschinelles) Spülsystem am Endoskop [6] sind bei Blutungen unabdingbar. In manchen Fällen kann zunächst eine präliminäre Blutstillung durch Unterspritzung mit Adrenalin-Kochsalz-Lösung erforderlich sein, bevor die Fibrinkleberinjektion erfolgen kann.

Injektionsnadeln und ihre Vorbereitung

Prinzipiell stehen derzeit verschiedene Nadelsysteme zur submukös-intramuralen Fibrinkleberinjektion zur Verfügung:

- *doppelläufige Nadel* mit parallel angeordneten Injektionskanälen, wobei für die visköse Fibrinogenkomponente der größere, für das dünnflüssige Thrombin der kleinere Kanal vorgesehen ist,
- *Koaxialnadel* (äußerer Kanal Fibrinogen, zentral Thrombin);
- *Nadel mit vorgeschalteter Mischkammer;*
- *einlumige (normale) Injektionsnadel* für sequentielle Applikationstechnik beider Komponenten (s. Abschn. „Anwendung").

Alle doppellumigen Nadeln benötigen einen Arbeitskanal von mindestens 2,8 mm Durchmesser, einlumige Nadeln sind auch über dünnere Kanäle zu applizieren.

Für die Lernphase sind normale parallele Doppelnadeln zu empfehlen, die bei sorgfältiger Handhabung mehrfach verwendet werden können. Erfahrene Kollegen bevorzugen die dünnere Mischkammernadel, bei der aber ebenso wie zur Sequentialtechnik mit einlumiger Nadel eine ganz exakte Applikationstechnik erforderlich ist. Koaxialnadeln neigen nach unserer Erfahrung trotz aller Sorgfalt sehr leicht zur Verklebung. In problematischen Situationen (Säuglinge, Kinder, Patienten mit desolater Gerinnung oder Blutungsübeln) kann ein geringer Nadeldurchmesser (Mischkammernadel bzw. einlumige Nadel mit Sequentialtechnik) vorteilhaft sein. Einlumige Nadeln sind auch bei schwieriger Topographie und starker Abwinklung der Endoskopspitze oder Verwendung von Endoskopen mit dünnem Arbeitskanal notwendig.

Fibrinkleber ist in gefriergetrockneter oder tiefgefrorener Präparation im Handel; für die Notfallindikation wird wegen der einfacheren Vorbereitung und des Zeitgewinns die tiefgefrorene Zubereitung bevorzugt. Vor der Klebung müssen die Sondensysteme und der Kleber sorgfältig vorbereitet werden. Die Auftauzeit kann durch Erwärmung des Klebers im Wasserbad (maximal 37 °C, Babyflaschentemperatur) auf wenige Minuten reduziert werden.

Da der Fibrinkleber bei Kontakt beider Komponenten innerhalb von wenigen Sekunden aushärtet, besteht schon beim Befüllen der Nadel oder bei kurzzeitigem Stopp der Injektion Verklebungsgefahr. Daher müssen vor dem Aufsetzen der Kleberkomponenten die Nadelkanäle mit physiologischer Kochsalzlösung gefüllt sein, und die Injektion muß zügig in das jeweilig korrekte Lumen erfolgen. Nach Einspritzen der Kleberbestandteile sind beide Sondenlumina zum vollständigen Austreiben des Klebers sofort mit physiologischer Kochsalzlösung (mindestens 1 ml pro Kanal) durchzuspülen. Bei mehrfacher Verwendung der Kochsalzspritzen muß unbedingt eine Verwechslung der Konnektoren vermieden werden; kleinste Kleberreste führen sonst zum Verschluß der Nadel! Am besten werden die NaCl-Spritzen sofort weggeworfen.

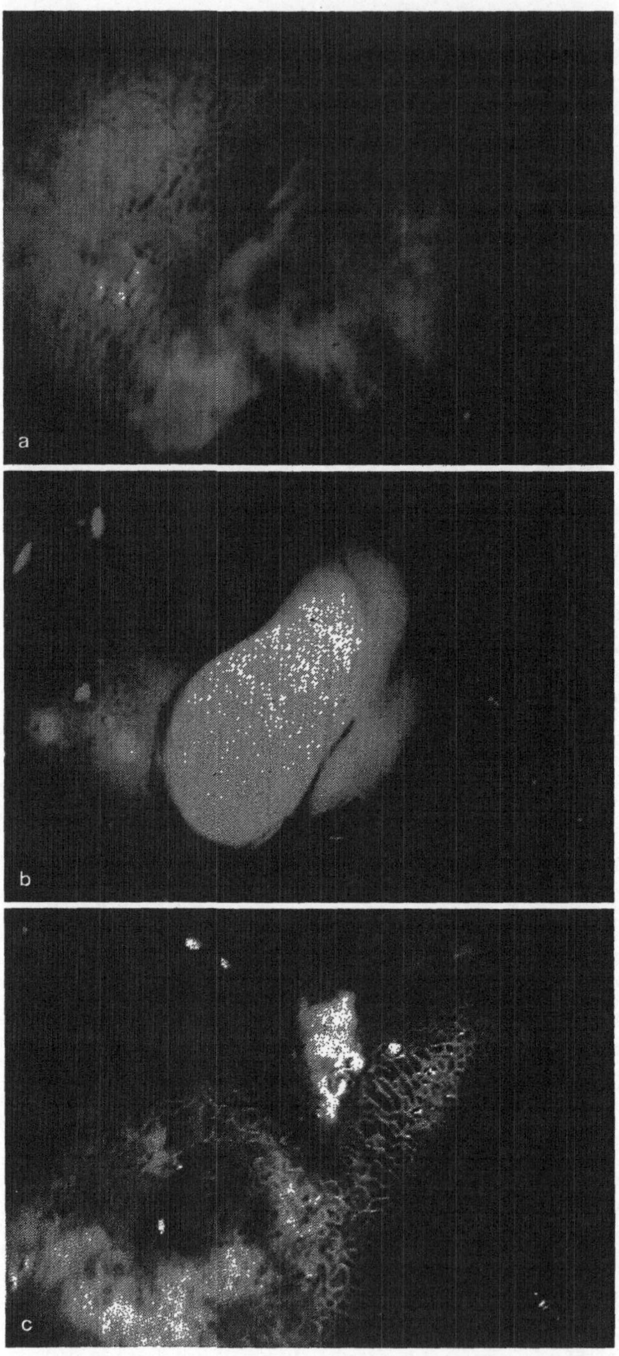

Abb. 1. a Ulkus vor Fibrinklebung; **b** Fibrinkappe nach Fibrinklebung (Dübeltechnik); **c** Ulkus in Abheilung

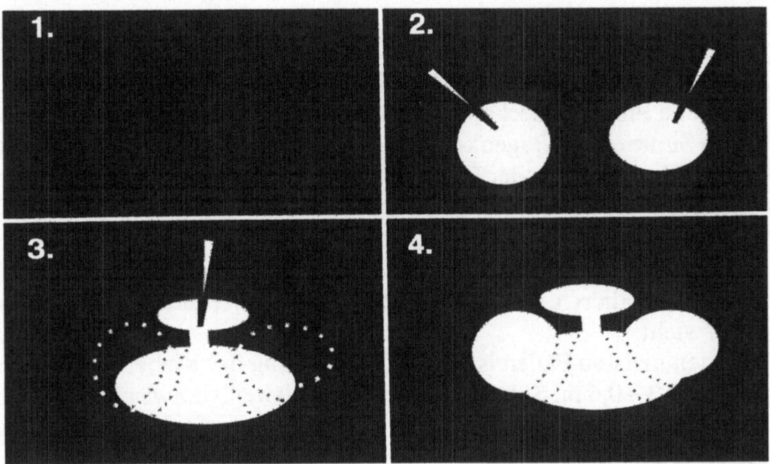

Abb. 2. Schematische Darstellung der Dübeltechnik zur Injektionsbehandlung akuter Blutungen mit Fibrinkleber

Anwendung des Fibrinklebers (Abb. 1 und 2)

Techniken
Prinzipiell stehen 2 verschiedene Möglichkeiten der Fibrinkleberapplikation durch das Endoskop zur Verfügung:
- die simultane Applikation über eine doppelläufige Nadel (Simultantechnik),
- die sequentielle Applikation über eine einlumige Nadel (Sequentialtechnik).

Prinzipiell ist die Simultantechnik zu bevorzugen, da nach experimentellen Arbeiten bei der Sequentialtechnik Grenzschichten und ein inhomogener Clot mit verminderter Festigkeit entstehen können [18].

Bei der sequentiellen Technik soll zuerst die viskösere Fibrinogenkomponente appliziert, nach jeder Komponente mit Kochsalzlösung zwischengespült und die Injektion zügig durchgeführt werden. Beim Wechsel der Komponenten bleibt die Kanülenspitze in situ in der Intestinalwand.

Praktische Anwendung
Die Nadel wird über den Arbeitskanal des Endoskopes eingeführt, nach Identifikation der Blutungsquelle unter Sicht ausgefahren und mit Gefühl und Impetus eingestochen. Grundsätzlich wird der Kleber zunächst an 2–4 Stellen am Rand des Geschwürs schräg nach submukös in die Ulkusbasis injiziert. Beim Einstich muß die Assistenz meist das Endoskop gegenhalten, d.h. etwas vorschieben, sonst schiebt die Nadel das Gerät zurück und dringt nicht ins Gewebe ein. Die Kleberinjektion bewirkt eine Aufwerfung des Ulkusgrundes und der umgebenden Schleimhaut und damit die erwünschte Kompression des blutenden Gefäßes. Anschließend wird in einem zweiten Schritt ein evtl. vorhandener Gefäßstumpf oder die Stelle des Blutaustritts direkt und gezielt mit einer Injektion versorgt. Dazu

haben wir die sog. „Dübeltechnik" entwickelt: nach Setzen des in der Tiefe liegenden Depots wird die Nadel bei fortgesetzter Kleberinjektion langsam aus der Wand gezogen und ein zusätzlicher oberflächlicher Clot erzeugt. Diese oberflächliche Fibrinkleberkappe wird durch den tief in der Wand liegenden Clotanteil im Sinne einer Kragenknopfkonfiguration in situ gehalten. Es ist zu beachten, daß die Hauptmenge der Fibrinkleberkomponenten erst durch die nachgespritzte physiologische Kochsalzlösung aus dem Sondenlumen ins Gewebe ausgetrieben wird (Abb. 1 und 2).

Nach Zurückziehen der Nadel wird das Injektionsergebnis sorgfältig endoskopisch kontrolliert und die Kleberapplikation wiederholt, falls die Blutung nicht sicher steht.

In den meisten Fällen ist eine Portionierung des Klebers, d. h. mehrere Injektionen mit 0,3 – 0,6 ml Substanz sinnvoll; die jeweilige Zwischenschaltung von Kochsalzlösung darf jedoch nicht vergessen werden, um die Durchgängigkeit der Nadel zu erhalten.

Der durch die submuköse Injektion entstandene Fibrinkleberclot bewirkt eine permante mechanische Kompression der blutenden Gefäße. Weiterhin wird durch den Kleber eine Fibroblastenproliferation und damit der Beginn der Wundheilung induziert. Dem Fibrinnetz kommt dabei die Funktion einer Leitschiene zu. Im weiteren Verlauf wird dieses Netz proteolytisch und phagozytär abgebaut und entweder durch Narbengewebe ersetzt oder im Sinne einer primären Wundheilung repariert [17].

Eine erfolgreiche Fibrinklebung setzt ein eingespieltes Team mit geübtem Endoskopiker und erfahrenem Assistenzpersonal voraus. Hier ist eine dezidierte Schulung unabdingbar. Fehler bei der praktischen Durchführung entstehen fast immer durch fehlende spezielle Ausbildung, mangelnde Erfahrung oder ungenügende Sorgfalt.

Nachsorge

Entscheidend für die Vermeidung von Blutungsrezidiven ist eine engmaschige Kontrolle, die häufig auch therapeutische Konsequenzen hat [5, 6]. Anders als bei Verwendung von Sklerosanzien oder thermischer Energie ist eine chemische oder thermische Gewebeschädigung durch die endoskopische Intervention nicht zu befürchten. So kann bei gegebener Indikation (z. B. weiterbestehender Gefäßstumpf) die Kleberinjektion auch prophylaktisch (u. U. mehrfach) wiederholt werden.

Die erste Kontrollendoskopie erfolgt bei Rezidivblutungsverdacht sofort, ansonsten *obligat* 12 – 24 h nach der Initialtherapie, bei Risikopatienten oder Ulzera mit erhöhter Rezidivblutungsgefahr sind weiterhin tägliche Kontrollendoskopien und evtl. Nachklebungen vorzunehmen, bis sich ein sauberer Ulkusgrund mit Fibrinbelag ohne Gefäßstumpf findet (F III) und damit keine Blutungsgefahr mehr besteht. Spätkontrollen erfolgen nach 1 und nach etwa 4 – 6 Wochen zur Abheilungskontrolle und evtl. mehrfachen Histologiegewinnung beim Ulcus ventriculi.

Ergebnisse mit Fallbeispielen

Von 1/89 bis 8/93 wurden an unserer Klinik bei 179 Patienten mit Blutungen im oberen Gastrointestinaltrakt Fibrinklebungen in 330 Sitzungen durchgeführt, davon

- peptische Ulzera: 101/230,
- Varizen: 34/46,
- andere (Tumoren, Anastomosen, Mallory-Weiss-Läsionen) etc. 44/54.

Die Ergebnisse der Blutstillung (s. nachfolgende Übersicht) zeigen die hohe Effizienz dieser Behandlungsmethode, obwohl es sich insgesamt um ein negativ selektioniertes Krankengut handelte; über die Hälfte der Patienten war auswärts erfolglos vorbehandelt bzw. wurde als Ultima ratio zur Operation in die Chirurgie verlegt. Die primäre Blutstillungsrate liegt bei 93%, ein Beweis für die hohe Effektivität der endoskopischen Therapie. Auch Rezidivraten, Operationsquote und Letalität sind als sehr günstig anzusehen, wenn auch der Vergleich verschiedener Kollektive in der Literatur außerordentlich problematisch ist.

Ergebnisse der Blutstillung mit Fibrinklebung 1/89–8/93 (n = 179/330)

- Primäre Blutungstillungsrate: 93%,
- mehrfache Klebung: 58%,
- Rezidivrate
  klinisch: 3%,
  klinisch + endoskopisch: 9%,
- Operationsrate gesamt: 7%,
- Notfalloperationen (endoskopische Versager, Rezidive): 3%,
- Letalität 6%.

Inzwischen liegen die Ergebnisse einer kontrollierten randomisierten Vergleichsstudie vor, die gemeinsam von den Abteilungen Chirurgische Endoskopie der Universitätskliniken in Freiburg und Tübingen durchgeführt wurde [8, 9]. Hierbei zeigten sich beim Vergleich der Injektion von Fibrinkleber vs. Polidocanolinjektion bei 56 Patienten mit schweren Blutungen aus peptischen Ulzera statistisch signifikante Unterschiede zugunsten des Fibrinklebers für primäre Blutstillungsrate, Rezidivrate, definitiven Blutungsstillstand und die Notwendigkeit des Therapiewechsels (s. S. 153–158).

Eine morphometrische Auswertung der Ulkusflächen als Parameter des Abheilungsprozesses erbrachte eine beschleunigte Abheilung der mit Fibrinkleber behandelten Läsionen gegenüber der Polidocanolgruppe und Spontanheilungsgruppe ohne Injektion (Publikation in Vorbereitung). Diese kontrolliert-randomisierte Studie bestätigt die oben angeführten Ergebnisse des Gesamtkollektivs sowie die Resultate anderer klinischer Studien [1, 3, 5, 16]; außerdem ist sie das klinische Korrelat zu den vorliegenden experimentellen Ergebnissen [15].

Fallbeispiel 1

85jährige Patientin mit massivem Bluterbrechen, schlechtem Allgemeinzustand mit grenzwertiger kardiorespiratorischer Situation (Herzinsuffizienz und chronische Bronchitis). Notfallendoskopie in Intubation: tiefes semizirkuläres Ulcus duodeni (20·25 mm) am Bulbusdach, F Ib, Injektion 2 mal 1 ml Fibrinkleber führt zum Blutungsstillstand, morphologisch jetzt F IIa. Nach 12 h Intensivüberwachung Kontrollendoskopie: weiterhin F IIa-Situation, deshalb erneute Fibrinklebung. Keine weitere Blutung. Verlegung auf Allgemeinstation. Weitere endoskopische Kontrollen: Verschwinden des Gefäßstumpfes und schnelle Abheilung mit progredienter Epithelialisierung vom Rande her, Entlassung am 9. Tag. Spätkontrolle nach 4 Wochen: große reizlose Narbe im Bulbus.

Fallbeispiel 2

88jähriger Patient in desolatem Allgemeinzustand; schwere kardiale Dekompensation. Zuweisung wegen akuter oberer Gastrointestinalblutung. Erstuntersuchung: 5 mm großes tiefes Ulkus an der Bulbushinterwand mit deutlichem Gefäßstumpf. Primäre Unterspritzung mit Adrenalin-Kochsalz-Lösung, keine Fibrinklebung wegen unerfahrenem Assistenzpersonal bei der nächtlichen Notfalluntersuchung. Am nächsten Morgen endoskopische Kontrolle, jetzt Fibrinklebung des F IIa-Ulkus. Aufgrund dieses Befundes und der Lokalisation an der Bulbushinterwand mit Pulsationen wird die frühelektive Operation angestrebt, muß jedoch bei unverändert schlechtem Allgemeinzustand und persistierender gravierender Gerinnungsstörung aufgeschoben werden.

Am nächsten Tag immer noch prominenter pulsierender Gefäßstumpf, keine weitere Blutung. Erneute Fibrinklebung. In den folgenden Tagen deutliche und zunehmende lokale Abheilungstendenzen. Nach 4 Tagen (!) plötzliche Rezidivblutung, einige Stunden nach Beginn einer („Low-dose") Heparinisierung (laborchemisch deutlich verlängerte PTT und PTZ). Endoskopisch massive arterielle Blutung aus der A. gastroduodenalis. Sofortige Operation mit Ulkusexzision, Übernähung und extraluminärer Arterienligatur. Postoperativ progrediente kardiopulmonale Verschlechterung, Exitus.

Hier zeigen sich die Grenzen der Lokaltherapie bei freiliegender A. gastroduodenalis, die Relevanz optimaler Gerinnungsparameter und die Probleme der Operationsindikation gerade beim primär schon schwerkranken Patienten.

Fallbeispiel 3

69jährige Patientin wegen Unterschenkelfraktur in stationärer Behandlung. Kurz vor Entlassung massives Bluterbrechen, endoskopisch spritzende arterielle Blutung F Ia aus einem präpylorischen Ulkus (20·10 mm). Die fachkundige Assistenz ermöglicht die sofortige Injektion von 4 mal 0,5 ml Fibrinkleber. Blutung steht. Kontrollendoskopie am nächsten Tag: F IIa-Situation, erneute Fibrinklebung. In den folgenden Kontrollen schnelle Ulkusabheilung, keine Rezidivblutung; histologisch kein Anhalt für Malignität. Ungestörter Heilverlauf, Entlassung nach 8 Tagen (Ulkusgröße jetzt 10·6 mm). Nach 6 Wochen abgeheiltes Narbenfeld.

Vor- und Nachteile der Fibrinklebung

Als Vorteile der Fibrinkleberinjektion zur Blutstillung sind die optimale Gewebeverträglichkeit und die nahezu fehlenden Kontraindikationen anzusehen. Auch eine mehrfache Anwendung ist problemlos möglich, chemische oder thermische Wandschäden [11, 12] sind nicht zu befürchten. Die Ulkusabheilung wird nicht behindert, sondern eindeutig beschleunigt; für die meisten Konkurrenzverfahren wie z. B. für die Polidocanolinjektion ist eine Behinderung der Abheilung tierexperimentell belegt [15].

Als Nachteil ist zunächst der hohe Preis im Vergleich zu anderen Injektionstherapeutika zu sehen. Dies relativiert sich, wenn man die Folgekosten erhöhter Rezidivblutungs- und Operationsraten mitberücksichtigt. Haupthindernis für die Anwendung in der täglichen endoskopischen Praxis sind jedoch wohl die Schwierigkeiten bei Handling und Applikation des Klebers. Ohne gut geschulte Endoskopiker, trainiertes Assistenzpersonal und eine optimale Kooperation ist der Erfolg jeder Klebung von vornherein in Frage gestellt.

Zusammenfassung

Die submukös-intramurale Fibrinkleberinjektion zur Therapie von Blutungen im Gastrointestinaltrakt hat insbesondere bei blutenden peptischen Ulzera zunehmend an Bedeutung gewonnen. Die in der Literatur berichteten positiven Ergebnisse [1, 3, 5, 16] lassen sich aufgrund der eigenen Resultate bestätigen und können durch kontrollierte randomisierte Studien inzwischen als gesichert gelten. Die Kleberinjektion ermöglicht neben hohen primären Blutstillungsraten eine niedrige Rezidivquote, geringe Operationsraten und eine niedrige Letalität. Vergleicht man entsprechende Kollektive, sind die Zahlen gleich oder besser als die beim Konzept der frühelektiven Operation [8–10].

Allerdings erfordert die praktische Durchführung besondere Sorgfalt, die Kenntnis der verschiedenen differenzierten Injektionsmethoden (Simultantechnik, Sequentialtechnik, Dübelverfahren) und die Einhaltung definierter Richtlinien für die Nachsorge wie obligate kurzfristige Kontrollendoskopien und morphologiebezogene Indikationsstellung zur erneuten endoskopischen Intervention.

Angesichts der Ergebnisse der endoskopischen Blutstillung und in Anbetracht der günstigen Erfahrungen und Resultate mit der Fibrinkleberinjektion, müssen andere Therapiekonzepte einschließlich der frühelektiven Operation neu und kritisch beobachtet werden.

Literatur

1. Berg P, Barina W, Born P, Simon W, Zellmer R, Paul F (1990) Fibrinkleber versus Polidocanol bei der oberen Gastrointestinalblutung. In: Henning H, Soehendra N (Hrsg) Fortschritte der gastroenterologischen Endoskopie, Bd 20: Demeter, Gräfeling, S 22–24
2. Cook DJ, Guyatt GH, Salena BJ, Laine LA (1992) Endoscopic therapy for acute nonvariceal upper gastrointestinal hemorrhage. A meta-analysis, Gastroenterology 102:139–148
3. Eimiller A (1988) Fibrinkleber als Sklerosierungsmittel bei blutenden Läsionen im Gastrointestinaltrakt. In: Manegold BC (Hrsg) Fibrinklebung in der Endoskopie. Springer, Berlin Heidelberg New York Tokyo, S 79–84
4. Friedrichs O, Beccu L, Knieriem H-J, Papen J, Sabinasz A (1990) Submuköse Fibrinklebung bei peptischen Blutungen. In: Häring R (Hrsg) Gastrointestinale Blutungen. Blackwell Ueberreuter, Berlin, S 101–108
5. Friedrichs O (1991) Stellenwert der endoskopischen Fibrinklebung bei Ulcusblutungen. Krankenpflegejournal 29:4–7
6. Grund KE, Starlinger M, Becker HD (1990) Endoskopische Blutstillung im oberen Gastrointestinaltrakt aus chirurgischer Sicht. In: Häring R (Hrsg) Gastrointestinale Blutungen. Blackwell Ueberreuter, Berlin, S 85–89
7. Grund KE, Manncke K, Fischer H, Becker HD (1991) Blutstillung im Gastrointestinaltrakt. Relevanz eines engmaschigen Follow-up. Endoskopie heute 1:53–54
8. Grund KE, Salm R, Fischer HD, Becker HD (1993) Endoscopic injection in UGI bleeding significant advantages of fibrin glue over polidocanol. SAGES-Phoenix. Surg Endosc 7:131
9. Grund KE, Salm R, Fischer HD, Naruhn M (1993) Fibrin glue vs. polidocanol: endoscopic injection in UGI bleeding. ASGE/DDW, Boston. Gastrointest Endosc 39:278
10. Häring R (Hrsg) (1990) Gastrointestinale Blutung. Blackwell Ueberreuter, Berlin
11. Loperfido S, Patelli G, La Torre L (1990) Extensive necrosis of gastric mucosa following injection therapy of bleeding peptic ulcer. Endoscopy 22:285–286
12. Meissner K, Jirikowski B (1993) Stomach wall slough and ulcer perforation following endoscopic injection hemostasis with Polidocanol. Endoscopy 25:185–187
13. Milde LN (1989) Anaphylactic reaction to fibrin glue. Anesth Analg 69:684–686
14. Pesch HJ, Scheele J (1984) Lokaler Fibrinkleberabbau im Tierexperiment – Histomorphologische Untersuchungen. In: Scheele J (Hrsg) Fibrinklebung. Springer, Berlin Heidelberg New York Tokyo, S 38–44
15. Salm R, Sontheimer J, Laaff H (1988) Gewebereaktion und Blutstillungseigenschaften von Fibrinkleber versus Polidocanol. In: Manegold BC (Hrsg) Fibrinkleber in der Endoskopie. Springer, Berlin Heidelberg New York Tokyo, S 103–109
16. Salm R, Sontheimer J, Cegla M, Rückauer K (1989) Endoskopische Fibrinkleber-Injektion zur Blutstillung beim peptischen Ulcus. Endoskopie heute 1:63–66
17. Scheele J, Pesch HJ (1982) Morphologische Aspekte des Fibrinkleberabbaues im Tierexperiment. In: Cotta H, Braun A (Hrsg) Fibrinkleber in Orthopädie und Traumatologie. Thieme, Stuttgart New York, S 35–43
18. Seelisch T, Redl H (1984) Applikationstechniken. In: Scheele J (Hrsg) Fibrinklebung. Springer Berlin Heidelberg New York Tokyo, S 11–16

Fibrinklebung bei blutenden Magen- und Duodenalulzera

R. Prassler, J. Barnert, G. Richter, M. Wienbeck

Blutungen aus Ulzera im Magen und Duodenum stellen sowohl als eigenständige Erkrankung als auch als Begleiterkrankung in Form von sogenannten Streßulzera bei anderen schweren Erkrankungen ein intensivmedizinisches Problem dar. Die Rezidivrate ist hoch [20]. Ohne spezifische Therapie enden sie auch heute noch häufig letal [18].

Durch endoskopische Maßnahmen der Blutstillung ließ sich die Anzahl an Notoperationen in den letzten Jahren deutlich senken [21]. Verwendet wurden hier die Laserkoagulation [12, 19], Elektrokoagulation [10, 12] und verschiedene Substanzen für eine Injektionstherapie (Polidocanol, Äthanol sowie Adrenalin allein oder in Kombination mit anderen Mitteln) [1, 2, 11, 13, 17]. Diese Methoden weisen jedoch z. T. schwerwiegende Nachteile auf. Die Lasereinrichtung ist teuer und an spezialisierte Zentren gebunden. Durch die Elektrokoagulation sind Perforationen möglich [12]. Die weiteste Verbreitung haben Injektionsmethoden (vor allem Polidocanol) gefunden. Jedoch kommen Nekrosen der Magenwand durch Polidocanol vor [4].

Seit einiger Zeit steht mit der „Fibrinklebung" eine neue Methode zur Verfügung, die von verschiedenen Autoren günstig bewertet wird [5, 7]. Die Fibrinklebung als Zweikomponentenmethode imitiert den letzten Schritt der physiologischen Gerinnung. Eine Komponente enthält Thrombin. Die hohe Konzentration (500 IE/ml) gewährleistet einen schnellen Wirkungseintritt. Die andere Komponente enthält Fibrinogen. Zur Quervernetzung des entstehenden Fibringerüstes ist zusätzlich Faktor XIII notwendig. Eine vorzeitige körpereigene Fibrinolyse wird durch Zugabe von Aprotinin verhindert. Eine Übertragung von Hepatitisviren und HIV-Virus scheint ausgeschlossen [3, 9]. Bei intravasaler Injektion ist theoretisch eine Aktivierung des Gerinnungssystems möglich. In eigenen Untersuchungen an Patienten mit Ösophagus- und Fundusvarizen, die mit Fibrinkleber intravasal behandelt wurden, konnten wir – wie auch andere Autoren [5] – keine Aktivierung des endogenen Gerinnungssystems beobachten.

Wie histologische Untersuchungen zeigen [16], kommt es im weiteren Verlauf zum Einsprossen von Fibroblasten in das Fibrinnetz sowie zur Abscheidung kollagener Fasern. Durch diese „physiologische Wundheilung" bleibt – im Gegensatz zu anderen Methoden – eine Schädigung der Schleimhaut aus.

In der vorliegenden Studie sollte untersucht werden, ob die neue Methode der Fibrinklebung blutender Ulzera den etablierten Methoden endoskopisch-therapeutischer Blutstillung überlegen ist.

Methodik

In den Jahren 1987 und 1988 wurden Patienten mit Ulkusblutungen an unserer Klinik entweder mit Laserkoagulation, Bicap-Sonde oder Injektion von Polidocanol (Aethoxysklerol) behandelt. Im Jahre 1989 erfolgte eine Unterspritzung der blutenden Ulzera mit Fibrin.

Insgesamt wurden 160 Patienten in die Studie aufgenommen, 100 Patienten wurden mit den genannten 3 konventionellen Methoden behandelt, 60 Patienten mit der Fibrininjektion. Bei der Auswertung wurden folgende Kriterien berücksichtigt: definitive Blutstillung, Vermeidung einer Notoperation und Letalität. Die statistische Analyse erfolgte mit dem χ^2-Test [14].

Zur Durchführung der endoskopischen Blutstillung werden folgende Komponenten benötigt: Es genügt ein konventionelles Endoskop (Olympus GIF Q; 11 mm) mit einem 2,8 mm weiten Instrumentierkanal. Eine aktiv blutende Läsion umspritzen wir zunächst über eine einlumige Sonde (Olympus NM7L) zirkulär mit Adrenalin (1 : 10000), um durch eine erste Blutstillung eine bessere Übersicht zu erzielen (Abb. 1). Zur Fibrinklebung wird eine doppelläufige Injektionssonde

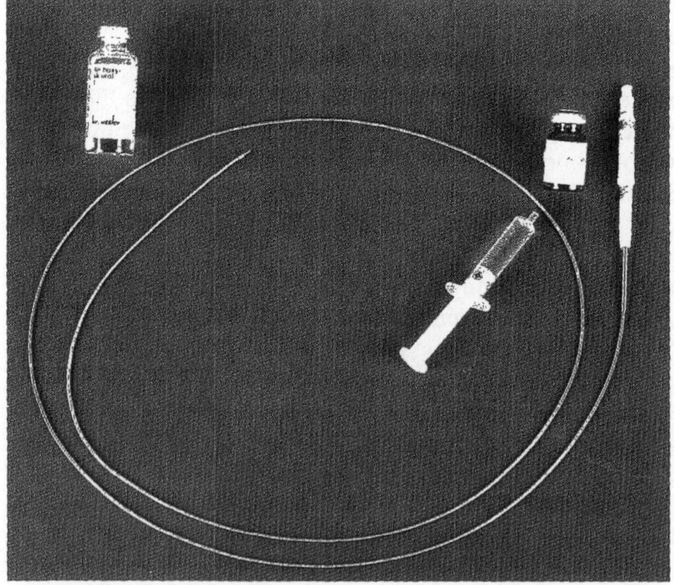

Abb. 1. Komponenten der endoskopischen Injektionstherapie über eine einlumige Sonde (Adrenalin 1 : 10000, Polidocanol 1%ig)

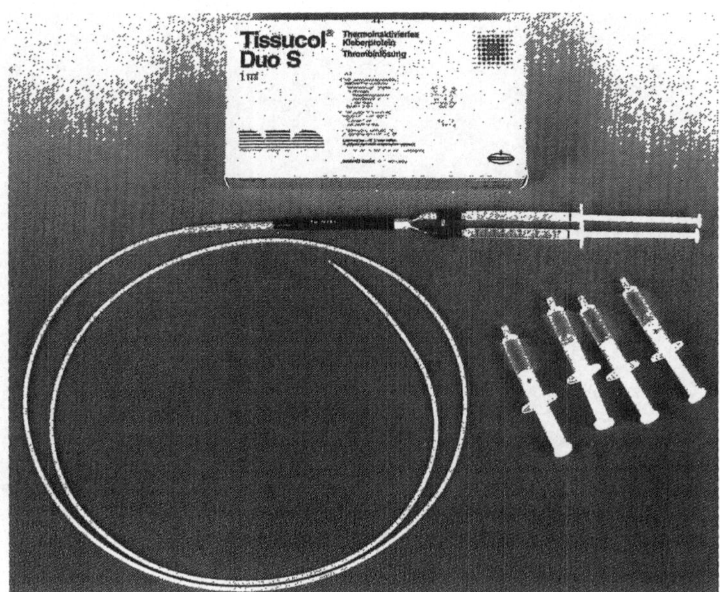

Abb. 2. Komponenten der endoskopischen Fibrinklebung (doppellumige Sonde, NaCl, Kleberproteinlösung, Thrombin)

(Firma MTW, Modell TW IV/6h) eingeführt, deren Enden nicht miteinander verlötet sind. Eine Alternative stellt eine von uns mitentwickelte „coaxiale" Sonde dar, die die 2 Komponenten des Fibrinklebers kurz vor der Injektion ins Gewebe zusammenführt (Fa. GIP).

Die Vorbereitungen einschließlich Auftauen des Fibrinklebers benötigen maximal 5 min. Die Kanäle werden mit physiologischer Kochsalzlösung gefüllt. Auf das blaue Ende (Lumen etwas größer wegen der höheren Viskosität des Fibrinogens) wird 1 ml Kleberproteinlösung (enthält Fibrinogen, Faktor XIII und Aprotinin) aufgesetzt, auf das rote Ende 1 ml Thrombin (500 IE). Nach Vorführen der Sonde wird beides simultan submukös in die blutende Läsion injiziert. Anschließend wird nochmals mit 0,5 – 1 ml Kochsalz nachgespült (Abb. 2).

Abbildung 3a zeigt eine aktive Blutung aus einem Ulkus im Duodenum (an der Bulbusvorderwand). Nach Umspritzung mit Adrenalin erkennt man einen Gefäßstumpf (Abb. 3b). Nach der Injektion von Fibrin zeigt sich ein Anschwellen des Ulkus und der umgebenden Schleimhaut (Abb. 3c).

Ergebnisse

In beiden untersuchten Kollektiven überwogen die Männer (73% bzw. 55%), ein Verhältnis, wie es Literaturangaben entspricht [15]. Die Altersstruktur beider Be-

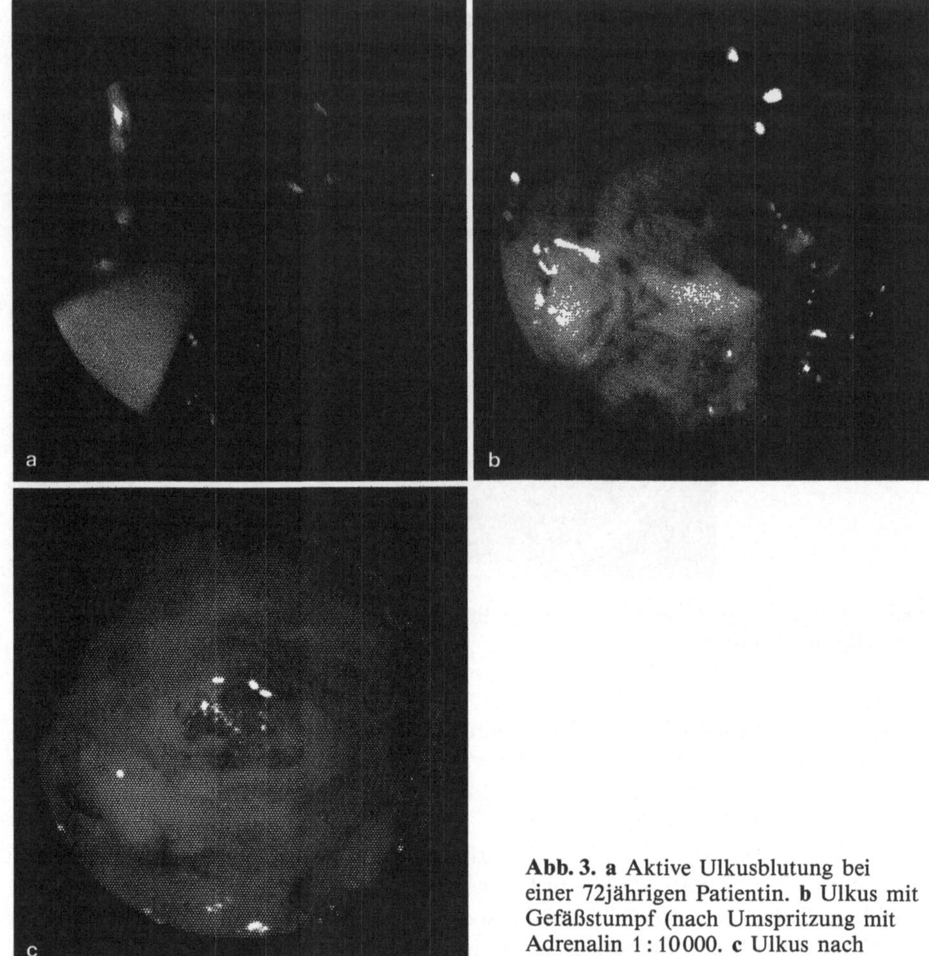

Abb. 3. **a** Aktive Ulkusblutung bei einer 72jährigen Patientin. **b** Ulkus mit Gefäßstumpf (nach Umspritzung mit Adrenalin 1:10000. **c** Ulkus nach Fibrininjektion

handlungsgruppen war mit einem Durchschnittsalter von 60 bzw. 64 Jahren ähnlich (Abb. 4). Die Verteilung der Ulzera (im Magen bzw. Duodenum) war bei den beiden Gruppen etwas unterschiedlich. Mit Fibrin wurden mehr Duodenalulzera behandelt (62% vs. 37%).

Die Blutungsaktivität wurde entsprechend der Einteilung von Forrest [6] beurteilt. Anhaftende Koagel wurden, soweit möglich, abgespült. Danach wurde eine Zuteilung vorgenommen. In der Gruppe mit Fibrinklebung überwogen die aktiven Blutungen deutlich (Abb. 5).

Mit der Fibrininjektion ließ sich in 87% der Fälle eine definitive Blutstillung erzielen (Ergebnis im χ^2-Test signifikant, $p<0{,}05$, einseitige Fragestellung). Die Letalität konnte im Vergleich zu den herkömmlichen Methoden deutlich gesenkt werden (Abb. 6).

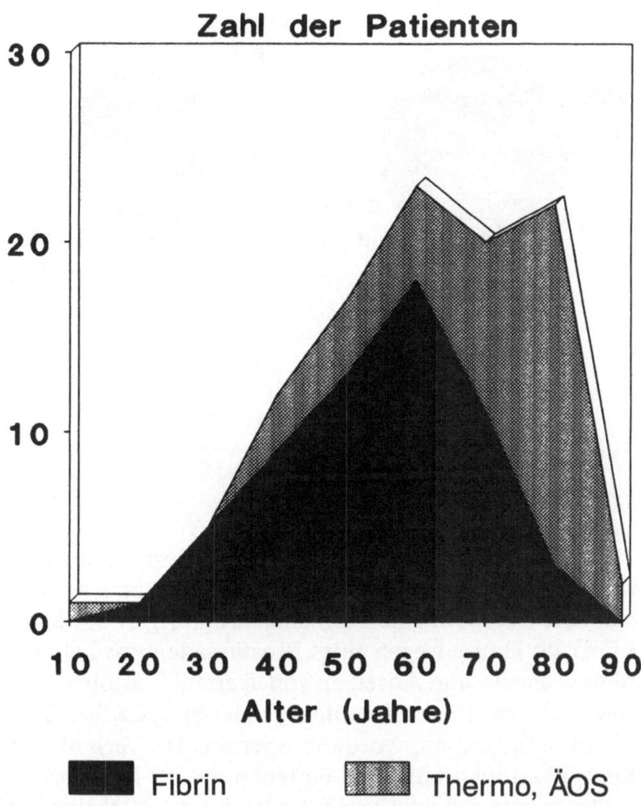

Abb. 4. Altersverteilung der Patienten (*Thermo:* Laserkoagulation, Bicap-Sonde; *Äos:* Polidocanolinjektion)

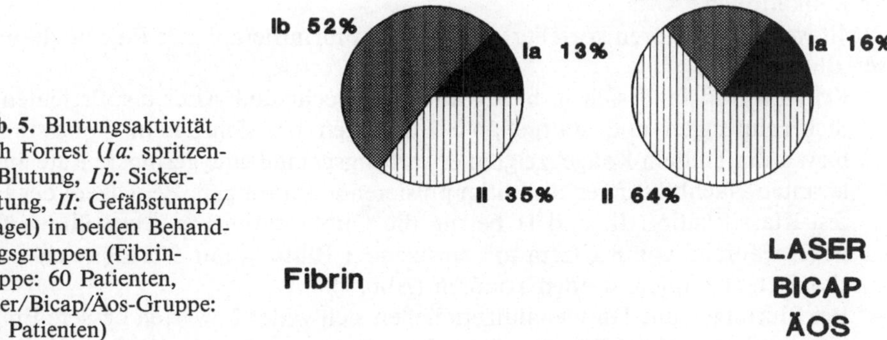

Abb. 5. Blutungsaktivität nach Forrest (*Ia:* spritzende Blutung, *Ib:* Sickerblutung, *II:* Gefäßstumpf/Koagel) in beiden Behandlungsgruppen (Fibringruppe: 60 Patienten, Laser/Bicap/Äos-Gruppe: 100 Patienten)

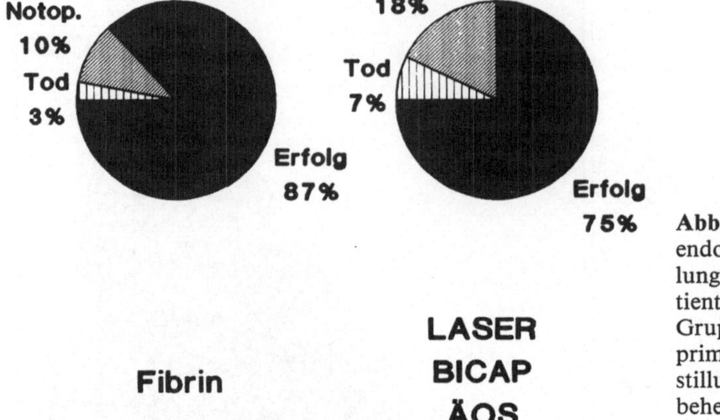

Abb. 6. Erfolgsraten der endoskopischen Blutstillung (Fibringruppe: 60 Patienten, Laser/Bicap/Äos-Gruppe: 100 Patienten) – primäre dauerhafte Blutstillung und endoskopisch beherrschbare Rezidive als „Erfolg" zusammengefaßt

Die Grunderkrankung bzw. Begleiterkrankungen beeinflussen die Ergebnisse, wie der Verlauf der zwei in der Fibringruppe verstorbenen Patienten zeigt. Es handelte sich zum einen um einen 72jährigen Patienten, der in der Urologischen Klinik im Hause wegen eines Prostataadenoms behandelt wurde. Nach massivem Bluterbrechen und Absetzen von Teerstuhl mußte er reanimiert werden. Nachdem eine endoskopische Blutstillung einer spritzenden Blutung aus einem Ulcus ventriculi nicht gelang, wurde er operiert. Im Verlauf traten multiple postoperative Komplikationen auf. Der Patient verstarb letztendlich an einer Schocklunge.

Der zweite tödliche Verlauf betraf eine 68jährige Patientin, die an einem zerebralen Non-Hodgkin-Lymphom operiert worden war. Während einer lokalen Radiatio unter stationären Bedingungen trat eine obere gastrointestinale Blutung aus einem Duodenalulkus auf. Die Blutung konnte endoskopisch nicht dauerhaft gestillt werden. Die chirurgische Umstechung des Ulkus war zunächst erfolgreich, die Patientin verstarb im weiteren Verlauf jedoch ebenfalls an postoperativen Komplikationen.

Mit welchen Faktoren korreliert nun bei der Fibrintherapie die Rate an definitiver Blutstillung?

- Kein Einfluß fand sich in bezug auf Geschlecht und Alter der Patienten.
- Sickerblutungen und stattgehabte Blutungen bei sichtbarem Gefäßstumpf bzw. anhaftendem Koagel zeigten erwartungsgemäß eine geringere Rate an relevanten Nachblutungen als initial pulsierende Blutungen. Bei Ulzera der Forrest-Klassifikation Ib und II betrug die Quote definitiver Blutstillung über 90%, während von 8 Ulzera mit spritzender Blutung nur 5 erfolgreich endoskopisch therapiert werden konnten (Abb. 7).
- Bei Blutungen aus Duodenalulzera ließen sich wider Erwarten bessere Ergebnisse erzielen als bei Blutungen aus Magenulzera. Die dauerhafte endoskopische Blutstillung gelang im Duodenum in 92% der Fälle, im Magen in 78%. Dies ist umso bemerkenswerter, als sich von den 8 Ulzera mit Forrest Ia-Blutung 6 im Duodenum befanden. Die Injektionstherapie im Duodenum wird

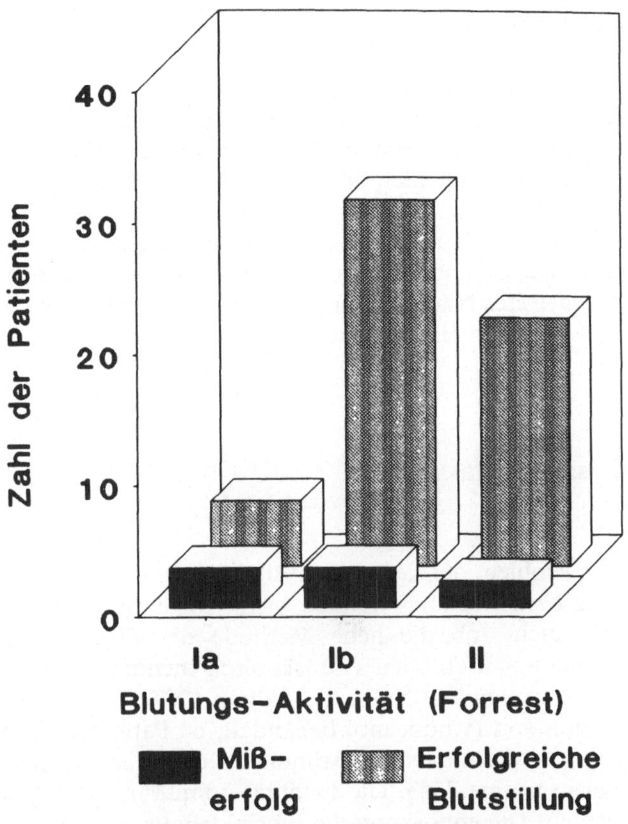

Abb. 7. Rate der definitiven endoskopischen Blutstillungen in Relation zur primären Blutungsaktivität

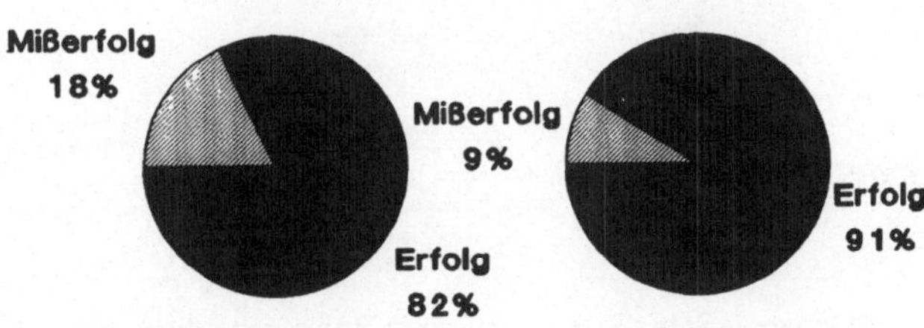

Abb. 8. Abhängigkeit der Erfolgsrate von der Erfahrung der Untersucher

im allgemeinen wegen der engen räumlichen Verhältnisse und der schlechteren Übersicht als schwieriger eingestuft.

– Ein weiterer entscheidender Faktor scheint die Erfahrung der Untersucher zu sein. Mit zunehmendem technischen Geschick verbesserten sich auch bei uns die Ergebnisse. Im ersten Halbjahr 1989 betrug die Rate and definitiver Blutstillung 82%, im zweiten Halbjahr 91% (Abb. 8).

Schlußfolgerung

Die endoskopische Fibrinklebung stellt eine effektive Behandlungsmethode bei Blutungen aus Magen- und Duodenalulzera dar. Relevante Nebenwirkungen wurden nicht beobachtet. Die Kosten-Nutzen-Analyse fällt trotz des höheren Preises im Vergleich zu anderen Sklerosierungsmitteln günstig aus, da die Häufigkeit operativer Eingriffe mit konsekutiver Verlängerung der Verweildauer reduziert wird. Die Ergebnisse lassen sich durch tägliche endoskopische Kontrollen und gegebenenfalls Nachinjektion von Fibrin wahrscheinlich weiter verbessern [8]. Prospektive Studien mit randomisierter Zuordnung sind mithin gerechtfertigt.

Zusammenfassung

Das Problem der definitiven Blutstillung von peptischen Ulzera mit aktiver Blutung bzw. Blutungsstigmata bleibt ungelöst. In der vorliegenden Studie wurde untersucht, ob die neue Methode der Fibrinklebung blutender Ulzera den etablierten Methoden endoskopisch-therapeutischer Blutstillung überlegen ist. 100 Patienten wurden in den Jahren 1987/1988 mit Laser, Bicap-Sonde oder Injektion von Polidocanol behandelt, 60 Patienten im Jahre 1989 mit Fibrin. Die Rate an definitiver Blutstillung in der Fibringruppe betrug 87%, in der Vergleichsgruppe 75%. Die Letalität konnte in der Fibringruppe auf 3% reduziert werden. Die endoskopische Fibrinklebung ist mithin eine effektive Behandlungmethode bei blutenden Magen- und Duodenalulzera.

Literatur

1. Balanzo J, Sainz S, Such J (1988) Endoscopic hemostasis by local injection of epinephrine and polidocanol in bleeding ulcer: a prospective randomized trial. Endoscopy 20:289–291
2. Chung SC, Leung JW, Steele RJ, Crofts TJ (1987) Epinephrine injection for actively bleeding ulcers: a randomized controlled study. Gastrointest Endosc 33:146
3. Eder G, Neumann M, Cerwenka R, Baumgarten K (1986) Preliminary results of a randomized controlled study on the risk of hepatitis transmission of a two-component fibrin sealant. In: Schlag G, Redl H (eds) Fibrin sealant in operative medicine. General surgery and abdominal surgery, vol 6. Springer, Berlin Heidelberg New York Tokyo, pp 51–59
4. Eimiller A (1988) Fibrinkleber als Sklerosierungsmittel bei blutenden Läsionen im Gastrointestinaltrakt. In: Manegold BC, Jung M (Hrsg) Fibrinklebung in der Endoskopie. Springer, Berlin Heidelberg New York Tokyo, pp 79–84
5. Eimiller A (1990) Fibrinklebung per Endoskop. Die gelben Hefte XXX:126–133
6. Forrest JAH, Finlayson NDC, Shearman DJC (1974) Endoscopy in gastrointestinal bleeding. Lancet II, 394–397

7. Friedrichs O (1988) Endoskopische Verklebungstherapie bei Blutungen im oberen Gastrointestinaltrakt. Med Welt 39:457–461
8. Friedrichs O, Papen J, Sabinasz A, Heppe M (1990) Submuköse Fibrinklebung der Ulkusblutung – hat sich das neue Konzept bewährt? Z Gastroenterol 28:477
9. Kaeser A, Dum N (1988) Grundlegende Aspekte der Fibrinklebung. In: Zellner PR (Hrsg) Fibrinklebung in der Verbrennungschirurgie – Plastischen Chirurgie. Springer, Berlin Heidelberg New York Tokyo S 3–12
10. Matek W, Frühmorgen P (1983) Elektro-Hydro-Thermo-Sonde: Klinische Ergebnisse und Einsatzmöglichkeiten der modifizierten Elektrokoagulation im Gastrointestinaltrakt. Dtsch Med Wochenschr 108:816–820
11. Pascu O, Draghici A, Acalovchi I (1989) The effect of endoscopic hemostasis with alcohol on the mortality rate of nonvariceal upper gastrointestinal hemorrhage: a randomized prospective study. Endoscopy 21:53–55
12. Rutgeerts P, Vantrappen G, Hootegem P (1987) Neodymium-YAG laser photocoagulation versus multipolar electrocoagulation for the treatment of severely bleeding ulcers: a randomized comparison. Gastrointest Endosc 33:199–202
13. Rutgeerts P, Vantrappen G, Broeckaert L (1989) Comparison of endoscopic polidocanol injection and YAG laser therapy for bleeding peptic ulcers. Lancet I:1164–1167
14. Sachs L (1984) Angewandte Statistik. Springer, Berlin Heidelberg New York Tokyo
15. Sacks HS, Chalmers TC, Blum AL (1990) Endoscopic hemostasis – and effective therapy for bleeding peptic ulcers. J Am Med Assoc 264:494–499
16. Salm R, Sontheimer J, Laaff H (1988) Gewebereaktion und Blutstillungseigenschaften von Fibrinkleber versus Polidocanol. In: Manegold BC, Jung M (Hrsg) Fibrinklebung in der Endoskopie. Springer, Berlin Heidelberg New York Tokyo, S 103–109
17. Soehendra N, Kempeneers I, Heer K de (1982) Endoskopische Injektionsmethode zur Blutstillung im Verdauungstrakt. Dtsch Med Wochenschr 107:1474–1476
18. Silverstein FE, Gilbert DA, Tedesco FJ (1981) The national ASGE survey on upper gastrointestinal bleeding. Gastrointest Endosc 27:73–103
19. Swain CP, Bown SG, Salmon PR (1984) Controlled trial of neodymium YAG laser photocoagulation in bleeding peptic ulcers. Gastrointest Endosc 30:137
20. Swain CP, Storey DW, Bown SG (1986) Nature of the bleeding vessel in recurrently bleeding gastric ulcers. Gastroenterology 90:595–608
21. Wara P (1985) Endoscopic electrocoagulation of major bleeding from peptic ulcer. Acta Chir Scand 151:29–35

Randomisierte Vergleichsuntersuchung: Polidocanol vs. Fibrinkleber. Aktuelle Ergebnisse bei schwerer Ulkusblutung

R. Salm, K.E. Grund, E. Weber

In mehreren Pilotstudien ließ sich die Wirksamkeit endoskopischer Injektionen von Fibrinkleber (FK) auch bei schweren Ulkusblutungen im oberen Verdauungstrakt nachweisen [2, 3, 4, 9]. Die Hauptvorteile werden in seinen physiologischen Eigenschaften gesehen; er verursacht im Gegensatz zu üblicherweise verwendeten sklerosierenden Substanzen oder thermischen Blutstillungsmethoden keine lokalen Gewebsschäden. Das könnte die niedrige Rezidivblutungsrate bei Verwendung von Fibrinkleber erklären. Als Nachteil gilt die schwierige Handhabung und der hohe Preis.

Bei der Beurteilung dieser neuen Behandlungsmethode im Vergleich zur Injektionstherapie mit dem bisher weit verbreiteten Polidocanol (PDC), das aus der Sklerosierungstherapie von Varizen übernommen wurde, bestehen Unsicherheiten. Deshalb wurde in der chirurgischen Endoskopie der Universitätskliniken in Freiburg und Tübingen gemeinsam eine randomisierte Vergleichsstudie durchgeführt.

Studiendesign

Die Untersuchung wurde als kontrollierte randomisierte Vergleichsstudie konzipiert. Eine Doppelblinduntersuchung war aufgrund der erkennbaren unterschiedlichen Substanzen nicht möglich.

Errechneter Stichprobenumfang: 2mal 88 Patienten entsprechend einem kalkulierten Rezidivblutungsrisiko bei Polidocanol bzw. Adrenalin-Kochsalz-Lösung plus Polidocanol von 23% [5, 6, 10, 17]. Die angenommene Reduktion dieses Rezidivblutungsrisikos auf etwa die Hälfte entspricht den Ergebnissen einer eigenen Pilotstudie [9]. Als Fehler 1. bzw. 2. Art wurden 10% bzw. 20% angesetzt.

Hauptzielkriterium: Rezidivblutungsrate.

Nebenzielkriterien: lokale und systemische Verträglichkeit der injizierten Substanzen.

Weitere Auswertungsmerkmale: primäre und definitive Blutstillungsrate, Ulkusmorphologie im Verlauf, klinische Verlaufsdaten, Operationsfrequenz, Letalität.

Einschlußkriterien: gastroduodenale Ulkusblutungen der Forrest-Stadien (F) I a, I b, II a bei Erwachsenen; Zustimmung des Patienten.

Ausschlußkriterien: keine endoskopische Therapie möglich (z. B. Blutungsquelle nicht einstellbar); vorausgegangene endoskopische Blutstillungsmaßnahme; Gravidität.

Injektionstherapie: bei aktiver Blutung in beiden Gruppen zunächst Vorinjektion von hochverdünnter Adrenalinlösung ($1:10^4-1:10^5$, bis maximal 1 mg Adrenalin), dann intramurale/submuköse Injektion der Prüfsubstanzen Polidocanol 1% (Aethoxysklerol Kreussler) bzw. Fibrinkleber (Tissucol Duo S) in mehreren Positionen und Portionen um die Blutungsquelle.

Endoskopische Kontrollen: obligate, programmierte Kontrollendoskopien nach 12–24 h, 3 und 7 Tagen; bei Rezidivverdacht sofortige Reendoskopie. Bei Rezidivblutung oder, falls vom endoskopischen Aspekt noch nicht das F-III-Stadium erreicht wurde, erneute Injektionstherapie mit Fibrinkleber in beiden Gruppen.

Definition der Rezidivblutung: eindeutige klinische und/oder endoskopische Zeichen

Notfalloperation: bei erfolgloser endoskopischer Maßnahme (maximal 1 mg Adrenalin und 20 ml Prüfsubstanz ohne sicheren Blutungsstillstand).

Weitere Maßnahmen: engmaschige Kreislauf- und Laborkontrollen sowie standardisierte medikamentöse Therapie zur Säurereduktion (Omeprazol: initial 80 mg, dann 3mal 40 mg/24 h), Infusion, ggf. Transfusion.

Ergebnisse

Zum Zeitpunkt der geplanten Zwischenauswertung waren 56 Patienten (PDC: 26; FK: 30) in die Studie aufgenommen worden. Das mittlere Lebensalter war vergleichbar (PDC-Gruppe: 58,0 ± 16,8 Jahre; FK-Gruppe: 62,7 ± 18,2 Jahre), das weibliche Geschlecht war in der PDC-Gruppe mit 4/26 im Gegensatz zur FK-Gruppe mit 14/30 unterrepräsentiert. Die wesentlichen Ergebnisse sind in tabellarischer Form dargestellt: in Tabelle 1 Schweregrad und Ulkuslokalisation, in Tabellen 2 und 3 primäre Blutstillungsrate, Rezidivrate, Operationsfrequenz und Letalität.

In der FK-Gruppe waren ausnahmslos alle aktiven Blutungen endoskopisch zu stillen. Bei 2 F-II a-Blutungen kam es unter der endoskopischen Maßnahme zu einer Blutung, die jedoch durch weitere Injektion sistierte. Im Gegensatz dazu ließ sich bei 2 Patienten in der PDC-Gruppe keine Blutstillung erreichen; bei 2 weiteren Patienten trat während der Endoskopie eine Blutung auf, die mit der vorgegebenen Polidocanolmenge nicht mehr gestillt werden konnte. Bei diesen 4 Patienten wurde anschließend zusätzlich Fibrinkleber injiziert, was zur definitiven Blutstillung führte.

Tabelle 1. Ulkuslokalisation und Blutungsaktivität in beiden Behandlungsgruppen (*PDC* Polidocanol, *FK* Fibrinkleber, n = 56)

Forrest-Stadium	Ulcus ventriculi		Ulcus duodeni		Gesamt	
	PDC	FK	PDC	FK	PDC	FK
Ia	2	4	1	6	3	10
Ib	4	3	5	4	9	7
IIa	7	5	7	8	14	13
Gesamt	13	12	13	18	26	30

Tabelle 2. Verlauf nach endoskopischer Blutstillung in den beiden Behandlungsgruppen (*PDC* Polidocanol, *FK* Fibrinkleber, n = 56)

Forrest-Stadium	n		Rezidiv		Definitive endoskopische Blutstillung		Operation zur Blutstillung		Exitus letalis	
	PDC	FK	PDC	FK	PDC	FK	PDC	FK	PDC	FK
Ia	3	10	3	2	3	9	–	1	–	1
Ib	9	7	2	–	8	7	1	–	–	–
IIa	14	13	5	1	12	12	2	1	2	2
Gesamt	26	30	10	3	23	28	3	2	2	3

Tabelle 3. Zusammenfassung der relevanten Vergleichskriterien (*PDC* Polidocanol, *FK* Fibrinkleber, n = 56)

Kriterien	PDC	FK	p
Primäre Blutstillungsrate	22/26	30/30	$\leqslant$0,05
Rezidivblutung	10/26	3/30	$\leqslant$0,05

Bei der initialen Injektion wurden im Durchschnitt 12,5 ± 5,9 ml PDC bzw. 7,8 ± 3,2 ml FK (Summe beider Komponenten) appliziert. Klinische Unverträglichkeitsreaktionen wurden nicht beobachtet, in 2 Fällen der PDC-Gruppe jedoch eine deutliche Ulkusvergrößerung bei den Kontrollendoskopien.

Die engmaschigen Laboruntersuchungen zeigten insbesondere bei Parametern des Gerinnungssystems (Quick-Wert, PTT, Thrombinzeit, Fibrinspaltprodukte, TAT, D-Dimere) keine statistisch signifikanten oder als Tendenz erkennbaren Unterschiede zwischen beiden Substanzen. Bei den vorliegenden schweren Blutungsereignissen streuten die Einzelwerte erheblich.

Diskussion

Die endoskopischen Blutstillungsmethoden mit einer initialen Blutstillungsrate von wenigstens 80% (in vielen Zentren über 90%) verdrängen zunehmend die noch vor wenigen Jahren dominierende Notfalloperation bei der akuten Ulkusblutung [11]. Mit wachsender Erfahrung gibt es nur noch wenige Blutungen, die endoskopisch nicht angehbar sind; diese müssen rasch erkannt und der operativen Therapie zugeführt werden. Problematisch bei den endoskopischen Verfahren sind allerdings die Rezidivblutungen, v.a. bei gastroduodenalen Ulzera F Ia und F IIa.

Eine wesentliche Ursache dürfte darin liegen, daß die meisten verwendeten Injektionstherapeutika ebenso wie thermische Blutstillungsmethoden (Elektrokoagulation, Heaterprobe, Laser) nicht unerhebliche Gewebsdestruktionen verursachen, die den Ablauf der Ulkusheilung verzögern und einer definitiven Blutstillung entgegenwirken. Im Gegensatz dazu führt Fibrinkleber – wie experimentell nachweisbar – *nicht* zur Gewebsdestruktion [8]. Seine hervorragenden blutstillenden Eigenschaften werden seit längerem in vielen Bereichen der operativen Medizin erfolgreich eingesetzt.

In der vorliegenden randomisierten Kontrollstudie wurde bei Patienten mit schwerer, peptischer Ulkusblutung das viel verwendete Sklerotherapeutikum Polidocanol mit Fibrinkleber anhand des Zielkriteriums Rezidivblutung verglichen. Die bezüglich der Patientendaten vergleichbaren Gruppen wiesen auch eine übereinstimmende Verteilung der Ulkuslokalisationen auf (13 vs. 12 Ulcera ventriculi resp. 13 vs. 18 Ulcera duodeni, vgl. Tabelle 1). Diese sowie die Verteilung der Blutungsaktivitäten sind mit entsprechenden publizierten Studien vergleichbar [6, 7, 14]. Bemerkenswert ist jedoch, daß in der FK-Gruppe häufiger aktive Blutungsstadien (F Ia, F Ib) vorlagen, insbesondere überwogen die F-Ia-Blutungen deutlich. Um so auffälliger ist es, daß die Zahl der Rezidivblutungen nach Fibrinkleberinjektion nur 1/3 im Vergleich zur Polidocanolgruppe betrug.

Hinsichtlich der Operationsfrequenz hat sich kein Vorteil für die FK-Gruppe ergeben. Ursächlich dürfte sein, daß die 4 primär endoskopisch nicht stillbaren Blutungen in der PDC-Gruppe nicht operiert wurden, sondern durch Injektion mit Fibrinkleber definitiv behandelt werden konnten.

In der Literatur finden sich bisher nur 2 vergleichbare randomisierte, kontrollierte Studien in denen FK und PDC gegeneinander in Konkurrenz untersucht werden:

Strohm et al. [12] haben insgesamt 60 Patienten mit Ulkusblutung behandelt, dabei wurde randomisiert bei 29 Patienten (5 F Ia, 10 F Ib und 14 F IIa) Fibrinkleber (FK-Gruppe) injiziert, bei 31 Patienten (0 F Ia, 12 F Ib, 19 F IIa) wurde zur Blutstillung Adrenalin oder Polidocanol verwendet oder elektrokoaguliert (APE-Gruppe). Acht Rezidivblutungen in der FK-Gruppe standen 7 Rezidive in der APE-Gruppe gegenüber. In der FK-Gruppe wurden 5 Patienten operiert, nur 1 Patient in der APE-Gruppe. Zwei Patienten verstarben, beide aus der APE-Gruppe. Es fand sich kein Vorteil für die mit Fibrinkleber therapierten Patienten bezüglich einer Rezidivblutung. Dabei ist jedoch das erhebliche Ungleichgewicht der F-I a-Blutungen zu berücksichtigen (5 in der FK-Gruppe, 0 in der APE-Gruppe), das mögliche positive Effekte in der FK-Gruppe vollständig überdecken könnte. Außerdem liegt die primäre Blutstillungsrate (73% im Gesamtkollektiv) verglichen mit entsprechenden Literaturangaben im unteren Bereich. Eine weitergehende Analyse läßt die bisher als Kurzfassung vorliegende Publikation nicht zu.

Berg et al. [1] kamen in ihrer Vergleichsstudie mit ähnlichem Design und ähnlichen Patientenzahlen wie in unserer Untersuchung (insgesamt 52 Patienten, F I a, F I b, F II a und F II b) zu eindeutigen Ergebnissen: 9/27 Rezidivblutungen in der PDC-Gruppe standen 2/25 Rezidivblutungen in der FK-Gruppe gegenüber. Bei einer allerdings geringen Anzahl von F-I a-Blutungen (FK: 0, PDC: 1) mußten in der FK-Gruppe 1 Patient und in der PDC-Gruppe 2 Patienten operiert werden. Dies entspricht recht genau den Verhältnissen in der vorliegenden Studie.

In einer historischen Vergleichsuntersuchung wurden 100 Ulkusblutungen in den Jahren 1987–1988 mittels PDC-Injektion, Lasertherapie oder bipolarer Elektrokoagulation behandelt, im darauffolgenden Jahr 60 Patienten mit FK-Injektionen therapiert [13]. Die definitive Blutstillungsrate im FK-Kollektiv war mit 87% dem Vergleichskollektiv mit 75% statistisch signifikant überlegen ($p \leq 0{,}05$). Operationsfrequenz und Letalität konnten jeweils etwa auf die Hälfte reduziert werden.

In der hier vorgelegten Untersuchung ergab schon die erste geplante Zwischenauswertung einen signifikanten Vorteil bezüglich des definierten Zielkriteriums *Rezidivblutung* zugunsten des Fibrinklebers, so daß die Studie entsprechend dem Studienprotokoll sowie unter Berücksichtigung der „Good-clinical-practice"-(GCP-)Richtlinien abgebrochen werden mußte [15]. Damit konnte eindeutig gezeigt werden, daß die hohen definitiven Blutstillungsraten, die sich mit herkömmlichen Injektionstherapeutika erreichen lassen, durch den Einsatz von Fibrinkleber noch weiter verbessert werden können. Dies beruht v.a. auf der Reduktion der Rezidivblutungsrate. Ursache hierfür dürften substanzspezifische günstige Eigenschaften des Fibrinklebers sein: in erster Linie das Ausbleiben von Gewebsdestruktionen bei Injektion einer physiologischen Substanz; hinzu kommt ein möglicher positiver Effekt der länger persistierenden lokalen Kompression durch den Fibrinclot in der Intestinalwand im Vergleich zu den Konkurrenzmethoden (rasche Resorption der Injektionsmedien).

Für den klinischen Erfolg einer Fibrinkleberinjektion ist jedoch die Beherrschung der anspruchsvollen endoskopischen Applikationstechnik eine unabdingbare Voraussetzung. Versierter Untersucher und gut ausgebildetes Assistenzpersonal müssen ein eingespieltes Team bilden.

Literatur

1. Berg P, Barina W, Born P, Simon W, Zellmer R, Paul F (1990) Fibrinkleber versus Polidocanol bei der oberen Gastrointestinalblutung. In: Henning H, Soehendra N (Hrsg) Fortschritte der gastroenterologischen Endoskopie. Demeter, Gräfelfing, S 22–24
2. Eimiller A (1988) Fibrinkleber als Sklerosierungsmittel. In: Manegold BC (Hrsg) Fibrinklebung in der Endoskopie. Springer, Berlin Heidelberg New York Tokyo, S 79–84
3. Friedrichs O (1991) Submucöse Fibrinklebung der akuten Ulkusblutung – hat sich das Konzept bewährt? Intensiv- und Notfallbehandlung 16:163–168
4. Grund KE, Mohl W, Fischer H (1991) Endoskopische Fibrinklebung – Indikation, Ergebnisse und Probleme. Endoskopie heute 4:53
5. Kortan P, Haber G, Marcon N (1986) Endoscopic injection therapy for nonvariceal lesions of the upper gastrointestinal tract. Gastrointest Endosc 32:145
6. Panés J, Viver J, Forné M, Garcia-Olivares E, Marco C, Garau J (1987) Controlled trial of endoscopic sclerosis in bleeding peptic ulcers. Lancet II:1292–1294
7. Roggo A, Filippini L (1990) Endoskopische Injektionstherapie bei akuter nicht-variköser oberer Gastrointestinalblutung. Dtsch Med Wochenschr 115:1227–1231
8. Salm R, Sontheimer J, Laaff H (1988) Gewebereaktion und Blutstillungseigenschaften von Fibrinkleber versus Polidocanol. In: Manegold BC (Hrsg) Fibrinklebung in der Endoskopie. Springer, Berlin Heidelberg New York Tokyo, S 103–109
9. Salm R, Bohle W, Sontheimer J (1991) Peptic ulcer hemorrhage: Local injection of fibrin sealant – experimental and clinical data. Acta Chir Austriaca 23:113–116
10. Soehendra N, Grimm H, Stenzel M (1985) Injection of nonvariceal bleeding lesions of the upper gastrointestinal tract. Endoscopy 17:129–132
11. Soehendra N (1987) Endoscopic therapy of upper gastrointestinal bleeding. Endoscopy 19:205–206
12. Strohm WD, Römmele U, Barton E, Weimer J (1992) Effectiveness of injection therapy of bleeding gastric and duodenal ulcera: fibrin-clotting versus conventional methods. A prospective randomized study. Hellenic J Gastroenterol 5 [Suppl]:339
13. Wienbeck M, Prassler R, Barnert J, Richter G (1991) Endoscopic hemostasis with fibrin tissue adhesive in bleeding peptic ulcers. Gastroenterology 100:A 185
14. Wirtz HJ, Fuchs KJ, Schaube H (1984) Endoskopie-abhängiges Therapiekonzept bei der gastroduodenalen Ulkusblutung. Fortschr Med 102:567–570
15. Witte PU, Schenk J, Schwarz JA, Kori-Lindner C (Hrsg) (1990) Ordnungsgemäße klinische Prüfung. Habrich, Fürth

III. Blutstillungsverfahren

B. Verfahren bei Varizen

Endoskopische Fundusvarizenblockade

M. Heinerman, F. Mayer, O. Boeckl

Blutungen aus ösophagogastrischen Varizen (Fundusvarizen) stellen ein dramatisches und für den betroffenen Patienten lebensbedrohliches Ereignis dar.

Die konservative Therapie blutender ösophagogastrischer Varizen mittels Sengstaken-Blakemore-Sonde bzw. Linton-Nachlas-Sonde erzielt einen Blutungsstillstand in 70–80%, stellt jedoch keine definitive Therapie mit endgültigem Verschluß des blutenden Gefäßes dar [1, 3, 10]. Eine medikamentöse Senkung des Portalvenendrucks mittels Vasopressin oder Analoga kann in ca. 70% der Fälle eine temporäre Hämostase erreichen [3, 10].

Die Rezidivblutungsrate ist bei beiden Maßnahmen hoch. Die Letalitätsraten betragen über 50%. Die Ergebnisse sind daher unbefriedigend.

Die chirurgische Notfalltherapie hat das Ziel, die blutende Ösophagus- bzw. Fundusvarize zu unterbinden und/oder durch Druckentlastung im portalen Kreislauf Rezidivblutungen zu verhindern. Die heute angewandten Operationsmethoden – Ösophagus- bzw. Kardiadissektion, Fundektomie und Shuntoperationen – weisen in Abhängigkeit vom Stadium des zugrundeliegenden Leberschadens Letalitätsraten zwischen 20 und 100% auf [2]. Da es bis heute keine gesicherten Kriterien für die Wahl der einzelnen Operationsverfahren gibt, sind die in der Literatur berichteten Ergebnisse mit Zurückhaltung zu betrachten, unter anderem ist auch der Begriff „Notfall“ bei verschiedenen Autoren unterschiedlich definiert.

Das dritte Konzept in der Therapie von Ösophagus- bzw. Fundusvarizen wird mit den Möglichkeiten der interventionellen Endoskopie geboten.

Die endoskopische Sklerosierung von Ösophagusvarizen – elektiv im blutungsfreien Intervall, aber auch im Blutungsstadium – hat sich in den letzten Jahren als das Therapieverfahren der Wahl durchgesetzt [4–7].

Es lag nahe, die im Fall von Ösophagusvarizen so erfolgreiche Sklerosierungstherapie mittels Polidocanol-1% (Aethoxysklerol®) auch auf Fundusvarizen auszudehnen. Auf Grund der unterschiedlichen anatomischen Gegebenheiten im Vergleich zu Ösophagusvarizen wurden dabei keineswegs zufriedenstellende Ergebnisse erzielt.

Ein im Jahr 1985 von Soehendra entwickeltes und 1986 erstmals publiziertes Verfahren der interventionellen Endoskopie in der Behandlung von Fundusvarizen stellt die Blockade der varikös erweiterten Venenstränge im ösophagogastrischen Übergang mit Hilfe des, seit längerer Zeit bekannten Gewebeklebers n-Butyl-2-cyanoacrylat (Histoacryl®) dar [8, 9].

Indikation und Ausschlußkriterien

Alle heute bei blutenden Ösophagus- bzw. Fundusvarizen angewendeten Therapieverfahren haben das Ziel, in möglichst kurzer Zeit einen *dauerhaften* Blutungsstillstand zu erreichen.

Die von Soehendra entwickelte Okklusionstechnik rupturierter oder nichtrupturierter Varizen durch eine, zugleich gewebeverträgliche und beständige Klebersubstanz ermöglicht dies – mit geringer Belastung des Patienten.

Der Kleberpfropf wird einige Wochen nach Schrumpfung der Varize per vias naturales abgehen.

Eine *absolute* Indikation zur endoskopischen Blockade sind Blutungen aus rupturierten Fundusvarizen. *Relative* Indikationen stellen Fundusvarizen nach stattgehabter Ösophagsuvarizenblutung und blutungsfreie Fundusvarizen dar.

Nebenwirkungen des Gewebeklebers sind nicht bekannt. Zur Zeit bestehen keine Kontraindikationen zum Einsatz des Gewebeklebers n-Butyl-2-cyanoacrylat (Histoacryl®) bei blutenden/nichtblutenden Fundusvarizen.

Technik der Anwendung

Erstversorgung und Vorbereitung des Patienten

Die Erstversorgung eines Patienten mit einer Blutung aus rupturierter Fundusvarize entspricht der Behandlung eines Volumenmangelschocks:

Anlegen eines zentralvenösen Zuganges und Volumensubstitution, eventuell Intubation bei schwerer Hämatemesis mit respiratorischer Insuffizienz und/oder eingeschränkten Reflexen.

Wenn keine Intubation erforderlich ist (bei erhaltenen Reflexen, normaler Respiration) genügt Lokalanästhesie des Rachens mittels Spray, evtl. leichte Sedierung.

Lokalisation der Blutungsquelle

Eine exakte Lokalisation der Blutungsquelle ist unumgänglich. Auch im Stadium der akuten Blutung ist der Verschluß der Fundusvarize durch intravasale Injektion des Gewebeklebers n-Butyl-2-cyanoacrylat (Histoacryl®) – proximal der Blutungsquelle – möglich.

Eigenschaften des Klebers, Anwendungsrichtlinien, Vorbereitung der Geräte

n-Butyl-2-cyanoacrylat wurde ursprünglich zur Versorgung von Wunden an Stelle von Hautnähten eingesetzt.

Dieser Kleber hat die Eigenschaft, in flüssigen Medien in ca. 20 s, in Blut unmittelbar nach Kontakt vollständig auszuhärten.

Mit 0,5 – 1 ml dieses Gewebeklebers ist es möglich, eine Varize Grad III – IV innerhalb weniger Sekunden vollständig zu okkludieren. Da die Anwendung des Klebers n-Butyl-2-cyanoacrylat (Histoacryl®) sowohl für Personal als auch Gerätschaften einige Gefahren birgt, sollten folgende Verwendungsrichtlinien Berücksichtigung finden:

1) Der Kleber wird in handelsübliche 2-ml-Plastikspritzen aufgezogen und sollte dabei mit einem öligen Röntgenkontrastmittel (z. B. Lipiodol) in einem Verhältnis von 1 : 1 verdünnt werden.
   Man verhindert dadurch eine zu rasche Aushärtung und hat ferner die Möglichkeit, zu einem späteren Zeitpunkt Röntgenkontrollen zur Lokalisation des Kleberpfropfes durchzuführen.
2) Beim Aufziehen bzw. Verdünnen des Klebers ist besondere Vorsicht geboten, da Kontakt mit der Augenschleimhaut schwerste Schädigungen zur Folge haben kann. Das Personal der Endoskopieeinheit muß dahingehend unterrichtet und geschult sein (Schutzbrillen).
3) Um das Anhaften von Kleberresten und in der Folge Beschädigungen des Gerätes zu vermeiden, sollten der Kopfteil und der Instrumentierkanal des Endoskops mit Silikonöl vorbehandelt werden.
4) Bei Applikation des Klebers durch den Tefloninjektionskatheter muß ein relativ hoher Druck erzielt werden. Um zu vermeiden, daß dabei durch Abrutschen der Spritze Kleber austreten kann, sollte das Verbindungsstück zwischen Spritze und Katheter mit Zellstoff oder ähnlichem umwickelt werden.

Technik der Fundusvarizenblockade mit Gewebekleber

Nach exakter Lokalisation der Fundusvarize wird diese direkt punktiert – bei rupturierter Varize erfolgt die Punktion knapp proximal neben der Blutungsstelle.

Zur Injektion des Gewebeklebers kann man eine handelsübliche Sklerosierungsnadel aus Teflon mit 0,7 mm Außendurchmesser und 6 mm Nadellänge verwenden.

Zunächst wird die korrekte intravasale Lage der Nadel durch Injektion von Aqua bidestillata geprüft. Sollte die Injektionsnadel paravasal zu liegen kommen, würde sich dies durch eine sofortige Schleimhautschwellung zeigen.

Die Applikation des Gewebeklebers muß möglichst rasch und in einem Zug erfolgen. Während dieses Vorganges sollte die Saugvorrichtung des Endoskops nicht betätigt werden, um zu vermeiden, daß Kleber in den Instrumentierkanal des Gerätes gelangen kann. Aus demselben Grund sollte die Injektionsnadel frühestens 20 s nach Applikation des Klebers in den Instrumentierkanal des Endoskops zurückgezogen werden (Abb. 1).

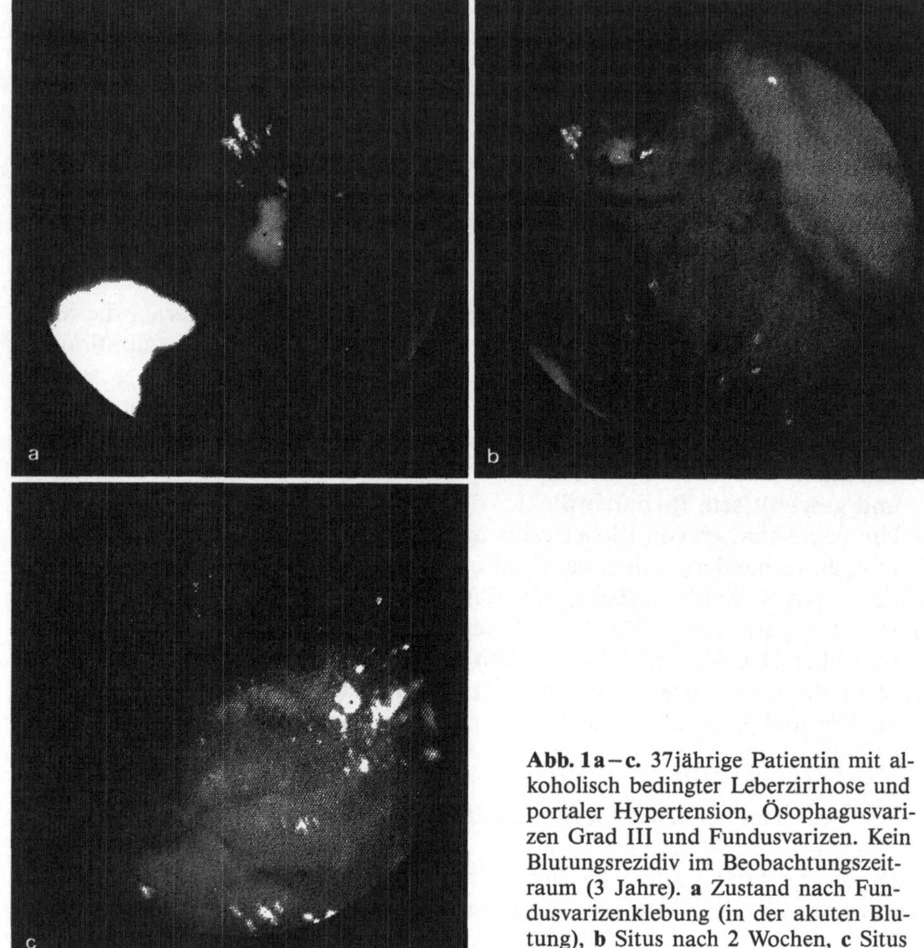

Abb. 1a–c. 37jährige Patientin mit alkoholisch bedingter Leberzirrhose und portaler Hypertension, Ösophagusvarizen Grad III und Fundusvarizen. Kein Blutungsrezidiv im Beobachtungszeitraum (3 Jahre). **a** Zustand nach Fundusvarizenklebung (in der akuten Blutung), **b** Situs nach 2 Wochen, **c** Situs nach 4 Wochen

Ergebnisse

Im Beobachtungszeitraum 1986 bis 1991 wurden bei insgesamt 27 Patienten Fundusvarizen mittels n-Butyl-2-cyanoacrylat (Histoacryl®) in der oben beschriebenen Art und Weise blockiert.

Eine Blockade in der akuten Blutung wurde in 19 Fällen bei 18 Patienten durchgeführt – bei einem Patienten wurde bei einer Rezidivblutung (aus einer zweiten Fundusvarize) 55 Tage nach der ersten Klebung neuerlich eine Blockade mittels n-Butyl-2-cyanoacrylat (Histoacryl®) vorgenommen.

In allen Fällen einer akuten Blutung aus Fundusvarizen ließ sich dadurch im Rahmen der Notfallendoskopie ein kompletter Blutungsstillstand erreichen.

Eine elektive Blockade von Fundusvarizen bei geplanter Sklerosierungstherapie von Ösophagusvarizen wurde bei 9 Patienten durchgeführt.

Rezidivblutungen nach Fundusvarizenblockade

Nach Durchführung einer Fundusvarizenblockade zeigten sich bei insgesamt 12 Patienten (44,4%) Rezidivblutungen.

Bei 5 Patienten ließ sich die Blutungsquelle eindeutig als primär nicht geblockte Fundusvarize identifizieren, sechs Patienten zeigten eine Ösophagusvarizenblutung. Ein Patient blutete zunächst aus einer primär ebenfalls nicht geblockten Fundusvarize, nach Klebung dieser wenig später aus einer rupturierten Ösophagusvarize.

Der mittlere Zeitabstand zwischen der Blockade einer Fundusvarize und dem Auftreten einer neuerlichen Blutung betrug dabei 120,7 Tage (12 h bis 544 Tage).

Kein Patient zeigte eine Rezidivblutung aus der geblockten Fundusvarize.

Zwei Patienten wurden aufgrund der Rezidivblutung einer Operation zugeführt, in beiden Fällen einer abdominalen Dissektionsoperation.

Komplikationen und Letalität

Wir beobachteten keine eingriffsbedingte Komplikation und Letalität.

Die 30-Tage-Krankenhausletalität betrug 6,8% (4/27). Drei Patienten kamen durch direkte Blutungsfolgen ad exitum, ein Patient verstarb postoperativ nach Kardiadissektion.

Kontrollen

Nach Durchführung einer Fundusvarizenblockade mittels n-Butyl-2-cyanoacrylat (Histoacryl®) wurden bei 26 Patienten (96,3%) im Durchschnitt 8,7 Kontrollendoskopien pro Patient durchgeführt. Der Beobachtungszeitraum betrug im Mittel 276 Tage. Im Rahmen dieser Nachkontrollen fanden sich keine durch die Fundusvarizenklebung bedingten Komplikationen.

Diskussion

Unseren Erfahrungen und den Ergebnissen von Soehendra et al. [9] entsprechend, kann eine Blockierung von Fundusvarizen durch intravasale Injektion des Gewebeklebers n-Butyl-2-cyanoacrylat (Histoacryl®) sowohl in der Phase der akuten Blutung als auch elektiv im blutungsfreien Intervall durchgeführt werden. Mit dieser Technik ist es im Beobachtungszeitraum 1986 bis 1991 gelungen, jede akute Blutung aus Fundusvarizen im Rahmen der Notfallendoskopie zum Stillstand zu bringen.

Die im Anschluß an eine Fundusvarizenblockade aufgetretenen Rezidivblutungen aus Fundus- und/oder Ösophagusvarizen sind (zumindest teilweise) darauf zurückzuführen, daß wir in der Anfangszeit der Anwendung dieser Technik nicht alle Fundusvarizen in der ersten Sitzung blockiert und *gleichzeitig* mit der Sklerosierung begleitender Ösophagusvarizen begonnen haben. Daraus ziehen wir den Schluß, daß es empfehlenswert ist, *alle* Fundusvarizen bereits bei der ersten endoskopischen Sitzung, auch bei Patienten mit stark reduziertem Allgemeinzustand und/oder akuter Blutung mit n-Butyl-2-cyanoacrylat (Histoacryl®) zu blockieren und gleichzeitig mit der Sklerosierungstherapie von Ösophagusvarizen zu beginnen.

Dadurch dürfte das Risiko einer Rezidivblutung aus Fundus- bzw. Ösophagusvarizen zu senken sein.

Literatur

1. Chojkier M, Conn HO (1980) Esophageal tamponade in the treatment of bleeding varices. A decadal report. Dig Dis Sci 25:267–272
2. Denck H (1984) Langzeitergebnisse der Ösophaguswandsklerosierung versus intravasale Sklerosierung. In: Raquet KJ, Denck H, Berchtold R (Hrsg) Portale Hypertension. Diagnostik und Therapie der Leberzirrhose mit Ösophagusvarizenblutung. Karger, Basel
3. Egberts EH (1983) Die Behandlung der akuten Ösophagusvarizenblutung. Z Gastroenterol 21:82–92
4. Sauerbruch T, Weinzierl M, Köpcke W, Pfahler M, Paumgartner G (1984) Langzeitsklerosierungstherapie blutender Ösophagusvarizen. Dtsch Med Wochenschr 109:709–713
5. Soehendra N, Heer K de, Kempeneers I (1983) Erfahrungen über die fiberendoskopische Ösophagusvarizenverödung mit Polidocanol. Zentralbl Chir 108/6:328–334
6. Soehendra N, Heer K de, Kempeneers I (1983) Sclerotherapy of oesophageal varices by means of fiberendoscopy. In: Czomos G, Thaler H (eds) Clinical hepatology. Springer, Berlin Heidelberg New York Tokyo, pp 281–290
7. Soehendra N, Heer K de, Kempeneers I, Frommelt L (1983) Morphological alterations of the esophagus after endoscopic sclerotherapy of varices. Endoscopy 15:291–296
8. Soehendra N, Nam VC, Grimm H, Kempeneers I (1986) Endoscopic obliteration of large esophagogastric varices with bucrylate. Endoscopy 18:25–26
9. Soehendra N, Grimm H, Nam VC, Berger B (1987) n-Butyl-2-cyanoacrylate: a supplement to endoscopic sclerotherapy. Endoscopy 19:221–224
10. Spech HJ, Liehr H (1982) Konservative Therapie der Varizenblutung. In: Siewert JR, Blum AL, Farthman EH, Lankisch PG (Hrsg) Notfalltherapie. Konservative und operative Therapie gastrointestinaler Notfälle. Springer, Berlin Heidelberg New York, Tokyo, S 120–138

IV. Fibrinklebung im Rahmen der laparoskopischen Chirurgie

Fibrinklebung bei laparoskopischer Cholezystektomie

W. Wayand, R. Woisetschläger, P. Schrenk

Kaum eine andere neue Operationstechnik fand in der Chirurgenschaft so rasche Akzeptanz wie die laparoskopische Cholezystektomie (LCH) [3, 4]. Der Grund hierfür sind die Vorteile dieser neuen Methode für die Patienten [5] – hervorragendes kosmetisches Ergebnis, geringe Wundheilungsstörungsraten, geringes operatives Trauma, keine postoperative Hernienbildung, geringeres subjektives Schmerzempfinden, geringe respiratorische Belastung, kurze Hospitalisationsdauer, kurze Rekonvaleszenzzeit. Für den Chirurgen ist das Erlernen der ungewohnten triangulierenden Technik und das gedankliche Umsetzen des zweidimensionalen Bildes ins Dreidimensionale gewöhnungsbedürftig [6].

Als Nachteil der Methode werden das Fehlen der Palpationsmöglichkeit und die fehlende Reserosierungsmöglichkeit des Leberbettes angesehen.

Chirurgen, die den verbliebenen Serosasaum des Leberbettes nach konventioneller, offener Cholezystektomie nähen, tun dies aus 2 Intentionen:

1) sichere Blutstillung,
2) Reserosierung als Adhäsionsprophylaxe.

Obwohl auch zu diesem Thema klare, studiengestützte Aussagen fehlen, lassen Chirurgen nur ungern von gewohnten Verfahrensweisen.

Reserosierung des Leberbettes in der üblichen Art und Weise ist mit der laparoskopischen Technik nur schwer möglich. Naheliegend ist es somit, eine Versiegelung des Leberbettes mittels Fibrinschicht durchzuführen.

Den Effekt der Fibrinklebung des Leberbettes nach erfolgter LCH haben wir in einer prospektiven, randomisierten Studie überprüft.

Methodik

Ausschlußkriterien zur Aufnahme in die Studie waren die portale Hypertension, Gerinnungsstörungen sowie Umstände, die eine Spülung des Leberbettes erforderlich machten (akute Cholezystitis, iatrogene Gallenblasenperforation, Blutung).

Die Indikation zur Operation war in jedem Fall eine symptomatische Cholezystolithiasis ohne Verschlußhinweis. Die laparoskopische Cholezystektomie erfolgte bei allen Patienten nach standardisierter Operationstechnik:

Nach der retrograden Dissektion der Gallenblase wurde das Leberbett inspiziert und kleinere Sickerblutungen wurden mittels Koagulation gestillt.

Nachdem die Gallenblase geborgen war, wurden durch Randomisierung 2 Gruppen gebildet (Gruppe A: Geburtstag gerades Jahr; Gruppe B: Geburtstag ungerades Jahr). In Gruppe A wurde durch Einbringen des Klebers über einen 5-mm-Trokar die Fibrinklebung des Leberbetts mit 1 ml Fibrin (Tissucol-Kleberproteinlösung, 500 I.E. Thrombin pro ml) durchgeführt (Abb. 1 und 2).

In beiden Gruppen wurde anschließend ein weiches Drain (∅ 5 mm, 14 Charr; Fa. Pharma-Plast) ins Leberbett eingelegt und mit Hilfe der atraumatischen Faßzange gezielt im Foramen Winslowi plaziert [2]. Nach Auftrocknung des Fibrinfilms werden Reduktionshülse und Applikationskatheter unter endoskopischer Sichtkontrolle entfernt (Gefahr des Abschneidens der Katheterspitze am Trokarrand!).

Die Patienten beider Gruppen waren hinsichtlich Alter, Geschlecht und Begleiterkrankungen vergleichbar (Tabelle 1) und wurden im gleichen Zeitraum (12/1990–2/1991) operiert. Die Fördermengen wurden nach 24 und nach 48 h bestimmt und bzgl. Menge und Art des Sekrets verglichen. Anschließend wurde das Drain entfernt.

Zur statistischen Auswertung wurde der Student-t-Test für ungepaarte Gruppen herangezogen ($p < 0{,}05$ als statistisch signifikant).

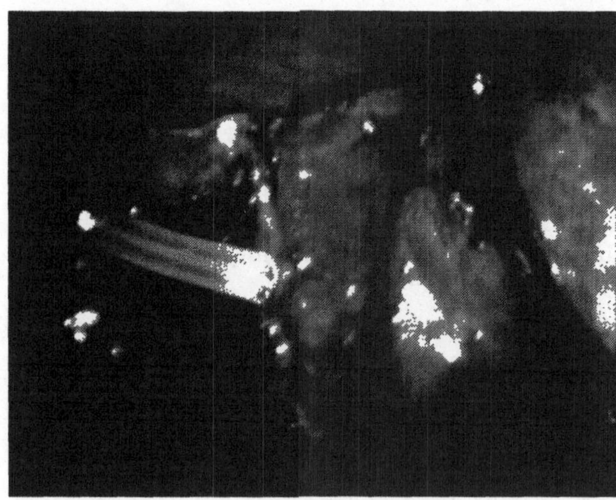

Abb. 1. Vorschieben des Katheters durch den 5-mm-Trokar

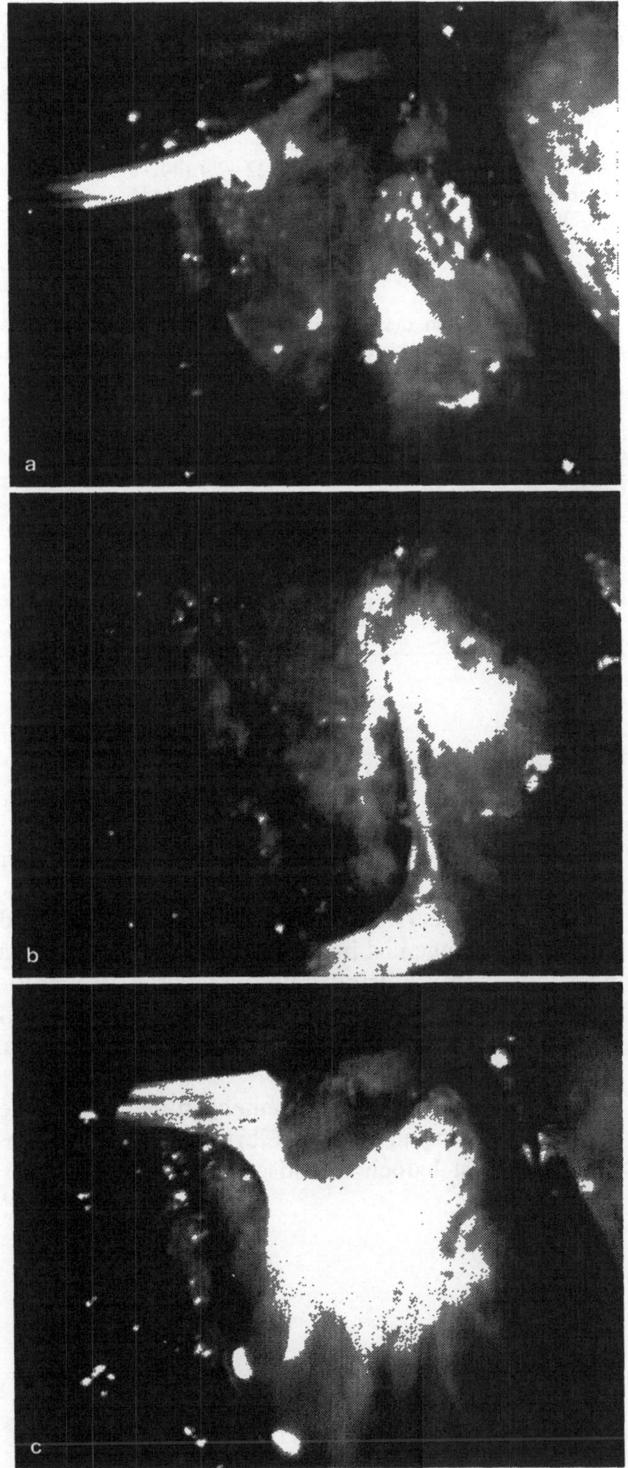

Abb. 2a–c. Aufbringen von Fibrin in das Leberbett

Tabelle 1. Patientencharakteristika von 40 laparoskopisch cholezystektomierten Patienten. Gruppe A (mit Fibrinklebung, *FK*); Gruppe B (ohne Fibrinklebung, *NFK*)

Parameter	Gruppe A (FK) (n = 20)	Gruppe B (NFK) (n = 20)
Alter (Jahre)	22 – 74 (44,7 + 12,5)	26 – 75 (43,7 + 14,5)
Geschlecht	m. : w. = 4 : 16	m. : w. = 4 : 16
Op.-Dauer	20 – 120 (60,7 + 29,3)	30 – 90 (53,9 + 15,0)

Tabelle 2. Vergleich der postoperativen Sekretionsmenge aus dem Leberbett nach laparoskopischer Cholezystektomie mit (Gruppe A, *FK*) und ohne Fibrinklebung (Gruppe B, *NFK*)

Postoperativer Tag	Fördermenge [ml]		
	Gruppe A (FK)		Gruppe B (NFK)
1. Tag	0 – 50 (26,6 ± 18,6)		0 – 98 (36,5 ± 36,2)
		p = n.s.	
2. Tag	0		5 – 30 (2,3 ± 6,9)
		p = n.s.	
Gesamtmenge	0 – 50 (26,6 ± 18,6)		0 – 110 (38,8 ± 38,1)
		p = n.s.	

Ergebnisse

Der postoperative Verlauf gestaltete sich bei den Patienten beider Gruppen komplikationslos.

Eine Gegenüberstellung der postoperativ in beiden Gruppen gemessenen Drainfördermengen ist in Tabelle 2 dargestellt. Die Drainmenge betrug nach 24 h in Gruppe A (mit Fibrinklebung) im Mittel 26,6 ml (0 – 50 ml), in Gruppe B (ohne Fibrinklebung) im Mittel 36,5 ml (0 – 110 ml). Nach 48 h zeigte sich lediglich noch bei 2 Patienten der Gruppe B eine minimale Drainagefördermenge (Mittel: 2,3 ml).

Vergleicht man die Drainagemengen beider Gruppen miteinander, ergibt sich für die Patientengruppe ohne Fibrinklebung eine etwas höhere Fördermenge, der Unterschied ist jedoch statistisch nicht signifikant (p = n. s.).

Diskussion

Für Chirurgen, die es gewohnt sind, eine Naht des Leberbettes vorzunehmen, sieht eine Versiegelung des Operationsgebiets beruhigend aus. Es erscheint auch denkbar, daß ein unbemerkt gebildeter aberranter Gallengang damit verschlossen werden kann. In unserer Studie an Patienten mit unkomplizierten laparoskopischen Cholezystektomien konnte kein Vorteil der Fibrinklebung im Sinne einer signifikant verminderten postoperativen Drainagefördermenge verifiziert werden. Obwohl es bei der Dissektion der Gallenblase zu unterschiedlich großen Läsionen im Leberbett kommt, kann durch Einsatz der Kaustik eine ausreichende Blutstillung erzielt werden [1]. Diese entspricht in jedem Fall der bei der offenen Cholezystektomie möglichen Blutstillung. Durchaus sinnvoll scheint der Einsatz der Fibrinklebung des Leberbettes, wenn es zu ausgedehnten Läsionen des Leberbettes kommt, wie dies z. B. bei tief intrahepatal liegenden Gallenblasen zu beobachten ist. Allgemein sind wir jedoch der Meinung, und diese konnte in unseren Erfahrungen an über 600 LCH bestätigt werden, daß eine Fibrinklebung des Leberbettes nicht unbedingt nötig ist. Wichtiger erscheint eine abschließende Inspektion des Leberbettes und im Bedarfsfall exakte Kaustik der gesetzten Läsionen.

Abschließend kann gesagt werden, daß eine generelle Anwendung der Fibrinklebung des Leberbettes nach laparoskopische Cholezystektomie nicht erforderlich ist.

In Einzelfällen kann es jedoch durchaus wertvoll sein, sich dieser Möglichkeit der Versiegelung des Leberbettes zu erinnern (aberranter Gallengang, ausgedehnte Läsion des Leberbettes).

Literatur

1. Corbitt JD (1991) Laparoscopie cholecystectomy: laser versus electrosurgery. Surg Laparosc Endosc 2:85–88
2. Mooney MJ, O'Reilly MJ (1991) Laparoscopy drain placement during LCH. Surg Endosc 5:101–102
3. Trede M, Saeger HD, Schaupp W, Petermann C (1991) Laparoskopische CHE. Dtsch Med Wochenschr 116:219–222
4. Troidl H, Spangenberger W, Dietrich A, Neugebauer E (1991) Laparoskopische Cholecystektomie – Erste Erfahrungen und Ergebnisse bei 300 Operationen – eine prospektive Beobachtungsstudie. Chirurg 62:257–265
5. Woisetschläger R, Rieger P, Wayand W (1991) Die laparoskopische CHE – Indikationsstellung, Technik und Ergebnisse. Therapiewoche 12:805–812
6. Woisetschläger R, Wayand W (1991) Laparoscopic CHE – how does it work and how long does it take? Surg Endosc 5:109–110

Laserchirurgische Resektion einer Hydatidenzyste der Leber unter Videolaparoskopie *

N. Katkhouda, P. Fabiani, E. Benizri, J. Mouiel

Die totale Perizystektomie ist die Methode der Wahl für die chirurgische Behandlung der Hydatidenkrankheit der Leber. Der Eingriff wurde unter Videolaparoskopie mit dem Nd-YAG-Laser vorgenommen. Dieses Verfahren ermöglicht eine sichere Versorgung aller biliären Gefäßstrukturen, die in den Bereich der Zyste einmünden.

Fallbericht

Im Januar 1991 wurde ein 50jähriger Nordafrikaner in gutem Allgemeinzustand eingewiesen. Er klagte über Schmerzen im rechten Oberbauch, die zur rechten Schulter ausstrahlten. Er hatte weder Ikterus noch Fieber. Zu seinen Eßgewohnheiten gehörte der Verzehr von rohem Lammfleisch. Die Blutuntersuchung ergab eine leichte Eosinophilie mit mäßiger Leukozytose. Die Ergebnisse der Leberfunktionsprüfungen lagen im Normbereich. Bei der Ultraschalluntersuchung und im CT des Abdomens zeigte sich im linken Leberlappen eine teilweise verkalkte Masse mit ca. 6 cm Durchmesser. Der Verdacht auf eine Hydatidenzyste konnte durch immunologische Untersuchung bestätigt werden, insbesondere durch den indirekten Hämagglutinationshemmungstest und die Immunelektrophorese. Da diese symptomatische Hydatidenzyste am vorderen Rande des linken Leberlappens günstig lokalisiert war, wurde eine chirurgische Resektion unter Videolaparoskopie vorgenommen. Bei dem Eingriff handelte es sich um eine totale Perizystektomie unter Verwendung des Nd-YAG-Lasers ohne Eröffnung der Zyste. Die Operation dauerte 160 min. Postoperativ kam es zu keinen Komplikationen. Am darauffolgenden Tag wurden dem Patienten wieder Flüssigkeiten zugeführt. Zwei Tage nach der Operation konnte er wieder feste Nahrung zu sich nehmen. Am dritten Tag wurde er entlassen und nach einer Woche war er wieder arbeitsfähig. Die histologische Untersuchung brachte eine Bestätigung dafür, daß es sich um eine Hydatidenzyste handelte.

* Die Autoren sind Frau C. Godel und Frau F. Bruno für die geleisteten Schreibarbeiten zu Dank verpflichtet.

Chirurgisches Vorgehen

Wir gingen von einer zystennahen Schnittebene außerhalb des benachbarten, gesunden, bröckeligen Lebergewebes aus. Alle Venen und Gallengänge, die in den Zystenbereich einmündeten, wurden nacheinander versorgt (Abb. 1).

Der Chirurg stand zwischen den gespreizten Beinen des Patienten. Der erste Operationsassistent (Kameraassistent) stand auf der rechten, der zweite auf der linken Seite. Zur Gewährleistung eines guten Überblicks für den Chirurgen und die Assistenten wurde links und rechts des Narkosearztes je ein Videomonitor aufgestellt. Der Patient wurde so vorbereitet, daß erforderlichenfalls sofort eine Laparotomie vorgenommen werden konnte. Das Pneumoperitoneum wurde durch Nabelpunktion angelegt. Der intraabdominale Druck wurde elektronisch überwacht und bei 13 mmHg konstant gehalten. Im Rahmen der präoperativen Überwachung während der Vollnarkose wurden auch eine Kapnographie und eine Saturometrie durchgeführt. Das an die Videokamera (Fa. Storz, Tuttlingen) angeschlossene Geradeausteleskop (0°) wurde durch den 10-mm-Trokar eingeführt. Zunächst wurde eine Untersuchung des Abdomens vorgenommen. Die Hydatidenzyste war durch entzündliche Adhäsionen verdeckt und nicht sichtbar. Die Suche nach einer anderen intraabdominalen Lokalisation des Parasiten verlief negativ. Danach wurden drei weitere Trokare eingeführt. 5 cm links des Nabels wurde mit einem 10-mm-Trokar ein Instrumentierkanal für die endoskopischen Instrumente angelegt (elektrische Hakenkanüle, Schere, Kanüle für die Nd-YAG-La-

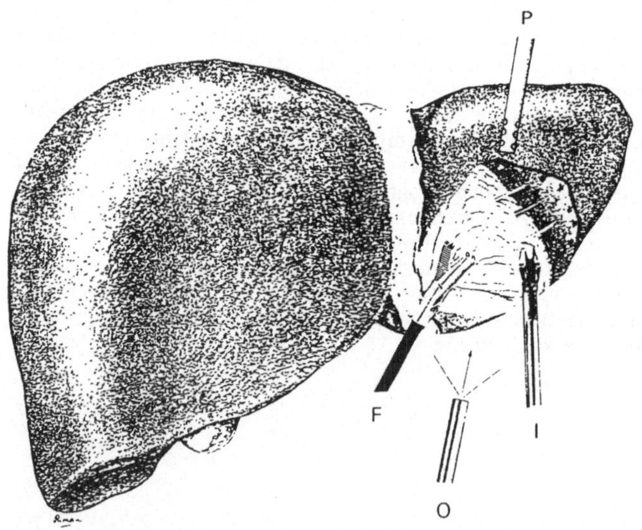

Abb. 1. Schematische Darstellung der totalen Perzystektomie unter Laparoskopie und der Trokarperforationsstellen. *O* 10-mm Trokar, Geradeausteleskop (0°) und Videokamera; *F* 5-mm-Trokar und atraumatische Faßzange; *I* 10-mm-Trokar und Instrumentierkanal für Schere, Laser und Klemmenapplikator; *P* 5-mm-Trokar und Saug- und Spülkanüle oder Palpationssonde

serfaser und Endoclip-Applikator (CS Surgical, Fa. Norwalk, Connecticut, USA)). Für die Saug- und Spülkanüle wurde ein 5-mm-Trokar verwendet. Die Palpationssonde wurde 2 cm links des Schwertfortsatzes eingeführt. Der letzte 5-mm-Trokar wurde für die atraumatische Faßzange verwendet und symmetrisch zum 10-mm-Operationstrokar eingebracht, also 5 cm rechts des Nabels (Abb. 1).

Die Operation wurde mit der Zweihandtechnik vorgenommen. Nach Entfernung der entzündlichen Adhäsionen des Peritoneums mit der elektrischen Schere erschien die Hydatidenzyste als typische weiße, runde, homogene Masse. Sie war in den vorderen Rand des linken Leberlappens eingebettet. Der linke Lappen wurde mit der Saug- und Spülkanüle angehoben. Die Adhäsionen über der Zyste wurden mit der atraumatischen Faßzange erfaßt. Dann wurde die Leberkapsel mit dem Laser (Fa. Lasersonics, Modell 8000, USA) eröffnet. Bei diesem Verfahren wurde eine 600-µm-Silikon-Kontaktfaser ohne Polyaethylen-Hülse in Verbindung mit einem energiearmen Helium-Neon-Pilotlaser für das Red Targeting verwendet. Der Laser war auf 50 W Ausgangsleistung eingestellt (kontinuierliche Lichtemission). Der während des Eingriffs entstehende Rauch wurde durch eine unmittelbar hinter der Zyste befindliche Saug- und Spülkanüle regelmäßig abgesaugt. Um das Blutungsrisiko auf ein Minimum zu beschränken, wurde der Schnitt in einer zystennahen Schnittebene angelegt, unmittelbar außerhalb des benachbarten, gesunden, bröckeligen und vaskulären Lebergewebes. Alle größeren, in den Zystenbereich einmündenden biliären Gefäßstrukturen wurden zwischen zwei Klemmen durchtrennt. Die kleineren Venen wurden mit dem defokussierten Laserstrahl versorgt. Damit kommt es zu einer umfangreicheren und oberflächennäheren Hämostase. Als nützlich erwies sich auch der elektrische Spatel (Fa. Storz). Mit dem flach an das durchtrennte Lebergewebe gedrückten Spatel konnten Sickerblutungen direkt beherrscht werden. Nach Abschluß der Dissektion und nach vollständiger Zystenenukleation aus der Leber, wurde die Zyste vor der Extraktion in ein großes, steriles Gummikondom eingebracht. Der Leberschnitt wurde erneut geprüft und mit physiologischer Kochsalzlösung ausgespült. Mit einem defokussierten Laserstrahl wurde eine vollständige Blutstillung herbeigeführt. Anschließend wurde auf die Resektionsfläche Tissucol-Fibrinkleber® (Fa. Immuno, Wien) aufgebracht. Zur Sicherung der Klebung wurden die beiden Ränder des Lebergewebes mit der geschlossenen atraumatischen Faßzange kurzzeitig zusammengepreßt. Schließlich wurde das Omentum majus in die verbleibende Höhle gelegt. Eine abdominale Drainage war nicht erforderlich, da der Ausfluß von Blut und Galle zufriedenstellend beherrscht werden konnte. Zur leichteren Entfernung des Präparats wurde das Kondom mit der Hydatidenzyste vorsichtig aus der erweiterten Nabelinzision gezogen. Zur Förderung des Ausströmens des Pneumoperitoneums wurde der Patient mit einer Maske beatmet. Die Trokare wurden schließlich entfernt, und die kleinen Hautschnitte wurden verschlossen.

Diskussion

Die totale Perizystektomie ist die ideale Methode für die Behandlung der Hydatidenzyste der Leber [1, 5, 7], da sie eine gute visuelle Kontrolle sämtlicher Gallengänge und Gefäße ermöglicht, die in den Zystenbereich einmünden. Mit diesem Verfahren läßt sich eine Eröffnung der Zyste und die damit verbundene Gefahr einer intraabdominalen Kontamination mit Parasitentrümmern vermeiden. Im vorliegenden Fall wurde die Ermittlung der idealen Schnittebene durch die teilweise Verkalkung der Zyste erleichtert. Bei dem Laserschnitt kommt es zu einer geringeren Rauchentwicklung als bei einer monopolaren Kauterisierung. Der Rauch konnte durch gelegentliches Absaugen ohne Herabsetzung des intraabdominalen CO_2-Drucks problemlos entfernt werden. Durch Verwendung einer Kontaktfaser ohne Polyaethylenhülse erübrigte sich die Insufflation von Gas zum Abkühlen der Faserspitze [2, 4]. Auf diese Weise könnte es nämlich zu einer gefährlichen Drucksteigerung im Abdomen und zur Entstehung einer Gasembolie kommen. Durch den automatischen Klemmenapplikator waren weniger Manipulationen erforderlich. Als problematisch erwies sich u. a. die Extraktion der Zyste. Das Gewebe konnte in diesem Fall durch Erweiterung der Inzision am Nabel entfernt werden.

Die Vorteile der laparoskopischen Chirurgie sind heute weitgehend bekannt [3, 6]. Trotzdem muß darauf verwiesen werden, daß es sich hier um ein schwieriges und anspruchsvolles laparoskopisches Verfahren handelt, das für Chirurgen in Betracht kommt, die bereits Erfahrungen mit hepatobiliären Eingriffen, Laserchirurgie und chirurgischer Endoskopie sammeln konnten. Unter diesen Voraussetzungen kann die laserchirurgische Resektion einer Hydatidenzyste unter Laparoskopie gefahrlos durchgeführt werden. Diese Technik dürfte in Zukunft auch für andere laparoskopische Verfahren wie für die Resektion kleiner Lebermetastasen und günstig lokalisierter, kleiner, gutartiger Tumoren von Nutzen sein.

Literatur

1. Bourgeon R, Catalano H, Guntz M (1961) La péricystectomie dans le traitement des cystes hydatiques du foie. J Chir (Paris) 81:153–174
2. Dixon JA (1988) Current laser applications in general surgery. Ann Surg 207:355–372
3. Goetz F, Pier A, Bacher C (1990) Modified laparoscopic appendectomy in surgery. A report of 188 operations. Surg Endosc 4:6–9
4. Joffe S, Brackett KA, Sankar MY, Daikuzono N (1986) Resection of the liver with the Nd-YAG laser. Surg Gynecol Obstet 163:437–442
5. Longmire WP Jr, Tompkins RK (1981) Parasite abscess. In: Egdal RH (ed) Manual of liver surgery. Springer, New York, pp 67–76
6. Peters JH, Ellison CE, Jeffery TL et al. (1991) Safety and efficacy of laparoscopic cholecystectomy. Ann Surg 213:3–12
7. Pissiotis CA, Warden JV, Condon RE (1972) Surgical treatment of hydatid disease. Arch Surg 104:454–459

Technik der Fibrinklebung in der endoskopischen Chirurgie

D. Wallwiener, S. Rimbach, D. Pollmann, W. Stolz, J. Gauwerky, G. Bastert

Die große Zahl der rekonstruktiven oder organkonservierenden Eingriffe im Bereich der tubo-ovariellen Funktionseinheit, der Adhäsiolysen sowie die operative Endometriosetherapie im Bereich des inneren Genitale werden seit Einführung der laparoskopischen Techniken in der Gynäkologie meist unter Verzicht auf eine Laparotomie durchgeführt [8].

Die Anwendung der Fibrinklebung hat dabei die durch den Einsatz von Lasern und modernen HF-elektrochirurgischen Operationsverfahren bereits optimierten Präparationstechniken weiter verbessert und kommt insbesondere unter 3 Aspekten zum Einsatz. Zunächst ist die Klebung von Wundrändern und Wundflächen zu nennen, weiter die Erzielung eines lokal-hämostatischen Effekts und, allerdings derzeit noch nicht eindeutig in seiner Wirksamkeit gesichert, die Adhäsionsprophylaxe durch Versiegelung von Peritoneal- und Serosadefekten. Dabei kommen grundlegende Vorteile des Fibrinklebers zum Tragen, die in seiner ausgezeichneten Gewebeverträglichkeit, der Resorbierbarkeit und hohen Elastizität sowie der Klebefähigkeit auch im feuchten Milieu bestehen.

Anwendungstechnik

Die Klebung beruht auf dem Prinzip der letzten Phase der Blutgerinnung, wobei es sich bei dem von uns verwendeten Fibrinkleber, Tissucol Duo S®, um einen Zweikomponentenkleber handelt, der im wesentlichen aus hochkonzentriertem humanem Fibrinogen und einer hochkonzentrierten Thrombinlösung besteht. Die Verfestigung beginnt innerhalb von Sekunden nach der Applikation und ist bereits nach einigen Minuten weitgehend abgeschlossen. Die Applikation findet entweder über eine Kanüle statt, wenn eine punktuelle oder kleinflächige Klebung benötigt wird, oder über Katheter. Bei flächiger Applikation sollte nur eine dünne Kleberschicht aufgetragen werden, da die Zeit bis zur Resorption und abgeschlossenen Wundheilung entscheidend von der Schichtdicke abhängt.

Im folgenden sollen die Indikationsbereiche, bei denen die Fibrinklebung Anwendung findet, im Detail diskutiert werden.

Ovarialzystenexstirpation und Ovarformierung (Abb. 1)

Bei einer großen Zahl von Patientinnen können benigne Ovarialtumoren organerhaltend exstirpiert werden, ohne daß eine Laparotomie durchgeführt werden muß. Laparoskopisch wird hier das Endometrium in teils scharfer, teils stumpfer Präparation herausgelöst. Es entsteht dabei ein Defekt, der nach Blutstillung mit Hilfe von Fibrinkleber verschlossen werden kann, woraus eine Neuformierung des Ovars und seiner Oberfläche resultiert. Es handelt sich dabei um ein operativtechnisch unkompliziertes, aber effektives Verfahren, das von uns in 26 Fällen erfolgreich durchgeführt worden ist. Ultrasonographische Follow-up-Untersuchungen sowie Second-look-Laparoskopien in einzelnen Fällen ließen keine pathologischen Veränderungen des neuformierten Ovars erkennen.

Laparoskopische lineare Salpingotomie bei isthmoampullärer Tubargravidität

Im Rahmen der organerhaltenden operativ-laparoskopischen Entfernung einer Tubargravidität mittels linearer Salpingotomie stellt sich die Frage des Wundverschlusses nach Herauslösen des Schwangerschaftsprodukts. Um nicht das Risiko einer Fistelbildung bei weit klaffenden Salpingotomiewundrändern in Kauf nehmen zu müssen, ist die Adaption der Wundränder und Lumenverschluß mittels Fibrinklebung eine einfache und schnellere Alternative zur mühsamen endoskopischen Naht (Abb. 2). In 17 auf diese Weise operierten Fällen erwies sich die Fibrinklebung als intraoperativ problemlos durchführbar und im Follow-up erfolgreich im Hinblick auf die organerhaltende Rekonstruktion, was Relaparoskopien in zwei Fällen mit Extrauteringraviditäten auf der kontralateralen Seite zeigten. Bei 2 Patientinnen war eine Fistel nachweisbar. Allerdings war hier bei sehr großer Tubargravidität eine mehr als 3 cm betragende Salpingotomie notwendig gewesen.

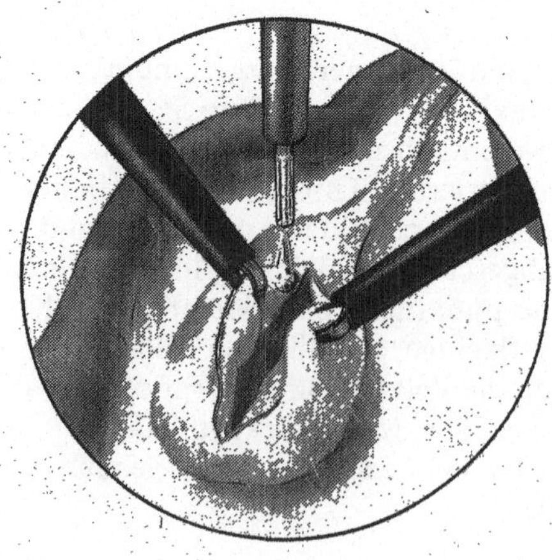

Abb. 1. Ovarformierung mittels Fibrinkleber nach organerhaltender Ovarialzystenexstirpation

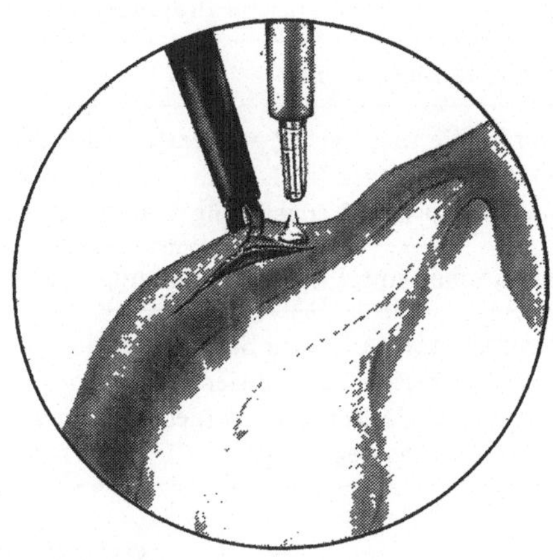

Abb. 2. Fibrinklebung der linearen Salpingotomie bei isthmoampullärer Tubargravidität

Laparoskopische Refertilisierung

Insbesondere bei endoskopischer Durchführung der Refertilisierung mit End-zu-End-Anastomosierung von Tubenstümpfen eignet sich eine kombinierte Naht- und Klebetechnik. Der intratubare Splint kann hierbei hysteroskopisch eingeführt und unter laparoskopischer Kontrolle plaziert werden. Nach Nahtapproximation der Stümpfe erfolgt die Applikation des Fibrinklebers.

Flächenversiegelung zur Hämostase und Peritonealdefektdeckung

Eine weitere Anwendungsmöglichkeit ist die hämostatische Flächenversiegelung oder Defektdeckung mittels der Technik der Fibrinklebung. Hierzu müssen blutende Flächen zunächst mit warmer Kochsalzlösung mit Hilfe des Aquapurators gespült werden. Der hämostatische Effekt wird durch den intraabdominalen Überdruck mit Hilfe des Insufflators unterstützt. Nach Elektro- oder Laserkoagulation wird auf die möglichst bluttrockene Fläche Fibrinkleber zur Erzielung einer dauerhaften Hämostase und Versiegelung aufgesprüht. In gleicher Technik werden Peritoneal- oder Serosadefekte gedeckt, unter der Vorstellung ein physiologisches Gleiten der parietalen und viszeralen Peritonealflächen wieder zu ermöglichen. Gleiches erfolgt bei der Versiegelung iatrogener Uterusperforationen, wobei die Fibrinkleberanwendung sowohl aszendierende Infektionen wie auch primäre oder sekundäre Blutungen aus dem Defekt zu verhindern imstande ist. Auf eine laparoskopische Naht kann nach Anwendung von Fibrinkleber verzichtet werden. Bis zur Verfestigung des Klebers muß der Uterus in diesen Fällen nach Auftragen einer Adaptations- und einer darüberliegenden Versiegelungsschicht von Fibrinkleber 3–5 min bis zur Verfestigung gehalten werden. Bei 15 Peritonealdefektdeckungen, 5 Applikationen bei Serosadefekten im Bereich des Darmes sowie in 3 Fällen von Uterusperforationen wurde die Fibrinklebetechnik ange-

Tabelle 1. Laparoskopische Präparationstechniken und Fibrinklebung

Etablierte Indikationen	n
Ovarformierung nach Zystenexstirpation	26
Lokale Hämostase (z. B. nach Myomenukleation)	
Laparoskopische Versiegelung von artifiziellen Uterusperforationen	3
Indikationen unter Studienbedingungen	**n**
Laparoskopische lineare Salpingotomie	17
Laparoskopische Refertilisierung	12
Serosa- und Peritonealdefektdeckung nach ausgedehnter Adhäsiolyse (z. B. Darmserosadefektversiegelung)	20

wandt. In einzelnen Fällen erfolgte eine Second-look-Laparoskopie, bei der kaum postoperative Adhäsionen beobachtet wurden. Die posteroperativen Verläufe waren in jedem Fall komplikationslos. Ob allerdings eine signifikante Adhäsionsprophylaxe durch die Fibrinklebung erzielt wird, muß weiter untersucht werden.

Diskussion

Zusammenfassend ist festzustellen, daß die Anwendung von Fibrinkleber im Rahmen der operativ-laparoskopischen Techniken eine Abrundung des minimal invasiven Gesamtkonzepts darstellt, die die bereits optimierten laser- und HF-chirurgischen Präparationstechniken in optimaler Weise unter Verkürzung der Operationszeiten und Vereinfachung des Vorgehens durch die Möglichkeit des Verzichts auf komplizierte endoskopische Nähte in vielen Fällen ergänzt [4, 7, 8].

Hervorzuheben ist, daß mit Hilfe der Fibrinklebung eine Gewebevereinigung auf physiologische Art erzielt wird. Gerade im Vergleich zur Naht muß allerdings ein höherer Preis im Rahmen der Kosten-Nutzen-Analyse in Kauf genommen werden.

Während die Anwendung zur Ovarformierung nach Zystenexstirpation, zur lokalen Hämostase z. B. nach Myomenukleation und zur laparoskopischen Versiegelung iatrogener Uterusperforationen als etablierte Indikationen gesehen werden können, und die Fibrinklebung bei Tubenanastomosen zur Refertilisierung sich als erfolgreich erwiesen hat [1, 2, 5, 6], muß die Technik der Fibrinklebung im Rahmen der organerhaltenden Operation einer Tubargravidität mittels Salpingotomie zunächst noch unter Studienbedingungen bis zur Erreichung größerer Fallzahlen gesehen werden. Gleiches gilt für die Applikation von Fibrinkleber zur Serosa- und Peritonealdefektdeckung nach ausgedehnter Adhäsiolyse und Operationen im Bereich der tubo-ovariellen Funktionseinheit, wobei der protektive Effekt im Hinblick auf die Vermeidung von Re-Adhäsionen zur Zeit noch diskutiert wird. Hier steht einerseits der Beweis der Notwendigkeit der Deckung von Defekten, v. a. nach Laserpräparation, bislang aus. Andererseits kann nur mittels Second-look-Laparoskopien, deren Durchführung allerdings auch aus ethischen Gründen problematisch erscheint, die Wirksamkeit der Defektversiegelung bewiesen werden [3].

Eine sorgfältige Abwägung des Einsatzes von Fibrinklebung ist im Rahmen der Kosten-Nutzen-Analyse für jeden Einzelfall nötig. Inwieweit die zu erzielende Verkürzung der Operationszeiten diesen Nachteil aufwiegt, muß individuell entschieden werden.

Bezüglich der diskutierten etablierten Indikationsbereiche, und der bei diesen für die operative Laparoskopie und deren Langzeitergebnisse resultierenden eindeutigen Vorteile, ist die Fibrinkleberanwendung in der gynäkologischen Laparoskopie jedoch sehr vielversprechend.

Vorteile der Fibrinklebung:
- Verkürzung der Operationszeit,
- physiologische Gewebevereinigung und Defektdeckung,
- atraumatische Operationstechnik,
- einfaches Handling,
- Adhäsionsprophylaxe.

Nachteile der Fibrinklebung:
- höherer Preis als Nahtmaterial,
- Notwendigkeit der Peritonealdefektdeckung, v. a. nach Laserpräparation, unklar,
- bisher noch geringe Erfahrungen und nicht genügendes Follow-up für definitive Evaluierung.

Eine endgültige Wertung bleibt jedoch vergleichenden Studien, die über die hier vorgestellten Pilotergebnisse hinausgehen, bei denen ein ausreichendes Follow-up und hohe Fallzahlen zu fordern sind, vorbehalten.

Zusammenfassung

Die Technik der Fibrinklebung zeichnet sich durch die einfache Möglichkeit atraumatischer Gewebsvereinigung und Blutstillung und damit Verkürzung der Operationszeiten aus und hat sich daher im Rahmen der operativen gynäkologischen Endoskopie bereits für eine Anzahl von Indikationen etabliert. Hierzu gehören die Ovarformierung nach Zystenexstirpation, die Applikation bei Tubenanastomosen sowie die Versiegelung von iatrogenen Uterusperforationen. In ihrer Wirksamkeit bisher nicht eindeutig belegt ist die Versiegelung von Serosa- und Peritonealdefekten mit dem Ziel der Adhäsionsprophylaxe. Während für die erstgenannten Indikationen die Anwendung von Fibrinkleber aufgrund ihrer guten

Langzeitergebnisse als Methode der Wahl angesehen werden kann, ist für die endgültige Beurteilung bzgl. der letztgenannten Indikationen die Auswertung einer ausreichenden Fallzahl mit langem Follow-up notwendig.

Wir konnten bei bisher 75 durchgeführten laparoskopischen Fibrinklebungen keinerlei Komplikationen im postoperativen Verlauf oder im Nachbeobachtungsintervall feststellen. Neben den wundheilungsfördernden Eigenschaften zeichnete sich die Fibrinklebung intraoperativ insbesondere dadurch aus, zeitaufwendige endoskopische Nähte auf einfache und atraumatische Weise zu ersetzen und dabei gleichzeitig eine hämostyptische Wirkung zu entfalten.

Literatur

1. Baumann R, Volk M, Taubert H-D, Rücker KJ (1987) Refertilisierung beim Menschen unter zusätzlicher Anwendung von Fibrinkleber. In: Kubli F, Schmidt W, Gauwerky J (Hrsg) Fibrinklebung in der Frauenheilkunde und Geburtshilfe. Springer, Berlin Heidelberg New York Tokyo, pp 73–80
2. Gauwerky J, Forssmann WG, Kubli F (1987) Fibrinklebung versus Nahtanastomose: Experimentelle Untersuchungen zur mikrochirurgischen Refertilisierung. In: Kubli F, Schmidt W, Gauwerky J (Hrsg) Fibrinklebung in der Frauenheilkunde und Geburtshilfe. Springer, Berlin Heidelberg New York Tokyo, pp 61–68
3. Larsson B, Fianu S, Jonasson A, Rodriquez-Martinez H, Hedström CG, Thorgirsson T (1987) The use of tisseel (tissucol) – a two-component fibrin sealant – in operations for fertility as a sealant and for prevention of adhesions: an experimental study and a preliminary clinical evaluation. In: Schlag G, Redl H (Hrsg) Gynaecology and obstetrics – urology. Springer, Berlin Heidelberg New York Tokyo, pp 90–94
4. Riss P, Spernol R, Beck A, Schindler K (1986) The use of fibrin glue in experimental tubal surgery. In: Schlag G, Redl H (Hrsg) Gynaecology and obstetrics – urology. Springer, Berlin Heidelberg New York Tokyo, pp 84–89
5. Scheidel PH, Wallwiener D, Wiedemann RA, Hepp H (1982) Experimental anastomosis of the rabbit fallopian tube using fibrin glue. Fertil Steril 38:471–474
6. Wallwiener D (1982) Experimentelle Anastomose-Technik mit Fibrinkleber an der Kaninchentube. Inauguraldissertation, Universität des Saarlandes, Saarbrücken
7. Wallwiener D (1989) Fertilitäts-Chirurgische Therapiekonzepte in der Gynäkologie unter Anwendung laser-technischer Neuentwicklungen. Habilitationsschrift, Ruprecht-Karls-Universität, Heidelberg
8. Wallwiener D, Pollmann D, Gauwerky J, Stolz W, Rimbach S, Bastert G (1992) Suture-free tissue sealing. Fibrin glue. In: Bastert G, Wallwiener D (Hrsg) Laser in gynecology. Possibilities and limitations. Springer, Berlin Heidelberg New York Tokyo, pp 175–181

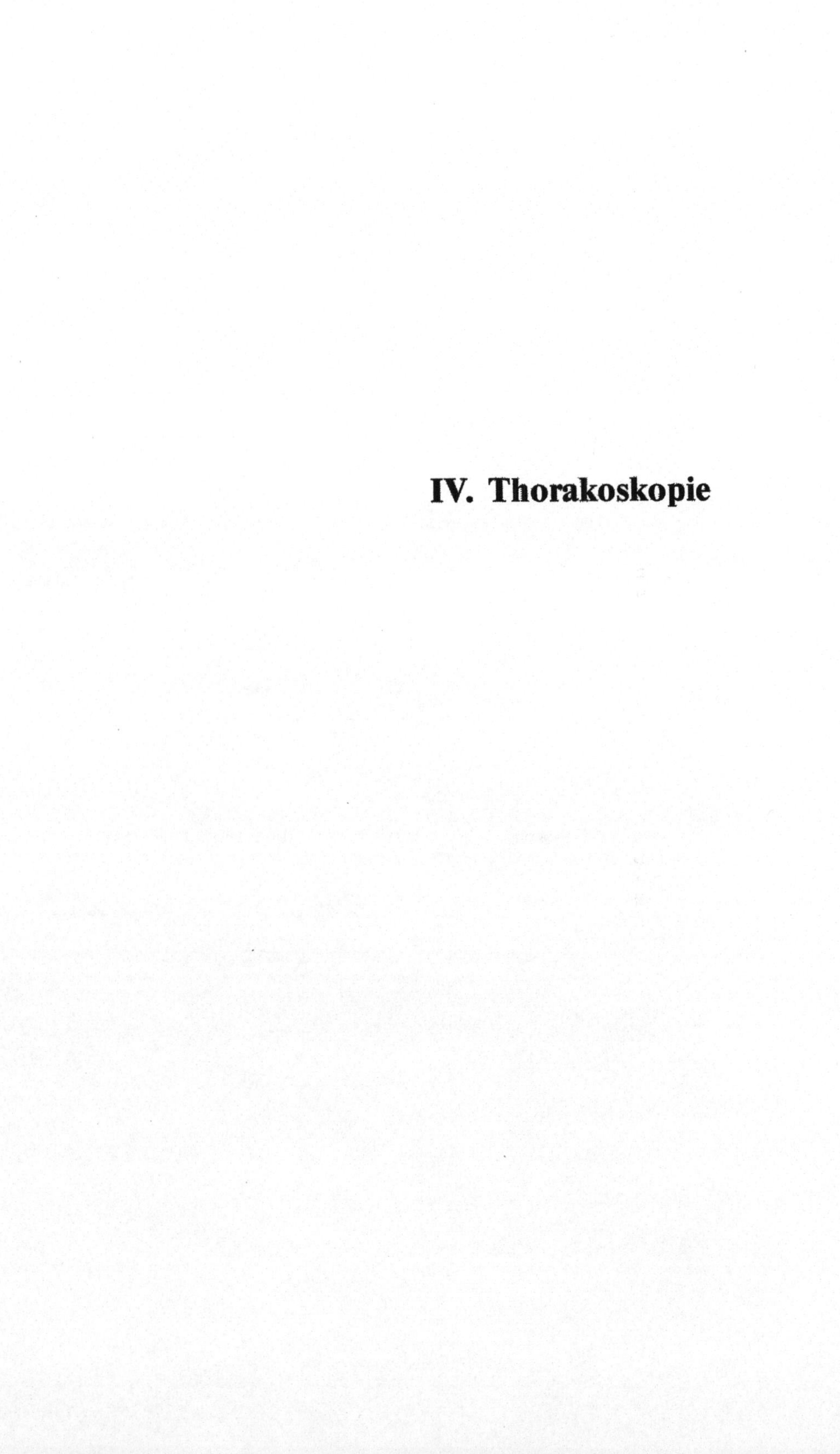

IV. Thorakoskopie

Anwendung des Fibrinklebers bei der Pleurodese und bei Parenchymfisteln

P. Schlimmer

Meistens liegen beim Spontanpneumothorax Rupturen subpleuraler Blasen vor, die sich vorwiegend im Lungenspitzenbereich befinden [6]. Hinzu kommt eine Beobachtung [8], die Pleuraporositäten ohne Rupturen als Ursache des sog. idiopathischen Pneumothorax nachweisen. Während die Rezidivhäufigkeit nach einer erfolgreichen Drainagetherapie beim ersten Pneumothorax bei etwa 30% liegt, kann die Versagerquote nach erfolgloser erstmaliger Drainagetherapie mit der Zahl der nachfolgenden Rezidive über 70% ansteigen. Daher ist die chirurgische Pleurodese beim Wiederauftreten eines Pneumothorax die Therapie der Wahl [5]. Da sich Leckagen im Rahmen einer wenig belastenden Thorakoskopie in Lokalanästhesie häufig lokalisieren lassen, stellt sich die Frage, inwieweit eine thorakoskopische Intervention in Verbindung mit der Fibrinpleurodese das chirurgische Vorgehen ersetzen kann [4]. Unter diesem Aspekt wurde ein Klebeverfahren mit einem neuen Sprühkatheter angewandt und die Effektivität dieser thorakoskopischen Fibrinpleurodese beim Pneumothoraxrezidiv untersucht.

Technik der Fibrinklebung

Lagerung des Patienten in Rückenlage mit abgespreiztem Arm. Großflächige Desinfektion der Thoraxwand und sterile Abdeckung mit Lochtuch. Durchführung einer Infiltrationsanästhesie im 4. oder 5. Interkostalraum in der mittleren bzw. vorderen Axillarlinie. Die zu anästhesierende Region umfaßt 2–3 cm^2 und bezieht die Pleura parietalis sowie das Periost der kaudal gelegenen Rippe mit ein. Nach Hautinzision (1–2 cm) wird die Thoraxwand mit einer Kocherklemme stumpf bis zur Fascia thoracica präpariert. Austasten des Pleuraraumes mit einer Pneumothoraxnadel und Insertion eines 10-mm-Trokars (Fa. Storz) in den Pleuraraum. Inspektion der Pleura parietalis und visceralis mit der Geradeaus- und der 70°-Optik. Verwachsungsstränge werden mit der Zange oder mit Hilfe der Diathermie möglichst komplett gelöst und Blasen bis zu 2 cm Durchmesser mit der Biopsiezange abgetragen oder mit dem Elektrokauter verschorft [2].

Die Fibrinpleurodese wird mit dem Duploject®-Sprühkatheter 150 durchgeführt (l = 150 cm; ∅ 2 mm; Fa. Immuno). Das Lumen des Katheters ist in 4 Kompartimente aufgeteilt, von denen zwei zum simultanen Transport der beiden Kleberkomponenten Tissucol® und Thrombin (Fa. Immuno) dienen. Es wird die sog. langsame Klebeform mit einer Thrombinkonzentration von 4 IE/ml verwendet. Ein dritter Kanal führt die zur Zerstäubung und Mischung der Kleberkomponenten erforderliche sterile Druckluft an die Katheterspitze heran. Der Katheter wird durch eines der beiden Thorakoskopventile bis etwa 1 cm über das distale Ende der Thorakoskopoptik in den Pleuraraum vorgeschoben (Abb. 1).

Das proximale Ende des Sprühkatheters wird mit einer Duplojectspritzenhalterung (Fa. Immuno) konnektiert und der zur Druckluftinsufflation vorgesehene dritte Katheterkanal über einen Verbindungsschlauch mit Sterilfilter an das Drucksteuerungsgerät (Tissomat®, Fa. Immuno) angeschlossen. Die Versorgung des Drucksteuerungsgerätes mit Druckluft erfolgt aus einem der üblichen Wandanschlüsse [9]. Einschalten des Drucksteuerungsgerätes und Einstellen eines Maschinendrucks von 3 bar. Der Luftstrom ist auf der Pleura visceralis zu beobachten. Mit kräftigem manuellem Druck auf die Duplojecthalterung werden die beiden Kleberkomponenten simultan zur Katheterspitze transportiert und unter Sicht auf die Leckagen bzw. auf die intakte Pleura visceralis aufgesprüht.

Während des Sprühvorgangs muß das zweite Ventil am Thorakoskop als Luftauslaß offen bleiben, um den erforderlichen Druckausgleich beim Sprühvorgang zu gewährleisten (Abb. 2).

Erfolgt kein Druckausgleich, kann es zur kardiopulmonalen Insuffizienz und zu Schmerzen als Folge der Mediastinalverlagerung kommen.

Sichtbare Lecks oder Leckagen nach Blasenabtragung bzw. Parenchymfisteln werden aus einem Abstand von etwa 2 cm mit insgesamt 2 ml Tissucol direkt besprüht. Läßt sich kein Leck verifizieren, werden 6–8 ml des Fibrinklebers auf die Pleura visceralis der Lungenkuppe, der Prädilektionsstelle eines Pneumothorax,

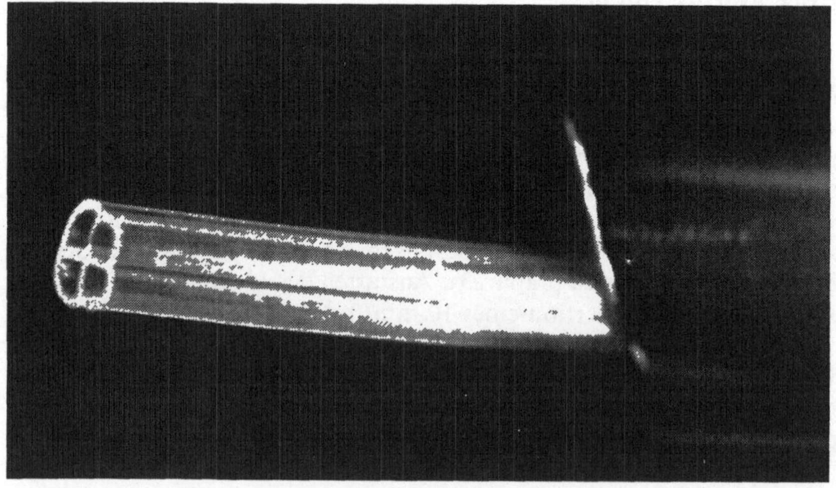

Abb. 1. Sprühkatheter 150 am distalen Ende des Thorakoskops (Makroaufnahme)

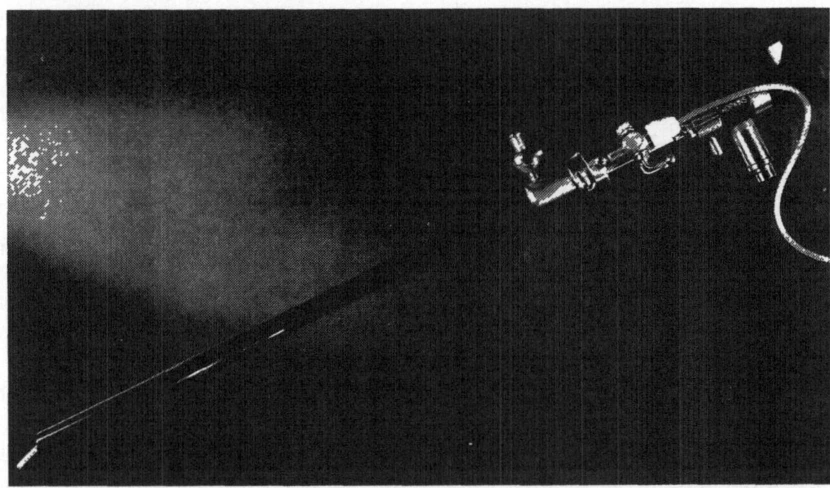

Abb. 2. Stellung der Ventilhähne am proximalen Ende des Thorakoskops während des Sprühvorgangs: Der Katheter ist über eines der Ventile eingeführt, während das gegenüberliegende Ventil ebenfalls geöffnet ist

aufgebracht. Beim Sprühen im Pleuraraum erreicht die Suspension des Klebergemischs auch Anteile der dort nicht einsehbaren Pleura.

Sofort nach Applikation der Kleberkomponenten werden Sprüh-Katheter, Optik und Trokar entfernt und ein Pleuradrain (20 Charr) durch die vorhandene Thoraxwandöffnung eingelegt. Unter einem Sog von 20–40 cmH_2O erfolgt die Fixation der Drainage mit zwei tiefgreifenden Donati-Rückstichnähten. Der Patient wird unter Weiterführung der Saugung auf Station gebracht und die Saugdrainage mindestens 6 Tage belassen. Nach röntgenologisch gesicherter stabiler Ausdehnung der Lunge kann dann der Pleuradrain entfernt werden.

Ergebnisse und Diskussion

33 Patienten, 19 Männer und 14 Frauen im Alter von 15 bis 80 Jahren (M = 47 Jahre) wurden wegen eines 1- bis 5mal aufgetretenen Pneumothorax einer thorakoskopischen Fibrinpleurodese zugeführt: 11 Patienten hatten das erste Rezidiv, 12 Patienten bereits 2 Rezidive und 10 Patienten bis zu 5 Rezidive. Alle Patienten lehnten die zunächst vorgeschlagene thoraxchirurgische Intervention (Thorakotomie mit Pleurodese) ab.

Der Beobachtungszeitraum nach Pleurodese betrug 4–48 Monate (M = 20 Monate). Es ergaben sich 13 Therapieversager (39%).

Die Erfolgsrate lag somit bei 61%. Allerdings konnten in 6 Fällen die Verwachsungen nicht vollständig gelöst bzw. die Blasen nicht komplett abgetragen werden. Bei weiteren 4 Versagern war die Saugdrainage insuffizient. Bei den 3 verbleibenden Therapieversagern ließ sich keine Ursache für das erneute Rezidiv ermitteln.

Alle Therapieversager (n = 13) wurden thorakotomiert. Von den operierten Patienten erlitten 3 ein erneutes Rezidiv. Die Erfolgsrate der chirurgischen Pleurodese lag bei diesen Patienten somit bei 77%.

Die Rate der Therapieversager ließe sich vermutlich von 39% auf etwa 25% senken, wenn man bereits aufgrund des thorakoskopischen Befundes selektiert: Würden die 6 Patienten mit thorakoskopisch nicht zu beseitigenden Bullae und/oder Verwachsungen sofort einer Operation zugeführt, so verblieben 27 Patienten. Für dieses Patientengut errechnet sich dann bei noch verbleibenden 7 Therapieversagern eine Erfolgsrate von 74% (Tabelle 1, 2).

Aus anderen aufgrund unterschiedlicher Methoden und unterschiedlich langen Beobachtungszeiträumen nicht vergleichbaren Untersuchungen [3, 7, 10] lassen sich Rezidivraten von 4% bis 29% entnehmen (Tabelle 2). Allerdings wurde in fast allen Fällen bei nicht erfolgversprechender thorakoskopischer Intervention sofort die Thorakotomie angeschlossen, oder es wurde primär mit einem Mediastinoskop nach Weerda in Allgemeinanästhesie operiert [4].

Obwohl die bisherigen Untersuchungen über die Behandlung des Pneumothorax mittels Fibrinpleurodese eine große Schwankungsbreite der Rezidivraten erkennen lassen, ergibt sich für das Pneumothoraxrezidiv im Vergleich zur alleinigen Drainagetherapie eine niedrigere Rezidivquote. In Abhängigkeit von der Anzahl der vorausgegangenen Rezidive ist für die alleinige Drainagetherapie eine Rezidivrate von über 50% anzusetzen [1].

Tabelle 1. Ergebnisse der Fibrinpleurodese

	Erfolgsrate [%]
33 Patienten:	
13 Pleurodeseversager	61
3 Thorakotomieversager	77
27 Patienten:	
7 Pleurodeseversager	74

Tabelle 2. Fibrinpleurodese beim Rezidivpneumothorax

Autor	Jahr	n	Rezidivquote [%]	Beobachtungszeitraum	Verfahren
Spiegel	1986	14	29	3 Jahre	Narkose (∅ Op.)
Pridun	1987	44	4	3 Jahre	Narkose (+ Op.)
Kaiser	1987	29	17	4 Jahre	Narkose (+ Op.)
Eigene Untersuchung	1989	27 33	26 39	4 Jahre	Lokalanästhesie

Indikation und Ausschlußkriterien

Nach den vorliegenden Ergebnissen lassen sich derzeit für die thorakoskopische Fibrinpleurodese in Lokalanästhesie folgende Indikationen und Ausschlußkriterien benennen:

Indikation

- Pneumothoraxrezidiv oder persistierender Pneumothorax (Parenchymfistel),
- Ablehnung der primären Thorakotomie,
- Ablehnung oder zu hohes Risiko einer Allgemeinanästhesie.

Ausschlußkriterien

- Radiologisch oder thorakoskopisch nachweisbare Bullae mit einem Durchmesser von mehr als 2 cm bzw. bullöse Konvolute,
- thorakoskopisch nicht zu beseitigende Bullae oder Verwachsungen.

Die oben genannten Ausschlußkriterien ergeben sich entweder sofort durch die Röntgendiagnostik oder im Rahmen einer Thorakoskopie. Die Patienten sollten ohne den Versuch einer Fibrinpleurodese einer thoraxchirurgischen Sanierung zugeführt werden. Ob aus Sicherheitsgründen (Ventilpneumothorax) eine Drainage erforderlich ist, ist im Einzelfall zu entscheiden.

Vorteile der Fibrinklebung

Die Vorteile der Fibrinpleurodese sind in erster Linie in der minimalen Traumatisierung des Patienten zu sehen: Die Thoraxwandnarbe ist im Vergleich zu einer Thorakotomienarbe vernachlässigbar klein und das Narkoserisiko entfällt. Darüber hinaus ist der technische und organisatorische Aufwand im Vergleich zum thoraxchirurgischen Eingriff sowohl von anästhesiologischer als auch von chirurgischer Seite gering. Unter diesen Gesichtspunkten ist die thorakoskopisch durchgeführte Fibrinpleurodese auch das kostengünstigere Verfahren.

Im Hinblick auf den hohen Anteil an Rezidiven nach chirurgischer Intervention (in unserem Kollektiv 23%) und auf die zum Teil hohen Rezidivraten bei den kombinierten Verfahren von Thorakoskopie und Thorakotomie in Allgemeinanästhesie (Tabelle 2), stellt die thorakoskopische Fibrinpleurodese in Lokalanästhesie beim Rezidivpneumothorax eine Alternative zum thoraxchirurgischen Eingriff dar.

Zusammenfassung

Bei 33 Patienten mit ein- oder mehrmaligem Rezidiv eines Pneumothorax wurde in Lokalanästhesie thorakoskopisch eine Pleurodese mittels Fibrinkleber in Kombination mit einem neuen Sprühverfahren durchgeführt. Innerhalb von 4 Jahren trat in 13 Fällen (39%) ein Rezidiv auf. Diese Patienten wurden einer Thorakotomie zugeführt, wobei in 3 Fällen (23%) wiederum Rezidive auftraten. Wird bereits bei der Thorakoskopie derart selektiert, daß Patienten mit großen Bullae oder ausgedehnten Verwachsungen primär der chirurgischen Pleurodese zugeführt werden, so ließe sich die Rezidivquote bei den thorakoskopisch behandelten Patienten vermutlich auf etwa ein Viertel senken. Unter diesem Gesichtspunkt stellt die thorakoskopische Fibrinpleurodese in Lokalanästhesie eine Alternative zum thoraxchirurgischen Eingriff dar.

Literatur

1. Andersen I, Nissen H (1968) Results of silvernitrate pleurodesis in spontaneous pneumothorax. Dis Chest 54:230–233
2. Bauer Ch, Schlimmer P (1987) Die Fibrinpleurodese beim rezidivierenden Spontanpneumothorax mit dem Sprühkatheter. Z Herz- Thorax- Gefäßchir 1 [Suppl 1]:33–35
3. Kaiser D, Schildge J (1986) Thoracoscopic treatment with fibrin sealant of ruptured emphysema and recurring pneumothorax. In: Schlag G, Redl H (eds) Fibrin sealant in operative medicine. Vol 5: Thoracic surgery – cardiovascular surgery. Springer, Berlin Heidelberg New York Tokyo, pp 115–120
4. Kaiser D, Wolfart W (1983) Therapeutische Prinzipien zur Behandlung des Spontanpneumothorax unter bsonderer Berücksichtigung der thorakoskopischen Emphysemblasenabtragung und Fibrinverklebung. Praxis Klin Pneumol 37:399–1104
5. Maaßen W (1974) Spontanpneumthorax – Chirurgische Therapie. Therapiewoche 24:214–218
6. Maßhoff W, Höfer W (1973) Zur Pathologie des sogenannten idiopathischen Spontanpneumothorax. Dtsch Med Wochenschr 98:801–805
7. Pridun N (1988) Verschluß bronchopleuraler Fisteln mit Fibrinkleber. In: Manegold BC, Jung M (Hrsg) Fibrinklebung in der Endoskopie. Springer, Berlin Heidelberg New York Tokyo, S 23–27
8. Radomsky J, Becker HP, Hartel W (1989) Pleuraporosität beim idiopathischen Spontanpneumothorax. Pneumologie 43:250–253
9. Seelich T, Redl H (1984) Applikationstechniken. In: Scheele J (Hrsg) Fibrinklebung. Springer, Berlin Heidelberg New York Tokyo, S 11–16
10. Spiegel M, Benesch J, Siebenmann R (1983) Thorakoskopische Pleurodese bei Spontanpneumothorax. Prax Klin Pneumol 37:88–90